KB063092

팔레오
심장 전문의
PALEO CARDIOLOGIST

잭 울프슨 지음 ㅣ 조한경 감수 ㅣ 조연호 옮김

BOOK STAR

THE PALEO CARDIOLOGIST by Jack Wolfson

Original English language edition published by Tarcher, Perigee Copyright (C) 2015 by Jack Wolfson.
Korean edition copyright (C) 2019 by Kwangmoonkag Publishing. All rights reserved."

이 책의 한국어판 저작권은 대니홍 에이전시를 통한 저작권사와의 독점 계약으로 광문각에 있습니다.
저작권법에 의해 한국 내에서 보호를 받는 저작물이므로 무단전재와 복제를 금합니다.

이상한 시대에는 학교에서 노인과 젊은이에게 거짓을 가르치며,
진실을 용감하게 말하는 사람은 미치광이나 바보로 불린다.

- 플라톤 (BC 427)

PALEO
CARDIOLOGIST

목차

- 한국어판 머리말 | 6

- 감수자의 글 | 10

- 추천사 | 13

- 감사의 말 | 17

- 머리말 | 19

- 경고의 말 | 24

- 러브스토리 | 25

PART #1   콜레스테롤이 왕이다 ··· 37

PART #2   저밀도 지단백(LDL)은 괴물이 아니다 ······················· 53

PART #3   팔레오 식품을 먹자 ··· 69

PART #4   영양: 우리는 어디에서 잘못되었나? ························· 101

PART #5   우울증과 스트레스로 고통받는 사람들················· 129

PART #6   대형 제약회사의 실패한 약속························· 147

PART #7   위험하고 불필요한 의료 검사 ·························· 175

PART #8   독성이 넘치는 우리의 세계 ························· 195

PART #9   우리 주변의 유독한 중금속 ························· 219

PART #10   우리 몸은 저항한다 ································· 245

PART #11   잠을 충분히 자라 ································· 265

PART #12   당장 운동을 시작하라 ····························· 279

PART #13   건강에 좋은 음료 ································· 293

PART #14   경이로운 카이로프래틱 치료 ······················· 319

PART #15   치아는 아름다운 미소 그 이상의 가치가 있다 ·············· 333

PART #16   심장 건강을 위한 필수 보충제 Top 20 ················· 343

PART #17   건강에 유용한 혈액검사 Top 20 ····················· 383

■ 맺음말 | 389

■ 저자 소개 | 392

■ 역자 후기 | 394

■ 각주 | 396

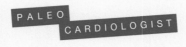

한국어판 머리말

한국 독자 여러분께!

여러분들께서도 잘 아시다시피, 심혈관질환은 한국에서 사망률 1위의 질병입니다. 심장마비와 뇌졸중, 심부전과 같은 질환으로 수백만 명이 사망합니다. 또한, 수백만 명이 심방세동과 부정맥으로 고통받고 있습니다.

저는 미국 심장내과 전문의 잭 울프슨입니다. 한국과 전 세계의 심혈관질환의 피해를 예방하고 싶습니다.

동료 심장내과 전문의들과 제가 다른 점은 예방에 접근하는 방식입니다. 왜냐하면, 대부분의 심장내과 전문의들은 예방에는 거의 관여하지 않습니다. 사후 약 처방과 위험한 수술이 전부입니다. 저는 심혈관 질환의 '원인'에 집중했고, 저의 베스트셀러 《팔레오 심장전문의》(원제: The Paleo Cardiologist)에서 이를 자세하게 다루고 있습니다. 심장 건강을 위한 자연요법들입니다.

이 책은 총 17개의 장으로 구성되어 있고, 300여 편에 이르는 의학 논문이 인용되었습니다. 영양, 수면, 햇빛, 스트레스, 그리고 근거 중심의 건강보조식품을 설명합니다.

저의 책을 통해 심장질환뿐만 아니라 암과 치매에 이르기까지 모든 질환에 대해 가르쳐 드리고 있습니다.

본인의 건강과 사랑하는 사람들을 위해 꼭 일독을 권합니다.

건강하세요.

저자 잭 울프슨, 심장내과 전문의

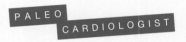

To All My Friends in Korea!

As you already know, heart disease is the biggest killer of Koreans today. Millions of lives are lost from heart attacks, strokes, and heart failure. Millions suffer from atrial fibrillation and irregular heart rhythm.

I am American cardiologist, Dr. Jack Wolfson and I want to help prevent such devastation from heart disease in Korea and the rest of the world.

What makes me different from my cardiology colleagues is my approach to prevention. You see, most cardiologists don't actually prevent anything. They only prescribe pharmaceuticals and dangerous procedures.

I go after the CAUSE of heart disease and discuss this in my best-selling book, The Paleo Cardiologist, The Natural Way to Heart Health.

17 chapters and over 300 references from the medical literature. I teach about nutrition, sleep, sunshine, stress and evidence-based supplements.

My book teaches you the CAUSE of all disease including heart, cancer, and dementia.

I hope you grab a copy of The Paleo Cardiologist for you and someone that you love.

In health,

Jack Wolfson DO, FACC
Author of The Paleo Cardiologist

감수자의 글

혈중 콜레스테롤 수치가 높은 것에도 유익함이 있다고 말하는 저자는 놀랍게도 미국 심장내과 전문의다. 의사가 건강에 관한 책을 쓰는 건 어찌 보면 당연한 일이지만, 여느 의사가 아닌 정직하고 담대한 심장내과 전문의가 쓴 건강 이야기는 뭔가 특별하다. 이 책에는 환자를 진료하며 마주친 저자의 안타까움이 고스란히 담겨 있다. 심혈관 건강의 중요성을 인식하지 못해 일찍부터 관리하지 못하거나 제때 필요한 치료를 받지 못한 사람들도 안타깝지만, 반대로 심혈관 건강을 소중히 여겨 전문가를 신뢰했는데 불필요하거나 해로운 치료로 인해 신체적, 경제적 손해를 입은 사람들에 대한 안타까움이다.

심장은 곧 생명을 의미한다. 평생을 쉼 없이 뛰어야 하는 신체 기관이니 소중하지 않을 수 없다. 그런데 적신호가 왔는데도 나의 건강 문제에는 아무런 관심도 없이 전적으로 의사에게만 모든 걸 내어 맡기는 것은 소중한 심장에 대한 신체 포기 각서를 쓰는 것과 다를 바 없다. 담당 의사를 신뢰하는 것이 맞지만, 5분 남짓한 진료를 통해 의사가 해 줄 수 있는 것은 극히 제한적일 수밖에 없다. 의사를 신뢰하는 것이 환자 스스로는 아무것도 할 것이 없다는 것을 뜻하지는 않는다. 대부분의 혈관질환은 생활 습관병인 만큼 환자의 관심과 노력이 무엇보다 중요한 것이다.

　노력을 한다고 하더라도 올바른 정보를 토대로 올바른 노력을 기울이는 것이 중요하다. 미국 식사지침자문위원회는 5년마다 개정되는 식사 지침 가이드라인에서 2015년 심혈관질환 예방을 위해 포화지방 섭취를 멀리 할 필요가 없다고 발표했다. 30년 만에 포화지방은 위험한 식품의 누명을 벗었다. 하지만 이 사실을 아는 사람은 많지 않다. 여전히 콜레스테롤 수치가 높다고 하면서 달걀노른자를 멀리하는 환자들이 많은 실정이다. 노력을 기울이기에 앞서 올바른 정보를 아는 것이 중요한 이유다.

　닥터 울프슨은 이 책을 통해 환자들에게 정보를 전달하고, 그 정보는 환자들에게 힘을 실어준다. '혈압이 높으면 혈압약을 처방받아 복용한다'라는 교과서적인 뻔한 정보가 아니라 지식 체계를 송두리째 흔들만한 정보들이 가득하다. 콜레스테롤 가설에 대해 기존의 통설을 뒤집는 연구 결과부터 매우 유용한 20가지 혈액검사와 정반대로 위험하고 불필요한 의료검사에 이르기까지 유용한 정보들이 균형적으로 가득 차 있다. 또한, 중금속에서부터 수면 부족, 영양, 음료에 이르기까지 습관적으로 병원에 가면서도 환자들이 궁금해하지 않는 건강의 기본 조건들을 모두 아우른다. 닥터 울프슨은 모든 정보를 솔직하게 그리고 과학적인 근거들을 제시하며 기술해 놓았다.

시간 맞춰 처방 약만 잘 챙겨 먹는 수동적인 환자들에게 한발 더 나아가 본인의 건강을 스스로 챙기는 주체가 되라고 말한다. 그리고 그것을 가능케 할 수 있는 정보들이 이 책에 담겨 있다. 이 책에는 그의 안타까움이 엿보인다. 종합병원이라는 환경 속에서 검사와 시술, 그리고 약물치료만 허락되었던 그가 마주한 절망이 있었다. 10억 이상의 연봉을 받던 잘 나가던 심장내과 전문의가 환자들을 진료하면 할수록 생겨난 갈증과 답답함, 그것을 묻고 현실에 안주할 수도 있었지만, 그는 그러지 않았다. 불편한 진실을 정면으로 마주했으며 파고들었다. 닥터 울프슨의 전문성에도 경의를 표하지만, 그의 용기에 더 큰 점수를 주고 싶다.

심혈관질환 예방을 위해 참고할 만한 최고의 지침서라고 확신한다.

조한경, 《환자혁명》 저자

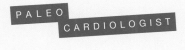

PALEO CARDIOLOGIST

추천사

　내가 경기장으로 돌아올 수 있었던 것은 모두 울프슨 박사 덕분이다. 다른 의사들은 나를 포기했지만 울프슨 박사는 내추럴 플랜(natural plan)으로 내 심장의 건강을 회복시켜 주었다.

— **채닝 프라이**(NBA 농구 선수)

　이 책은 건강에 민감한 독자들에게 심혈관질환의 위험을 감소시킬 수 있는 자연 치유법을 제시하고, 종합적인 건강 증진법을 알려준다. 대부분 의사들은 이 책에 담겨 있는 정보를 환자들에게 전해 줄 수 없다. 왜냐하면, 그들은 의과대학에서 영양학이나 보충제에 대해 의미 있는 교육을 받지 못했으며, 보충제의 최신 연구 경향이나 심혈관질환을 예방하는 방법을 접할 기회가 없기 때문이다. 울프슨 박사는 대부분 의사가 할 수 없는 것을 기꺼이 환자들과 나누고자 하는 보기 드문 개척자이다. 이 책에서 제시하는 자연 치유 방법은 심혈관질환의 치료 및 예방을 위한 최첨단 정보들이다. 이 책은 새로운 시각을 제시하는 명저이다. 질병의 원인을 찾아내어 약물에 의존하지 않고 질병을 예방 또는 치료하고자 하는 모든 사람이 읽어야 하는 책이다.

— **마크 고든**(의학박사, 심장내과 전문의, 미국항노화학회 정회원)

울프슨 박사는 정곡을 찔렀다. '생활습관' 의학은 가장 강력한 치료법이자 최적의 건강 상태를 지키기 위한 열쇠다. 그가 열쇠를 돌려 생명력 넘치는 삶으로 문을 활짝 열어 줄 것이다. 그의 도움을 받기 바란다. 울프슨 박사가 여러분의 건강을 회복시켜 줄 수 있도록 허락한다면, 영원히 감사하게 될 것이다.

— **트렌트 G. 오르파노스**(의학박사, 심장내과 전문의, 내과 전문의,
기능의학 전문의, 인디애나 의과대학 임상 부교수)

최고 심장내과 전문의 아들은 아버지의 뒤를 이어 심장내과 전문의가 되었고 수년간의 진료 끝에 건강에 관한 과학과 이치를 깨우치기에 이르렀다. 잭 울프슨 박사는 자가 치유력에 대한 깊은 이해를 가지고 있을 뿐만 아니라, 환자들의 삶의 질을 획기적으로 개선시키는 능력을 가지고 있다.

— **키스 스미지엘**(카이로프랙틱 척추신경 전문의)

내가 읽는 대부분의 책은 수박 겉핥기식으로 책장의 공간을 채우는 용도이지만, 이 책만큼은 곁에 두고 형광펜으로 노랗게 줄을 그어가며 읽고 있다. 나의 환자들을 위해 복사하느라고 척추 스트레스까지 받고 있다. 울프슨 박사는, 동료 의사들의 따가운 시선에도 불구하고 오직 환자들을 위해 최선을 다하는 진정한 의사이다.

— 데커 와이즈(자연요법 전문의, FASA, FFCC)

나는 한때 잭 울프슨 박사와 함께 중환자실 환자들을 돌보는 특권을 누렸다. 과학과 치료에 대한 울프슨 박사의 열정은 그 분야에 커다란 변혁을 가져 왔다. 울프슨 박사는 통합 심장의학 분야의 리더이며, 오랫동안 지혜롭게 환자들을 이끌어 왔다. 이 세상은 이렇게 진실한 사람을 필요로 한다. 이 필독서를 통해 울프슨 박사는 신념을 가지고 자신의 지식을 세상과 나누고 있다. 삶을 바꿔 줄 정보에 독자들이 쉽게 접근할 수 있도록 매우 개인적인 차원에서 접근하고 있다.

— 하이디 커닝햄(중환자 관리과 간호사)

잭 울프슨 박사는 우리 곁에 두고 싶은 심장병 전문의이다. 콜레스테롤, 목초 사육 육류, 설탕, 질산염, 포화지방, 스타틴 약물 등 이 책에서 언급하는 모든 것은 돈과 연결되어 있다. 이 책을 강력히 추천한다!

— 조니 보든(PhD 박사, 임상영양학,
《콜레스테롤 수치에 속지 마라》의 저자)

이 뛰어난 통합 심혈관 치료에 관한 책은 심혈관질환의 진단, 예방 및 치료에 관한 우리의 시각을 바꿀 것이다. 심장질환을 줄일 수 있는 모든 방법을 매우 간결하면서도 과학적으로 다루고 있다. 이 책을 가족 그리고 친구들에게도 강력히 추천한다.

— 마크 C. 휴스턴, 의사(의학박사, 반더빌트 의과대학 임상 부교수,
《의사가 당신에게 말할 수 없는 고혈압의 모든 것과
의사가 당신에게 말할 수 없는 심장병의 모든 것》의 저자)

이 책은 진실을 받아들이고 자신의 건강에 스스로 책임을 지고자 하는 사람들이 꼭 읽어야 할 책이다. 한 줄기 희망이며, 사람들의 삶을 바꾸는 한 의사의 지혜와 가르침이 담겨 있다. 아인슈타인은 "움직이지 않으면 아무 일도 일어나지 않는다."라고 말했다. 이 책이 여러분을 움직이게 할 것이다.

— 마이클 J. 롭(카이로프랙틱 척추신경 전문의, AAS, BA)

울프슨 박사는 진정으로 영감을 주는 의사이다. 세상을 바꾸길 원하는 모든 시대의 사람들에게 울프슨 박사는 용감하고 지적인 롤모델이다. 그것이 비록 한 번에 한 걸음씩 작은 변화라 할지라도.

— 빅토리아 브루싸드(간호사, BSN)

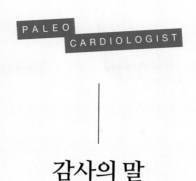

감사의 말

사랑하는 나의 아이들에게: 너희들이 세상을 올바르게 살아가고 항상 너희의 꿈을 좇는데 이 책이 영감을 주기 바란다.

사랑하는 아내 헤더 울프슨 박사에게: 모든 것이 당신의 공로입니다.

의사로서 지금의 나를 있게 해 준 모든 분께 특별한 감사를 전한다:

폴 울프슨 박사, 에릭 울프슨 박사, 로렌스 하스펠 박사, 데이비드 브론스틴 박사, 제프리 레키어 박사, 바바라 더드작 박사, 나구이 사브리 박사, 레슬리 브루크필드 박사, 부르스 그린스팬 박사, 파락 파텔 박사, 알렌 라파엘 박사, 마크 휴스턴 박사, 그리고 조셉 머콜라 박사.

멈추지 않고 지속적으로 나를 응원해 준 말렌 울프슨, 에릭과 다나 버그렌 부부, 힐러리 울프슨, 제이슨 루바, 폴 굿맨 박사, 사라 던랩, 트루디 에세스, 마이클 리드, 마이클 리드 박사, 그리고 조셉과 아이비 시올리 부부에게 감사드린다. 카이로프랙틱, 자연요법, 동종요법 및 자연주의 공동체 모두에게 감사드린다. 우리는 이 나라의 의료 제도를 바꿀 것이다.

편집자 저스틴 스파이먼과 발행인 모건 제임스에게 감사드린다.

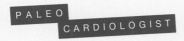

머리말

왜 이 책을 썼는지 사람들이 물으면 나는 항상 분명하게 말한다. "세상을 변화시키기 위해서"라고.

이 목표가 너무 큰 야망임을 알고 있지만, 미국을 비롯한 전 세계의 비참한 건강 상태를 보고 있노라면 누군가는 나서서 건강 문제에 관심이 없는 저들과 맞서 싸울 필요가 있다. 기업이나 정치인들은 우리의 건강에는 관심이 없다. 그들의 관심은 오로지 이익과 권력에 있을 뿐이다. 미국은 질병 관리에 수조 달러를 지출하지만, 선진국 가운데 기대수명은 최하위 수준에 머물고 있다. 우리와 자녀들을 위한 보다 나은 삶을 추구하는 사람들이 일어나 진리를 말하고 건전한 소비로 투표해야 한다. 지구는 재앙으로 향하는 급행열차를 타고 있으며 우리가 곧 코스를 바꾸지 않는다면, 우리는 돌아올 수 없는 시점에 다다를 것이다. 풀은 더 이상 자라지 않고, 태양은 비치지 않으며, 대양은 텅 비어 있는 그런 시점에 다다를 것이다.

이 책은 최상의 건강을 위한 종합 안내서이다. 심장 건강뿐만 아니라 몸 전체 건강에 대해서 이야기한다. 이 책을 통해 질병을 예방하고 병원을 멀리할 수 있는 다양한 방법을 배우게 될 것이다. 스스로 자신의 몸을 관리하지 못한다면, 누가 관리해 주겠는가? 나의 조언을 잘 따르면 따를수록 건강은 더욱 좋아질 것이다. 물론 100% 헌신하면 최상의 결과를 얻을 것이다. 하지만 그렇지 못하더라도 변화하는 만큼 수명이 좀 더 연장되고, 심장질환의 위험도 낮아지며, 치매로 고생하거나 생애의 마지막 순간을 요양원에서 보낼 확률을 줄일 수 있을 것이다. 나는 환자들에게 실패해도 괜찮다고 말한다. 어느 날 해로운 음식을 먹었다면, 다음 날 아침 좋은 음식을 먹으며 하루를 시작하면 된다. 하루아침에 건강한 생활습관으로 바뀔 수 있는 사람은 없다. 시간이 걸리겠지만 의지가 강해야한다. 그럴 경우, 당신과 당신의 가족은 보다 나은 삶이라고 하는 보상을 얻게 될 것이다.

지난 10년이 나에게는 매우 힘든 시기였다. 나는 전형적인 심장내과 전문의로서 의료 경력을 쌓기 시작했다. 매일 수십 명의 환자를 진료하며 수십 개의 처방전을 작성하고 수십 가지 수술을 권했다. 주말 당직 때면 중환자실에서 가장 병세가 안 좋은 환자들을 돌봐야 했다. 일시적인 응급처치가 취해졌고, 같은 환자들이 반복해서 응급실을 찾았다. 우연히 아름다운 아내 헤더를 만나면서 오늘날의 나로 변모할 수 있었다. 이제는 영양소와 건강한 생활습관, 그리고 비타민 보충제를 이용한 질병 예방에 중점을 두고 있다.

이 책을 쓰기 전에 많은 의학회에 참석했으며, 건강과 웰빙에 관한 수백 권의 책을 읽었고, 의학계의 가장 위대한 지성과 자연치유의 진정한 개척자들을 만났다. 그러나 아무리 공부를 많이 해도 결론은 하나, 변하지 않는 진리가 있다. 그것은 어떠한 의학 교과서에도 실려 있지 않은 내용이지만, 건강을 유지할 수 있는 유일한 방법이다. 즉 우리의 몸을 독성으로 더럽히지 말라는 것이다. 그렇게만 할 수 있다면 경이로운 건강과 에너지를 충분히 누릴수 있다. 이것은 단순한 상식이다. 의사가 되기 위해 오랜 기간에 걸쳐 수십만 달러의 교육비를 지출하고 있으나 의사들은 무엇이 우리를 병들게 하고, 무엇이 우리를 건강하게 만드는지에 대해선 여전히 무지하다. 의사들은 상식을 잃어버렸다. 내가 자연주의에 입각한 심장내과를 개원했던 것은 매우 특별한 경험이었다. 나를 찾아오는 환자들은 참으로 놀라운 사람들이다. 심장질환 예방을 위해 나의 경험과 전문 지식을 필요로 하는 환자들이 세계 각국에서 찾아온다. 어떤 환자들은 이미 심장마비, 뇌졸중, 고혈압, 또는 심장 박동 문제로 고통을 겪고 난 후 나를 찾아오기도 한다. 공통적인 것은 모두가 문제의 원인을 찾는 데 관심이 있고, 자연주의적 삶을 통해 건강한 방법으로 해결책을 찾기 원한다는 것이다. 그들은 모두 자신과 가족, 친구, 그리고 우리가 함께 살아가고 있는 세상에 관심이 있는 이들이다.

나의 진료가 성공적이었던 이유는 직접 실천할 수 있는 것만 말하기 때문이다. 환자들에게 유기농 식품, 목초지에서 사육된 출산물 그리고 자연산 해산물 섭취의 이점에 대해 알려준다. 환경 속의 화학물질과 그것이 건강에 미치는 영향에 대해 논의한다. 운동과 스트레스 감소의 중요성을 설명한다. 우리 집에서 하는 것들을 환자들에게도 권한다. 정원을 가꾸고 뒷마당에 닭을 키우라고 권한다. 카펫을 찢어 버리고 대나무, 코르크, 마루 생활을 하라고 권한다. 독성이 강한 폼 매트리스를 치우고 천연 라텍스 고무 매트를 구하라고 알려준다. 세상의 많은 이들이 말과 행동이 다른 경우가 있다. 자신의 건강과 가족 건강을 챙기려면 기꺼이 실천에 옮겨야 한다. 이 책을 통해 나는 그 방법을 설명할 것이다.

건강에 이르는 길은 쉽지 않으며, 이 세상의 대부분은 도움이 되질 않는다. 건강을 유지한다는 것은 대단한 노력이다. 스스로 자신을 위한 시간을 내야 한다. 질 좋은 음식을 구매하고, 준비하고, 먹을 시간을 확보해야 한다. 하루 중 운동할 시간을 확보해야 한다. 잘 자야 한다. 건강을 잃는다면 경력 따윈 아무런 의미가 없다. 건강하지 않다면 관계에서도 어려움이 생길 수 있다. 건강을 지킬 수 있는 유일한 사람은 바로 당신 자신이다.

이 책에서는 왜 미국과 전 세계에서 질병이 만연한지 그 이유를 이야기할 것이다. 많은 건강 서적들이 건강의 한 측면만을 다루고 있다. 설탕 섭취를 제한하라거나 밀가루를 먹지 말라는 식으로 한 가지 주제를 다룬다. 또 어떤 책인 의약품의 위험성을 드러내기도 한다. 이 책은 현대 의학의 문제점에 대해 지적하고, 질병의 진짜 원인을 설명하며, 건강에 이르는 길로 안내한다. 미래의 의사들은 증상만 가리는 치료법보다는 질병의 원인에 대해 배우는 것이 훨씬 나을 것이다. 왜냐하면, 원인을 알면 치료가 가능하기 때문이다. 약은 불필요하고 값비싼 검사 역시 필요치 않을 수 있다.

이 책은 변화를 이야기한다. 읽고 배우는 사이에 독자 여러분의 삶이 바뀔 것이다. 자신의 인생을 바꿀 수 있다면 다른 사람들도 변화할 수 있도록 영향력을 끼칠 수 있게 될 것이다. 자녀, 형제, 부모 및 동료 모두 이 책에서 교훈을 얻을 수 있을 것이다. 이것이 우리가 세상을 변화시키는 방법이다. 우리가 옳고 그른 것에 대해 말하지 않는다면, 어떻게 세상이 변하겠는가? 공기, 물, 식량에 사용되는 화학물질과 살충제가 세상을 파괴하는 동안 넋 놓고 앉아 있을 수만은 없다.

변화의 주체가 될 준비를 하자.

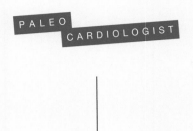

경고의 말

여러분은 매우 논란의 여지가 있는 책을 읽으려고 하고 있습니다. 이 책의 정보는 의학 문헌이나 나의 오랜 임상 경험을 바탕으로 한 것입니다. 이 책에서 제시하는 권고사항은 오직 정보 전달만을 목적으로 하며 의학적 조언을 대신할 수 없습니다. 의학적 치료나 처방 약의 변경에 관해서는 주치의와 상의하기 바랍니다. 이 책의 관점은 미국심장학회, 미국심장협회, 대형 제약회사(Big Pharma), '주식회사 미국'과 금전적으로 얽혀 있는 협회·단체들의 시각과는 일치하지 않습니다. 이 점을 주의하기 바랍니다.

— **미국심장학회 회원 잭 울프슨 박사**(자연치료 심장 전문의)

24

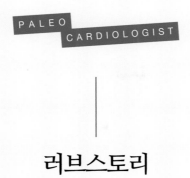

러브스토리

　수백만 년 동안 인간은 질병 없이 이 지구상에서 번창했다. 인류의 몸은 완벽한 피부와 이빨을 가짐으로써 크고 강해졌다. 인류의 조상은 생명과 활력이 넘쳤다. 먹을 것, 쉼터 및 안전을 확보해야 하는 필요성에도 불구하고 스트레스는 삶의 작은 부분에 불과했다. 물론 구석기 시대의 조상들도 감염에 걸려 사고로 인한 외상을 입었지만 심장질환, 암, 당뇨병, 치매는 존재하지 않았다. 공기와 물은 깨끗했다. 식용식물과 풍부한 나무와 함께 먹을 것은 충분했다. 고기를 얻으려면 잔꾀가 필요했지만 인간은 수십만 년 동안 무기를 사용했다. 사망이나 질환은 출산으로 인한 부상, 야생동물, 그리고 전쟁터 같이 치열했던 고대사회의 삶에서 비롯된 것이 전부였다. 초기 탐험가와 세계를 돌아다닌 항해사들이 기록한 대로 구석기 시대 인류는 장수하며 활기찬 삶을 살았다.

　약 1만 년 전 인류는 동물을 가축화하고 채소와 곡식과 같은 작물을 재배하기 시작했다. 공동체가 형성되면서 결국 마을과 도시로 합쳐졌다. 그러나 안타깝게도 많은 사람이 모여 살면서 위생 문제가 생기게 되었다. 가축들과 사람들이 강에서 목욕을 하게 되면서 강물은 더 이상 깨끗하지 않게 되었다. 배설물은 제대로 처리되지 않았고 그에 따라 전염병이 발생하고, 박테리아와 기생충이 나타났다. 이에 대한 대응으로 인간들은 수은, 납, 철을 사용하여 건강을 지키려고 시도했는데, 그것들이 지금은 모두 독성 물질로 알려져 있다. 곡물이 재배되면서 식량 공급의 원천이 되었는데, 불행히도 곡물에는 영양소가 부족하고 비타민과 무기질을 소비하여 다양한 형태의 질병을 일으키는 원인이 되었다. 인류가 위도가 높은 지방으로 이동해 감에 따라 비타민 D 결핍증이 흔해졌는데, 특히 날이 추운 겨울 달에는 더욱더 심했다. 비타민 B나 C와 같은 비타민 섭취 부족은 알려지지 않은 질병의 원인이 되었다.

1900년대의 런던, 뉴욕, 시카고와 같은 장소로 이동해 보자. 위생 상태는 열악했고 깨끗한 물은 제한적이었다. 혼잡한 도시의 고층 건물로 인해 햇빛에 대한 노출이 감소되어 비타민 D 결핍은 만연했다. 채소의 중요성이 인식되지 않았고 신선한 농산물은 부족하였다. 가축 사육장과 도살장에서 건강에 해로운 고기가 가공되었다. 이 더럽고 진절머리 나는 당시의 상황은 업튼 싱클레어의 소설 《정글》에 잘 묘사되어 있다. 납이 함유된 가솔린과 석탄 난로에서 나오는 대기 오염으로 인해 독성이 가득한 더러운 곳에서 모두가 숨 쉴 수밖에 없었다. 이러한 모든 요소와 영양 결핍이 합쳐져 대규모 감염과 전염병이 창궐했다. 인구가 영양실조와 불결한 환경으로 건강하지 못했기에, 14세기의 흑사병과 같은 박테리아와 인플루엔자와 같은 바이러스가 대유행을 일으켜 수많은 사람들이 목숨을 잃었다. 20세기 중반에 이르러서야 도시 계획이 개선되고 더 나은 물과 음식을 구할 수 있게 되었다. 감염성 질환은 더 이상 주요 사망 원인이 아니게 되었고, 그것을 대신해 관상동맥 폐쇄, 고혈압, 뇌졸중, 당뇨병 등과 같은 만성질환이 부각되기 시작했다. 이러한 환경에서 인간은 생존할 수는 있겠지만 진정 건강할 수는 없다. 질병은 어쩔 수 없는 삶의 일부가 되어 버렸다.

젊은 시절, 질병은 필연적인 것이며, 반드시 의사가 나서서 구해 줘야 한다고 하는 병에 관한 패러다임을 믿고 있었다. 수술을 해야 하는 질병이 아니면 반드시 의약품만이 해결책이라는 믿음에 세뇌당했다. 보건 당국이 제시하는 식품 피라미드나 '우유가 몸에 좋다'는 식의 조언들이 우리의 건강을 지켜 줄 것이라 믿었다. 미국의 기업들이 필요한 영양소가 들어 있는 건강한 식품들을 만들 것이라 믿었다. 닉슨 정부가 암과의 전쟁을 하고, 미국심장협회가(둘 다 실패함) 부상하던 당시에 태어난 나는 의사가 되기로 마음먹었다. 아버지는 심장내과 전문의였고 생명을 살리는 일을 했다. 그래서 나는 어머니의 격려에 힘입어 시카고 정골 의학대학에 진학함으로 아버지와 같은 길을 걸었다.

의과대학에서는 현대 의학의 영광이 강당 전체로 울려 퍼졌다. 학우들과 나는 약물에 대해 배우고 싶어했고 첫 처방전을 쓰는 날이 오기만을 갈망했다. 혈압이 높나요? 약을 복용하고 혈압을 낮추면 됩니다. 콜레스테롤 수치가 높은가요? 약을 먹고 낮추면 됩니다. 우리는 쓸모없는 장기를 적출하고 질병을 우회하는 수술 절차를 경이로운 눈으로 바라보았다. 수백만 년 동안 진화해 온 쓸개와 맹장과 같은 기관이 쓸모없다고 믿게 되었다. 동맥이 막히면 풍선을 사용하여 열어 주면 되고, 이는 새로운 동맥과 다를 바 없다고 믿었다. 백신 예방접종의 득실에 대해선 결코 논의되지 않았고, 오직 백신이 전염병을 없앨 수 있다는 복음만 강조되었다. 영양학에 대해선 전혀 배운 바가 없었다. 운동의 중요성은 충분히 강조되지 않았고, 마치 나이키 슬로건과 같이 환자들에게 "Just Do It! 그냥 하라."고만 되뇔 뿐이었다. 질병의 실제 원인은 관심의 대상이 아니었다. 그 당시엔 유기농이나 자연과 같은 단어는 내 사전에 없었다. 그런 단어들을 사용한다는 것은 왠지 비과학적이고 어리석은 짓처럼 보였다. 대학원 교육 10년 동안 영양, 보충제, 화학물질의 위험과 같은 주제가 논의된 적이 없었다. 불행히도 나는 당시 의학 교육에 대해 전혀 의심하지 않았다. 그렇다고 후회하지는 않는다. 왜냐하면, 내 인생의 매 순간이 의미하는 바가 있다고 믿기 때문이다.

　교육 기간 중 많은 멘토가 있었지만 가장 중요한 사람은 아버지였다. 나의 아버지 폴 울프슨 박사는 나의 롤모델이자 영웅이었다. 늘 파티를 즐겼고, 항상 농담과 짜릿한 이야기를 즐기셨다. 할아버지는 애틀랜틱시티에서 정육점을 운영하셨고, 아버지는 정골의학 의과대학에 진학해서 수석으로 졸업하셨다. 아버지의 과 동료들 중에는 아버지의 탁월한 기억력에 대해 아직도 감탄하곤 하는 분들이 계시다. 아버지는 저명한 대학병원인 클리블랜드 클리닉에서 처음으로 정골의학박사(D.O.) 출신 레지던트를 수료하셨고, 향후 미드웨스턴대학병원의 심장내과 과장이 되었다. 아버지는 의학 저널에 많은 논문을 발표하였고, 그가 속한 분야에서 전 세계적으로 존경을 받았다.

의아하고도 갑작스럽게, 아버지는 50대 중반에 우울증을 겪기 시작하셨다. 가족들은 돈, 명예, 건강, 그리고 사랑하는 사람들과 함께 있는 아버지가 왜 행복하지 않은지 알 수가 없었다. 삶에 대한 그의 감정과 열정은 사라졌다. 아버지는 모든 행사에서 늘 주목의 대상이었지만, 어느덧 군중의 일부가 되었다. 친구들은 아버지를 깨우기 위해 그를 흔들어 주고 싶다고 말했다. 우리는 아버지를 정신과 의사에게 모시고도 갔는데, 그 정신과 의사는 약만 처방하는 의사였고 아무런 도움도 되지 못하였다. 나와 가족들은 완전히 낙담했다.

우울증은 빈번한 낙상으로 이어졌고, 음식을 삼키는 것조차 어려워졌으며 얼굴의 표정이 사라져 갔다. 처음에는 파킨슨병을 의심하다가, 궁극적으로는 진행성 핵상마비라는 진단을 받게 되었다. 메이요 클리닉은 아버지가 불과 몇 년 더 살 수 있을 것이라고 예상했고, 그 세월을 고통 속에서 보낼 것이라고 내다 봤다. 그의 퇴보는 위대했던 한 남자에게는 크나큰 고통이었다. 아버지는 처음이자 마지막으로 막 태어난 나의 첫아들 노아를 보시고 나서 얼마 되지 않아 2007년에 돌아가셨다. 아버지는 더 오랫동안 아내를 사랑하고, 자녀들이 세상에서 성공하고 가정을 이루어 나가는 것을 보며 자신의 생애를 온전히 살 수 있는 기회를 도둑맞고 말았다.

어떻게 이런 일이 일어났을까? 유전이었을까? 존경받는 메이요 클리닉의 의사들은 어찌하여 그를 도울 수 없었을까? 이 질문에 대한 해답은 어느 파머스마켓에서 만난 젊은 여성을 통해 얻을 수 있었다. 나의 34번째 생일을 맞이하기 바로 직전, 이 여성은 나의 세계관을 송두리째 바꾸어 버렸다. 그녀는 의사들이 문제를 은폐만 하지 실제로 치유하지 않고 있다고 자신 있게 말했다. 그녀는 대부분의 의약품은 필요가 없고, 대부분의 수술도 불필요하다고 공언했다. 현대 의학 전체적인 기반을 흔들어 놓을 만한 그녀의 발언에 대부분 의사들은 비웃고 조롱할 것이 뻔했다. 그러나 나에게 그녀의 말은 그럴듯하게 들렸다. (그녀가 매우 아름다웠다는 사실이 나의 생각에 영향을 끼쳤다는 사실을 부정할 수 없다.) 한동안 나는 약물을 투여하고 수술을 하면서도 환자의 질병을 치료하는데 별 효과가 없다는 사실에 좌절감을 느끼고 있었다. 아버지는 식물인간이 되었고 의사들은 아무것도 해 줄 수가 없었다.

이 놀라운 여성이 바로 지금의 나의 아내 헤더이다. 아내는 카이로프랙틱 의사이며, 매우 지혜로운 어머니와 카이로프랙틱 의사인 아버지의 사이에서 태어나 자랐다. 나는 아버지를 죽음에 이르게 한 원인이 영양소의 결핍과 화학물질 때문이라는 사실을 아내에게서 배웠다. 아버지의 질병 원인은 다른 질병들의 원인과 크게 다르지 않았다. 몇 가지 희귀한 유전적 원인과 선천적 결함을 제외하고는 모든 질병의 원인은 비슷하다. 아버지는 술을 너무 많이 마셨고, 건강한 식사를 하지 않았으며, 배가 많이 나왔었고, 잠도 부족했다. 성인이 된 이후 대부분의 시간을 병원에서 과로하며 보냈다. 심장 내과 전문의들은 진료 과정에서 대규모 방사선 피폭을 피할 수 없는 치료를 하는데 많은 시간을 보내게 된다. 방사선은 신체를 손상시킬 뿐만 아니라 다양한 질병의 직접적인 원인이 된다. 각종 화학 물질과 감염성 세균으로 가득 찬 병원은 세상에서 가장 병들고 독성이 강한 곳이다.

나 역시 그와 비슷한 삶을 살고 있다는 사실을 고려할 때 아버지가 무너져 가는 것을 보는 것은 두려운 일이었다. 나는 잘 먹지도 않고, 술을 너무 좋아하고, 독성 가득한 병원에서 너무 많은 시간을 보내야 하는 심장 전문의였다. 심장 박동기와 혈관 조영술을 하는 카테터르 삽입 실험실에서 매일 방사선에 노출되었다. 이 모든 것을 빨리 바꿔야만 했다. 나는 곧 방사선과 관련된 치료를 포기했다. 동종요법사, 카이로프랙틱 척추신경 의사, 그리고 자연요법사 등과 같은 자연치료 의사를 만났다. 정보를 수집하는 채널이 바뀌었다. 의약품 광고나 하는 의학 저널들을 무조건 신뢰하지 않고 좀 더 비판적인 시각으로 읽게 되었다. 자연 건강 관리 학회에 참석하였고, 건강과 질병의 원인을 가르쳐 주는 책들을 열심히 읽었다. 게리 타우비스와 라첼 카슨 같은 저자들이 나의 새로운 멘토가 되었다.

내 동료들은 등 뒤에서 나를 조롱했으며, 기회가 있을 때마다 나를 깎아내렸다. 그들은 자연요법이나 질병의 원인을 배우는 데 전혀 관심이 없었다. 의사들은 변화를 싫어한다. 의사는 질문받는 것을 원치 않는다. 불행히도 고통받는 것은 환자이다. 내가 근무하던 병원의 심장내과 책임자는 나의 새로운 건강에 대한 믿음으로 인해서 병원 매출이 하락하기 때문에 병원은 이를 달가워하지 않는다고 알려주었다. "검사와 수술을 처방해야 월급을 받지, 닥터 울프슨." 나는 환자에게 의약품 복용을 중단하고 영양 섭취와 생활습관의 변화를 권고한 것에 대해 동료 의사들에게 사과할 것을 강요받았다. 전문의 추천기관은 실제로 우리 병원에서 그들의 모든 환자를 퇴원시키겠다고 협박하기도 하였다. 줄어드는 병원의 매출만큼 내 급여에서 삭감될 것이라고 경고받았다. 떠날 때가 온 것이다.

2012년에 울프슨 통합 심장병원을 개원하여 독립하였다. 반응은 뜨거웠다. 전 세계의 환자들이 진료받기 위해 찾아온다. 새로운 환자가 방문하면 1~2시간을 진료하며, 재진을 하는 데만도 45분 이상을 보낸다. 질병이 시작되거나 진행되는 것을 막기 위해 최첨단 혈액검사를 한다. 전형적인 심장 전문의는 두 가지 P로만 진료하는데, 바로 약과 수술(pills and procedures)이다. 나의 경우는 중금속, 식품 감수성, 호르몬, 세포 내 영양소, 장 기능, 기생충에 대한 시험을 한 후 건강을 회복하고 장수할 계획을 세워 준다. 내 웹사이트에서 수백 건의 성공 사례를 확인할 수 있다.

이렇게 지금의 진료로 변화할 수 있었던 것은 내 삶의 모든 것인 아내 덕분이다. 나는 훌륭한 아버지이며, 사랑에 빠진 남편이자 환경 지킴이이다. 아내 덕분에 나는 아무 생각 없이 의약품 위주로, 의학서만을 따르는 의사가 아니라 이 나라의 건강 혁명을 이끄는 사람으로 바뀌었다. 내 목표는 질병의 원인을 찾아 가는 것이다. 원인을 제거하면 몸은 저절로 치유된다.

나는 가족, 친구들과 함께 지내는 것을 좋아하기 때문에 이 책을 쓰는 것은 쉬운 일은 아니었다. 그러나 세상 사람들은 질병이 생기는 진정한 이유와 그것을 예방하기 위한 해결책을 알아야 한다. 이 책은 심장학에서 가장 논란이 되는 주제인 콜레스테롤로 시작한다. 일반적으로 나쁜 콜레스테롤로 알려진 LDL(저밀도 지방단백질)과 콜레스테롤의 중요한 특성에 대해 논의할 것이다. 그런 다음, 우리는 조상이 수백만 년 동안 즐기고 발전시킨 식이요법인 팔레오(paleo, 구석기) 영양식의 중요성에 대해 깊이 다룰 것이다. 구석기 시대로부터 멀어지는 사람들은 질병에 걸릴 수밖에 없다. 심장 전문의 눈으로 봤을 때 어떤 음식이 건강한 음식이고, 어떤 것들은 최적의 건강을 위해 피해야 하는 음식인지를 공개했다. 그런 다음 플라스틱 및 대기 오염과 같은 독소에 대한 정보를 공유하고 피해를 최소화하는 방법에 대해 설명하고, 중금속과 오염 물질을 체외로 배출해 내는 과학에 대해 이야기하겠다. 운동 부족, 수면 부족, 스트레스가 심한 현대인들의 생활습관 추세는 되돌릴 필요가 있다. 또한, 건강의 위험도를 실제로 측정할 수 있는 중요한 검사들에 대해 알아보고 심혈관 예방을 위해 섭취할 수 있는 최상의 보충제에 관한 데이터를 제공한다. 나는 심장내과 전문의지만 이 책의 요점은 모든 사람에게 적용될 것이다. 이 책에 언급된 권장 사항들은 증상이나 질병과 관계없이 건강을 회복시켜 줄 것이다. 우리 몸에 올바른 영양분을 공급하고 화학물질을 피하고 독소를 제거하고 올바른 보충제를 섭취하면 인체라 불리는 이 기계는 스스로 치유될 것이다.

아내 헤더와 나는 울프슨 박사라는 이름으로 함께 활동하고 있다. 우리의 목표는 지구를 우리 자신, 우리의 자녀들, 그리고 우리 자녀들의 자녀들을 위해 더 안전한 장소로 만드는 것이다. 우리는 같은 열정과 목적을 가진 사람들을 찾고 있다. 우리는 세상을 변화시키고 있다. 건강 혁명에 모두 동참해 주기 바란다. 우리는 힘을 합쳐 함께 더 좋은 세상을 만들 것이다.

PALEO CARDIOLOGIST

PART

#1

콜레스테롤이
왕이다

콜레스테롤이 왕이다

> " 거짓말을 자주 반복하면 사실이 된다. "
> - 미상

콜레스테롤이라는 단어를 외치면 어떠한 이미지가 연상되는가? 혹시 심장마비 또는 뇌졸중, 황색판으로 막힌 혈관을 가진 사람, 아니면 맛있는 치즈버거가 떠오르지는 않는가? 이러한 우리의 선입견은 공포를 확산하려는 제약회사의 공격적인 마케팅의 결과이다. 그 무시무시한 홍보로 인해 사람들은 약을 구매하고, 대형 제약회사의 금고에 수조 달러를 쌓는 데 이바지하게 된다.

하지만 내 자신, 의사, 또는 이웃에게 다음과 같이 질문해 보자. "콜레스테롤이란 무엇인가? 콜레스테롤의 역할은 무엇이며, 내 몸은 왜 콜레스테롤을 생성하는가? 왜 콜레스테롤이 개, 닭, 소 및 고릴라에게도 존재하는가? 콜레스테롤이 해롭다면, 내 몸이 심장 마비나 뇌졸중을 일으키려고 하고 있는가?" 아마 그 질문에 그 누구도 올바른 대답을 하지 못 할 것이다.

몸이 콜레스테롤을 만든다면, 명백한 목적이 있을 것이므로 이러한 질문은 어리석어 보인다. 사실, 인간의 몸이 하는 모든 것에는 이유가 있다. 콜레스테롤은 탄소, 수소 및 산소의 세 가지 다른 원소 또는 미분자를 포함하고 있으며 모든 포유류가 만들어 내는 소분자이다. 이 '무서운' 물질은 이 세 가지 기본 요소만을 포함하고 있다. 우리는 수은과 납 같은 위험한 중금속 또는 플라스틱 내에 해로운 화학물질에 대해 이야기하고 있는 것이 아니다. 탄소, 수소 및 산소는 생명의 기본 요소이다. 콜레스테롤은 수백만 년 동안 존재해 온 상당히 기본적인 구조이다. 이 사실은 의과대학 시절 젊고 풍부한 마음속에 주입되었지만, 이는 추후 '대형 제약회사'의 손길과 미디어 내에 있는 그들의 지지자들에 의해 질식되었다. 이 장에서는 콜레스테롤을 둘러싼 근거 없는 부정들을 제거하고, 콜레스테롤이 함유된 음식을 먹는 것이 건강에 중요하다는 확신을 줄 것이다.

▪ 콜레스테롤 101

콜레스테롤은 소수성의 왁스와 같은 분자로 물을 좋아하지 않으며 지방류를 좋아한다. 위에 지방의 두꺼운 층을 일으키는 밤새 내버려 둔 치킨 수프가 들어 있는 냄비를 상상해 보라. 표면에 지방의 두꺼운 층이 생기는 것을 볼 수 있다.(달걀, 채소 등을 요리하는 데 사용할수 있다.) 이것은 독특한 구조이기 때문에, 콜레스테롤은 필히 저밀도 지방단백질(LDL) 및 고밀도 지방단백질(HDL)라 불리는 '친구'들과 함께 몸을 여행하여야 한다.(지단백질에 대한 더 많은 정보는 다음 장에 나온다.)콜레스테롤 생산에 대한 상당한 부분은 복부의 우측 상부에 있는 간에서 발생한다. 간은 해독(몸에서 오물을 제거), 단백질 및 지방의 생성,

당의 보존 및 분해, 음식의 소화 및 콜레스테롤 생성을 포함한 많은 기능을 책임진다. 몸은 하루에 1,000mg의 콜레스테롤을 생산하는데 이는 비타민 캡슐을 채우기에 충분하다. 매우 낮은 콜레스테롤은 간이 제대로 기능하지 않는다는 안 좋은 신호이며, 이는 발암 및 죽음과 관련이 있다.

> **건강하게 살아가는 법**
>
> 간을 건강하게 유지하려면 바르게 먹고 화학물질을 피해야 한다.

콜레스테롤은 인간의 세포처럼 동물 세포에 들어 있기 때문에 모든 음식의 동물성 원천에서 발견된다. 미국에서 콜레스테롤의 일일 섭취량은 200~300mg이며, 이는 빗방울 3개의 무게 정도이다. 음식으로부터 오는 콜레스테롤은 흡수되지 않고 우선적으로 대변으로 나온다. 소화관은 간에 의해 생성된 콜레스테롤을 흡수하기 좋아하

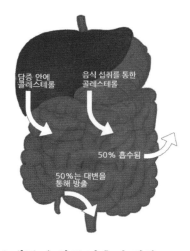

고, 소화를 돕기 위한 담즙이 된다. 콜레스테롤 수치를 낮추기 위한 방법으로 재흡수를 막는 몇몇의 의약품과 천연 보충제가 있다. 해당 분자의 중요성 때문에 대부분 사람이 많이 만들거나 많이 흡수한다. 당신이 콜레스테롤을 많이 흡수하는지 또는 많이 합성하는지 결정하는 유효한 시험이 있다. 흥미로운 것은, 설탕과 탄수화물

섭취에 반응하여 배출되는 인슐린은 HMG-CoA 환원 효소를 자극하여 과도한 콜레스테롤을 생성한다.

건강하게 살아가는 법

설탕 섭취를 줄이는 것은 과도한 콜레스테롤을 조절하는 가장 좋은 방법 중 하나이다.

이제 아주 작은 콜레스테롤 분자의 구조에 대해 이해를 했으니, 우리는 왜 지구상에 있는 모든 인간과 동물의 육체가 이것을 생성하는지 이야기해 볼 수 있다. 우리의 DNA에 암호화되어 있는 진실은, 신체가 심장마비나 뇌졸중을 일으키고 싶어 한다는 것일까? 얼마나 멍청한 소리인가? 우리의 DNA 및 유전자는 우리를 죽이려고 하는 것이 아니다. 그러나 매일 의사 및 제약회사들이 이러한 쓰레기를 뱉어낸다. 콜레스테롤이 해롭다는 잘못된 허위 사실로 수십억 달러가 낭비되었다. 혈액검사 및 처방에 의한 알약 한 줌, 수많은 부작용 및 잃어버린 시간은 폭주하는 제약 열차를 비추고 있다. '없이는 살 수 없는' 물질인 콜레스테롤의 중요성을 배우기 위해서는 이 책을 계속 읽어 나가야 한다.

■ 테스토스테론, 에스트로겐, 프로게스테론

테스토스테론은 콜레스테롤에 의해 만들어진다. 이제 좀 관심이 생기는가? 테스토스테론을 만들기 위한 콜레스테롤이 없다면, 성욕이 사라지고 발기는 젖은 국수와 같을 것이다. 여성 역시 그들의 섬세한 호르몬 균형의 일부로서 테스토스테론을 생산한다. 테스토스테론은 근육량을 증가시키고 골밀도 및 골강도를 향상시킨다. 콜레스테롤이 충분하지 않으면 테스토스테론의 생산은 어렵다. 낮은 'T'는 알츠하이머형 치매[1] 및 관상동맥질환[2]과 관련이 있다. 사실, 테스토스테론이 저밀도 지단백(LDL)을 감소시킨다는 것은 잘 알려져 있다. 하지만 아직은 테스토스테론 스크립트를 채우기 위해 소진하지 말아야 한다. 저밀도 지단백이 감소되는 이유는 간이 테스토스테론 생산을 위해 콜레스테롤 생산이 필요하다고 여기지 않기 때문이다. 몸이 그것을 외부에서 얻는다. 고환은 몸이 테스토스테론을 원할 때 콜레스테롤을 요구한다. 간이 그것을 만들어서 저밀도 지단백(LDL) 운반자 또는 내가 저밀도 지단백(LDL) '버스'라 부르는 것에 의해 운반된다.(제2장에서 저밀도 지단백에 대해 더 다룬다.) 발기부전이나 성욕 문제가 콜레스테롤과 관련 있는 것이 아니라, 몸이 콜레스테롤을 필요로 한다. 그러므로 콜레스테롤 수치를 낮추는 것은 성호르몬 생산을 증가시키려는 사람에게는 큰 관심거리가 아니다.

여성의 성욕인 프로게스테론 및 에스트로겐은 예상한 대로 우리의 친구인 콜레스테롤에서 온다. 프로게스테론은 임신 중에 난소, 부신 및 태반에서 생산된다. 폐경 전 여성이 콜레스테롤을 감소하는 약제를 복용하는 것은 범죄인데, 이는 우리가 이것이 출산 또는 태아 발육에 미치는 영향에 대해 전혀 알지 못하기 때문이다. 폐경 후에는 성호르몬 분비가 감소하고 이것이 여러 증상들의 주요 원인이 된다. 우리는 콜레스테롤이 이러한 호르몬을 형성하고, 불행한 남편들을 향한 폐경기의 전신 열감, 낮은 성욕 그리고 일반적인 성질 나쁜 태도가 최소화되기를 바란다. 폐경 후 호르몬 처방에 관해서 많은 논란이 있지만, 콜레스테롤을 감소시키는 약물에 의해 억제 없이 몸이 자연적으로 원하는 것을 생성하도록 하는 것에 대해 혼란이 있어서는 안 된다. 콜레스테롤이 없는 철저한 채식주의자의 식단은 호르몬 생산을 제한할 수 있을까?

가장 일반적인 성호르몬은 DHEA이다. 이 마스터 분자는 에스트로겐 및 테스토스테론으로 변환된다. DHEA는 콜레스테롤로 인해 부신, 고환, 난소에서 만들어진다. 수백 건의 연구 결과, DHEA의 낮은 수치가 심장마비, 뇌졸중, 당뇨병 등 모든 질병의 위험 증가와 관련이 있다는 사실이 입증되었다.[3] 한 가지 놀라운 사실은 채식을 하는 여성은 팔레오 식품을 섭취하는 이들보다 더 낮은 DHEA 수치로 고통받고 있다는 것이다.[4](제3장 팔레오에서 설명) DHEA 보충이 유익한지 아닌지는 논쟁거리이다. 나는 주로 침 또는 혈액검사로 수치가 낮게 나타날 때 추천한다.

건강하게 살아가는 법

남성 · 여성 호르몬은 콜레스테롤에 의해 만들어진다.

▪ 에너지

혹시 지속적으로 피곤하거나 피로감을 느끼고 있는가? 이 장을 읽으려면 스타벅스에 가야 할 필요성을 느끼는가?(내가 글을 썼기에 아니길 바란다.) 만약 정기적으로 피곤하다면, 그것은 코르티솔(Cortisol) 문제일 수도 있다. 코르티솔은 콜레스테롤에 의해 만들어진 신체의 주요 에너지이다. 만약 호랑이가 쫓아오고 있다면, 코르티솔은 걸프의 석유처럼 부신을 분비한다. 그것의 주된 기능은 혈당을 증가시키거나(스트레스받을 때 중요함) 면역 체계 균형을 잡으며 지방, 단백질 및 탄수화물 대사를 돕는다. 코르티솔은 혈당을 유지시켜 주며 위산 분비에 중요하다. 위가 충분한 산을 분비하지 못하는 경우, 소화력이 떨어지고 영양은 흡수가 안 된다. 그 결과는 매우 놀랍다. 많은 사람에게 코르티솔 생산은 부실한 영양(설탕 및 카페인), 화학물질, 수면 부족 및 만성 스트레스로 인해 현저하게 감소하였다. 콜레스테롤을 낮추려고 하면 부신을 뒤로한 채 코르티솔 생성을 제한한다. 알도스테론 역시 필수 호르몬이며 신장 내에 소금의 보관을 책임진다. 우리 모두는 소금이 나쁘다고 배웠으나, 내가 확신하는데 우리는 나트륨 없이는 살 수 없다. 모든 부정적인 언론에도 불구하고 나트륨은 소중한 요소이다. 소금(또는 나트륨) 보유는 혈압 유지를 책임진다. 즉 압력이 없으면 삶도 없다. 알도스테론이 어디서 오는지 아는가? 그렇다, 우리의 친구 콜레스테롤에서 온다.

건강하게 살아가는 법

코르티솔은 콜레스테롤에서 나오는 에너지 호르몬이다.

갑상샘 호르몬인 T_3과 T_4는 체온 조절, 세포 대사 및 에너지를 책임지고 있다. 갑상샘 기능 저하증에는 변비, 수면 부족, 건성 피부 및 체중 증가를 포함한다. 이러한 호르몬은 콜레스테롤이 아닌 아미노산 티로신 및 요오드에 의해 생성된다. 나는 갑상샘에서 호르몬 생성에 관여하는 난포세포 모두 콜레스테롤을 함유(신체의 모든 세포가 그러하듯이)하고 있기 때문에 갑상샘에 대해 논의하고 있는 것이다.

아직 이해가 안 되는가? 제약회사들과 급여를 주는 그들의 의사는 이 중요한 분자를 악마로 만들고 있지만, 논의한 바와 같이 콜레스테롤은 건강한 삶을 사는데 결정적이다. 그러나 잠깐, 콜레스테롤이 하는 일은 이보다 더 많다.

대부분의 사람은 비타민 D가 건강을 위해 필요하다고 뉴스에서 들어 봤을 것이다. 비타민 D는 강한 뼈를 형성, 혈당을 정상화하고 면역 기능을 좋게 하며 암 발생 위험을 낮춘다. 어떻게 만들었는지 궁금한가? 콜레스테롤은 햇빛이 그것을 비타민 D로 변환하는 피부 안의 작은 혈관을 통해 여행한다. 그 후 비타민 D는 사용 가능한 형태로 전환되기 위해 최적의 간 및 신장 기능을 요구한다. 비타민 D는 측정하기 매우 쉽고, 나는 내 환자들이 50 이상의 수치에 도달하기를 바란다.(제16장에서 비타민 D 보충에 대해 다룬다.) 일부 사람들은 비타민 D를 생성하지만 유전적 결함 때문에 기능을 하지 않는다. 이러한 유전적 결함이 있는지 의사에게 검사를 받아보는 것이 좋다.[5]

📑 햇볕을 쬐라

태양은 우리 삶에 매우 중요하다. 태양에 적게 노출되면 많은 질병의 위험이 증가한다. 다발성 경화증(MS)은 신체의 신경세포의 미엘린초(myelin sheath)에 영향을 주는 질병이다. 이것은 와이어의 절연 처리와 같아서 손을 뜨거운 난로에 두었을 때, 손이 타기 전에 그것을 감지하고 손을 치우게 하는 역할을 한다. 이 반응은 미엘린초에 상당히 영향을 받는 신경 속도에 의존한다. 다발성 경화증에는 많은 증상이 있지만, 정확히 말하면 햇볕을 덜 받을수록 건강의 위험도는 높아진다.[6] 하루 15~30분 동안 태양에 전신을 노출하는 것은 건강에 매우 중요하다. 우리 팔레오 조상들은 온종일 밖에 있었다! "태양이 비치지 않는 곳?"이라는 구절을 기억하여야 한다. 우리 몸에 그 말에 맞는 부분이 없어야 한다. 단지 화상을 입지 않으려고 주의만 하면 된다. 그리고 기억할 것은, 만약 우리 몸이 콜레스테롤을 생성하지 않는다면 비타민 D 역시 생성할 수 없다. 우리 가족은 주로 뒷마당에서 알몸으로 뛰어다니며 햇볕을 흡수한다. 혹시 우리 집을 방문할 경우 충격을 받지 않기 바란다.

📑 뇌 건강

뇌는 움직임, 감각, 사고, 기억, 시각 및 청각과 같은 것에 많은 책임을 지고 있다. 혹시 뇌가 지방과 콜레스테롤로 구성되어 있는 것을 알고 있는가? 최근 연구에서는 콜레스테롤 수치가 높은 사람들의 기억력이 가장 좋다는 것이 밝혀졌다.[7] 또 다른 보고서에는 콜레스테롤 수치가 낮은 사람들이 우울증, 공격성, 자살 충동에 대한 위험도가 크다는 결론이 나왔다.[8] 지난 수년간 나는 채식주의 환자들이 고기를 먹는 이에 비해 분명하게 생각하지 않고, 호르몬 문제로 고통받고 있다는 것을 알게 되었다. 모유는 지방과 콜레스테롤을 함유하고 있는데 이는 아기의 뇌가 필요로 하는 것이기 때문이다. 유아는 모유만으로도 수년간 살 수 있다. 인체가 그의 아이를 돌보는데 해로운 물질을 분비할까? 포유동물이 새끼들에게 콜레스테롤이 많은 우유가 해로운 것이었다면 먹일 수 있을까? 닭은 달걀 안에서 노른자의 콜레스테롤 없이는 자랄 수 없다. 우리가 축산물을 먹지 않는다면, 우리의 신체가 콜레스테롤을 생성하는데 필요한 영양을 주지 않는 것이다. 만약 의약품이 콜레스테롤 수치를 낮추면 신체의 어느 곳이든 수치가 감소하게 된다. 진정 우리는 콜레스테롤이 우리의 뇌에서 감소하기를 바라는 것일까? 채식주의의 실상을 알리는 훌륭한 책을 읽고 싶다면, 리에르 케이스(Lierre Keith) 박사의 《채식의 배신(The Vegetarian Myth)》을 읽기 바란다.

건강하게 살아가는 법

내가 모유를 먹고 자랐는지 확인하고 모든 엄마가 모유로 자녀를 키우도록 권유한다.

■ 소화

콜레스테롤을 사용하는 또 다른 주요 기능이 소화이다. 만약 우리가 음식을 제대로 소화하지 못하면, 아무리 좋은 음식이라 하더라도 흡수되지 않는다. 콜레스테롤은 간에서 담관으로 분비되어 음식을 소화하는 것을 돕는다. 담낭 절제술이라는 절차로 담낭을 제거한 사람들에게 그들이 기름지거나 지방이 많은 음식을 먹으면 어떻게 되는지 물어보라. 주로 그러한 식사의 결과는 설사를 동반한다. 그것은 담낭이 담즙산염을 저장하고 지방 분해를 돕기 위해 지방을 분비하기 때문이다. 콜레스테롤과 담즙산염이 없다면 우리의 소화력을 떨어지고 영양은 흡수되지 않으며 질병을 피해 갈 수 없다. 의사들은 담낭이 필요 없다고들 한다. 그들의 말은 정말 틀렸다. 만약 의사가 이 장기의 제거를 추천한다면 가능한 한 빨리 자연 치유 의사의 세컨드 오피니언(Second Opinion)을 받기를 바란다.

> **건강하게 살아가는 법**
>
> 담낭의 건강은 매우 중요하다.

■ 세포막

신체는 수조 개의 세포로 구성되어 있다. 그러한 각각의 작은 세포는 펜스로 둘러싸인 집과 같은 세포막이라 불리는 얇은 층에

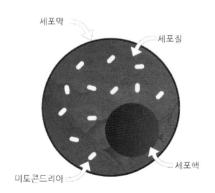

세포막
세포질
세포핵
미토콘드리아

의해 고정되어 있다. 콜레스테롤은 세포막의 중요한 부분이다. 울타리를 강하게 유지하면서 세포가 서로 통신하고, 중요한 내용을 유지하며, 불필요한 입자를 차단하도록 도와준다. 세포에 들어오고 나가는 호르몬, 비타민, 미네랄 및 수백 개의 기타 작은 분자는 세포막의 무결성 및 건강에 기초한다. 우리의 창자는 단단한 막을 형성하는 세포로 줄지어져 있고 우리 몸으로 분자가 들어오는 것을 제한한다. 장누수증후군(Leaky Gut syndrome)을 일으키는 한 가지 이유가 혹시 수백만 명이 먹고 있는 콜레스테롤 감소 약 때문은 아닐까?(제10장에서 장 누수에 대해 더 다룬다.) 심혈관질환의 경로에서 손상된 첫 번째 기관 중 하나가 내피이다. 이 세포층은 우리의 혈관과 심장 건강에 매우 중요하다. 만약 내피가 기능을 하지 않는다면, 혈관벽에서 플라크가 생성되어 혈관이 막히면 심장마비를 일으킬 수 있다. 세포 간의 교신은 생명에 있어서 중요한 요소 중 하나이며, 그것은 콜레스테롤에 의존한다.

건강하게 살아가는 법

인체의 모든 세포는 콜레스테롤을 함유하고 있다.

■ 높은 콜레스테롤은 심장병과 관련이 있을까?

1970년대에 시행된 획기적인 심혈관 연구인 미국의 대규모 역학조사(MRFIT)는 많은 인구와 심장질환의 위험 인자에 대한 엄청난 자료를 제공했다. 다음 그래프는 6년 동안의 콜레스테롤 수치와 사망률과의 관계를 나타낸 것이다.

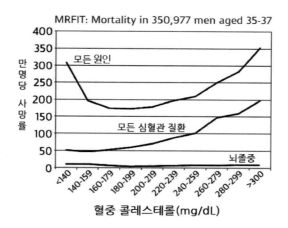

위의 차트에서 알 수 있듯이, 모든 원인 사망률은 콜레스테롤 수치인 150～250 범위에서는 같다. 총콜레스테롤이 150이든 250이든 사망 확률은 같다는 것이다! 콜레스테롤 수치가 가장 낮은 곳에서 모든 원인 사망률이 현저하게 증가한다(왼쪽 상단). 나는 콜레스테롤 수치가 150 이하인 환자 중에 암이 있는지를 찾아보았으나, 콜레스테롤이 뇌졸중으로 사망할 확률과 아무런 관련이 없다는 사실을 알게 되었다. 인간은 수만 년 동안 진화해 왔다. 부실한 영양 및 화학물질로 인한 피해가 발생할 때까지 우리의 DNA는 본질적으로 완벽하다. 이러한 두 범주는 우리의 DNA가 사용되는 방식에 영향을 미친다. 브로콜리는 유전자를 작동시키는 반면 피자는 그것을 끌 수 있다. 영양과 화학물질에 대한 논란은 이 책의 상당 부분을 차지하며 그것이 질병 예방 및 치료의 토대이다.

낮은 총콜레스테롤을 지닌 토드 피(Todd P)는 피로감에 시달리는 중년 남성이다. 그는 수년간 채식을 하다가 식단에 고기를 다시 가져오기로 하였다. 물론 나는 이것이 멋진 생각인 줄 알았다. 고기를 식단으로 다시 가져오는 것은 천천히 그리고 주의 깊게 이루어져야 한다. 다수의 채식주의자들이 동물성 식품으로 돌아가서는 소화 문제에 대해 많은 불평을 한다. 이는 채식주의자 몸이 결핍되어 있고 고기를 소화하기 위해 필요한 충분한 도구가 없기 때문이다. 서서히 시작하고 소화효소를 사용하여 식이 변화의 초기 단계를 거치는 것이 가장 좋다. 토드의 코르티솔 수치를 검사하였더니 매우 낮았다. 4개월 동안 풍부한 코코넛 오일과 함께 고기와 해산물을 추가함으로써 토드의 콜레스테롤 수치는 123에서 186으로 증가하였다. 그는 매우 기뻐했으며 잃어버린 모든 에너지를 다시 찾았다.

■ 실천 계획

1. 콜레스테롤은 신체의 모든 세포의 중요한 기능이다.
2. 호르몬, 비타민 D 및 소화액 모두는 콜레스테롤에서 나온다.
3. 세포막은 건강에 중요한 콜레스테롤이 풍부한 구조이다.
4. 뇌에 콜레스테롤이 많을수록 치매, 우울증 및 기타 신경계 질환 위험을 낮출 수 있다.
5. 콜레스테롤이 풍부한 음식을 먹으면 장수한다.

PALEO CARDIOLOGIST

PART

#2

저밀도
지단백질(LDL)은
괴물이 아니다

저밀도 지단백질(LDL)은 괴물이 아니다

> " 의사들은 우리가 가지고 있는 것을 질병이라 표시함으로써
> 우리에게 무언가를 해주고 있다고 생각한다. "
>
> - 임마누엘 칸트

오랫동안 우리는 좋은 콜레스테롤과 나쁜 콜레스테롤이 있다는 말을 들었다. 누구나 좋은 것을 원하지 나쁜 것이 많은 것을 원하지는 않는다. 나쁜 콜레스테롤에 해당되는 것은 LDL 또는 저밀도 지단백질(low-density lipoprotein)로 알려져 있다. 좋은 콜레스테롤은 HDL 또는 고밀도 지단백질(high-density lipoprotein)로 불린다. 진실은, 그 두 가지 모두 중요하다는 것이다. 인간의 생명은 그 두 가지 없이는 존재하지 못한다.

▉▖ 지단백질에 관하여

LDL과 HDL은 지단백질이라 불리는 분자를 의미한다. 지단백질은 지질(지방)과 단백질을 포함한 합성 분자이다. 이 구조는 지방이 혈류로 이송되도록 한다. 우리 모두가 기름과 물이 섞이지 않는 것을 알고 있듯이, 같은 상황이 몸속에서 발생하는 것이다. 지단백질

은 승객을 태우고 안전하게 이동하는 버스와 같다. 이 경우 승객은 콜레스테롤, 중성지방, 코큐텐(CoQ10)과 비타민 A, D, E와 K를 포함한다.

지단백질의 유형으로는 LDL, HDL, VLDL, IDL 및 킬로미크론(chylomicrons)이 있다. 이 각각의 분자는 생명을 유지하는 데 긴요한 역할을 한다. 사실, 지단백질은 최근 박테리아 감염과 싸우기 위해 사용된 면역계의 필수적인 부분으로 밝혀졌다.[9]

LDL은 저밀도 지단백질을 의미한다. 나는 이 입자를 콜레스테롤, 인지질(phospholipids) 및 중성지방(triglycerides)을 운반하는 버스라고 생각한다. LDL의 표면에는 Apo B-100이라는 분자가 있다. 이 단백질은 LDL의 구성을 지원하며, 효소가 기능하도록 도우며, 조직에 머물다가 그의 승객들을 떨어트릴 때 LDL을 돕는다. LDL 분자는 ApoE라는 또 다른 단백질 표면을 포함하고 있다. 이 단백질 역시 간, 내피세포(endothelial cells) 및 몸속에 있는 모든 세포와 같은 몸 주위 세포를 인식하는 책임을 지니고 있다. ApoE는 2, 3, 4의 변이를 가지고 있으며 2와 4는 심장 위험 증가와 관련이 있고, 4는 실제로 치매 위험 증가와 관련이 있다. 여러분은 ApoB-100 및 ApoE 유전학 레벨 검사를 받고 있는가?

건강하게 살아가는 법

LDL은 매우 중요하며 모든 동물이 LDL을 생산한다.

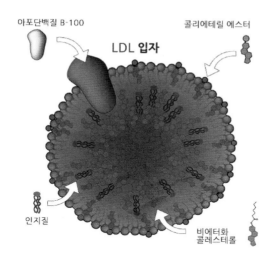

아포단백질 B-100 　콜리에테릴 에스터
LDL 입자
인지질
비에터화
콜레스테롤

앞에서 언급했듯이, 다양한 영양소들은 LDL 버스의 승객이다. 이 버스는 승객을 필요로 하는 몸속의 여러 장기들을 돌아다니곤 한다. 콜레스테롤은 세포막, 성호르몬, 코티솔, 비타민 D 및 소화 담즙산염(digestive bile salts)을 형성하는 데 필요하다. LDL 내 인지질은 세포막 보전 및 기능에 중요하다(펜스를 기억하자). 세포는 다양한 방식으로 서로 이야기를 하며, 최적으로 기능하는 세포막에는 이 통신을 가능하게 하는 많은 양질의 인지질이 있다. 중성지방은 LDL 내의 승객이며 신체 에너지의 주요 공급원이다. 중성지방이 분해되면서 심장 및 근육 기능에 중대한 에너지를 만든다. 대부분의 의사들은 LDL이 손상된(산화된) 혈관 조직에 반응할 때 항산화 기능을 가지고 있다고는 생각하지 않는다.

🔋 하지만 누가 LDL이 나쁘다고 했는가?

수년간 의사와 환자들은 LDL이 '나쁜' 콜레스테롤이라고 배웠다. 이는 인간의 인체와 대부분의 다른 동물들이 결국 몸에 손상 또는 질병을 일으키는 무언가를 생산하고 있다는 뜻이다. 말이 안되지 않는가? 실제로 많은 연구에서 LDL 수치가 광범위하게 나타나 심장마비와 뇌졸중의 위험을 동일하게 보이게 한다. 가장 크고 오랜 시간 이루어진 미국 내 인구 기반 연구인 프라밍햄 심장 연구에 따르면, 100의 LDL은 160mg/dl의 LDL과 동일한 위험을 가지고 있다. 160을 초과 시에는 위험도가 약간 증가한다. 이것은 의사들이 믿는 것과는 상반되지만, 데이터는 매우 정확하며 1980년대부터 널리 사용됐다. 2006년의 한 연구에 따르면, 관상동맥질환으로 입원한 13만 명 이상의 환자 대부분은 LDL 수치가 60에서 90 사이였다. LDL을 지닌 해당 환자 그룹의 가장 높은 백분위 수는 90이었다.[10]

초기 약물 시험에서 160 이하의 LDL을 지닌 AFCAPS/TEXCAPS 환자는 5년간의 추적 결과 심장마비를 겪을 확률이 5%였다. 160 이상의 LDL을 지닌 사람들은 5년 후 7%의 확률이 있었다. 이건 단지 2%의 차이일 뿐이다. 흥미롭게도 LDL의 수치가 높을수록 죽음에 대한 위험에서 멀어졌다.[11] 이는 나쁜 콜레스테롤이 우리 생명을 위협하므로 우리가 살기 위해서는 그 수치를 낮춰야 한다는 의사와 광고주들의 이야기와는 사뭇 다르다. 앞에서 언급했듯이, LDL의 수치가 높으면 심장마비의 위험이 높아지지만, 단지 경미할 뿐이다. 우리는 약을 필요로 하지 않는다. 더 나은 방법이 있다.

사람들은 그들의 유전자에 기초하여 적절한 수치의 완벽한 LDL 수치를 지니고 있는 것이다. 이것을 나는 케이브맨 콜레스테롤 (Caveman Cholesterol)이라 부른다. 2만 5,000년 전 사람들의 LDL 수치는 어떠했을까? 사람들이 화학물질을 피하고 해독하며 올바른 보충제를 섭취하고 올바른 영양소를 따른다면, 케이브맨의 콜레스테롤은 성취될 것이다.

건강하게 살아가는 법

이 책을 읽는 독자의 목표는 심장마비 가능성을 5% 또는 7%로 낮추는 것이 아니라, 0%로 낮추는 것이다.

■ 총량 LDL을 넘어서

수많은 연구에서 LDL-C(LDL 콜레스테롤)을 사용하였는데, 이는 LDL 입자에 함유되는 콜레스테롤의 총량이다. 이 수치는 특별히 직접 측정된 것이 아니라 계산된 수치이다. 이 수치가 LDL 입자 수 및 크기 대신에 사용되었다는 사실은 왜 많은 사람이 '정상적인' LDL-C로 폐색되는지 설명하고, '높은' LDL-C를 가진 많은 사람이 질병의 증거가 없는 이유를 설명한다. 이 중요한 차이점을 더 자세히 설명해 본다.

LDL 입자는 A와 B인 두 가지 기본 유형이 있다. A는 크고 푹신한 LDL로 몸 주위를 떠다니며 자연스럽게 어떠한 해도 끼치지 않는다. 콜레스테롤과 다른 영양소를 필요한 부위로 운반하면서 그들의 역활을 수행하고 있는 것이다. 반대로 B 타입의 입자는 작고 밀도가 높은(문제가 있는 타입) LDL이다. 작은 LDL은 크고 솜털 같은 모습으로 시작되지만 몸 주위를 너무 오랫동안 떠다니게 된다. 만약 LDL이 중성지방(탄수화물/당)을 함유하고 있다면 순환을 계속하여 작아지고, 산화되기 쉬워진다. 오래된 차에서 보이는 녹과 같다. 산화된 작은 LDL은 혈관벽의 염증세포에 의해 포집되어 플라크를 형성하고 궁극적으로 관상동맥질환을 일으킨다.

이 크고 작은 입자 개념에 대해 조금 더 명확하게 설명해 보겠다. 두 사람은 100mg/dl의 같은 LDL-C를 가지고 있는데 한 사람은 1,000개의 큰 입자(좋은 현상)를 지니고 있고, 다른 사람은 2,000개의 작은 입자(나쁜 현상)를 지니고 있다. 즉 그들의 위험도는 완전히 다르다는 것을 뜻한다. 작고 밀도가 높은 LDL의 양이 많은 사람들은 관상동맥질환 위험이 훨씬 더 높다. 따라서 LDL-C가 높은 사람 일부가 왜 관상동맥질환을 일으키고 일부는 그렇지 않은지를 설명하는 부분이다. 작고 밀도가 높은 LDL의 비율이 낮으면 관상동맥질환을 일으키는 분자의 비율이 높을 때보다 위험이 훨씬 적다. 당신의 입자 수와 크기를 알아야 한다. 이러한 유형의 검사가 통상적인 심장 전문의와 내가 하는 진료를 구별케 한다.

■ HDL(고밀도 지단백질)

HDL은 고밀도 지단백질을 의미한다. 이 지단백질은 간에 의해 생성되고 체내에서 과도한 콜레스테롤을 흡수하여 재처리를 위해 간으로 다시 가져오는 포집제(scavenger)이다. 콜레스테롤 역수송계

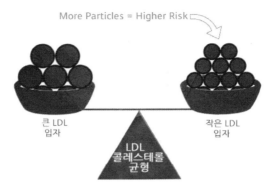

심혈관 위험은 콜레스테롤이 아닌 입자 수가 많을수록 크다.

More Particles = Higher Risk

큰 LDL 입자

작은 LDL 입자

LDL 콜레스테롤 균형

라고 불리는 이 절차는 사실 콜레스테롤을 혈관벽의 염증세포로부터 끌어당긴다. LDL과 유사한 작용으로 HDL은 호르몬을 생성하고 다른 세포 기능을 수행하는 기관에 콜레스테롤을 전달한다. HDL은 조직과 LDL의 산화(손상), 염증, 응고(혈액 응고), 혈소판 응집(혈액 응고)를 억제한다. HDL은 손상된 LDL과 염증세포가 내피세포막에 부착하는 것을 억제한다. 이러한 모든 것은 심혈관질환 위험을 감소시킨다. HDL은 우리의 면역계에서 감염과 싸우기 위해 활동적이며, 눈 건강에 중요한 자연적으로 발생하는 산화 방지제인 루틴과 제아잔틴을 운반한다.[12]

고밀도 지단백 콜레스테롤은 관상동맥질환의 위험 감소와 관련이 있으며 남성의 경우 40mg/dl 미만, 여성의 경우 50mg/dl 미만이면 심혈관질환 위험이 현저히 증가한다. HDL이 25mg/dl인 사람은 다른 요인이 모두 동일하다고 할 때 HDL 수치가 65[13]인 다른 모든 요인보다 4배의 위험을 지니고 있다. HDL의 크기는 또한 위험 감소와 관련이 있는 크고 솜털 같은 HDL이 매우 중요하다. 일부 사람들은 많은 양의 HDL을 생산하지만 입자들이 작용하지 않는다. 설탕은 HDL의 기능 장애를 일으키는 주범이다.

에스트로겐 대체 연구에서 우리는 HDL을 높이는 것이 항상 임상적으로 도움이 되지 않는다는 것을 배웠다. 니아신은 HDL을 일으키지만, HDL을 특별히 증가시키는 약제는 엄청난 실패였다. 좋은 영양소, 운동 그리고 화학물질을 피하는 것은 HDL을 증가시키고 관상동맥반에서 콜레스테롤을 제거하는 그들의 능력을 향상시킨다. 알코올 역시 HDL을 증가시키지만, 이 방법은 권장하지 않는다. HDL2b는 플라그를 포함한 몸에서 가장 많은 플라그를 포집한 형태이다. HDL2b는 선진화된 연구실에서 실험을 거쳤으며 높은 수치는 역수송 기능을 잘하고 있다는 것을 뜻한다.

■ 중성지방(Triglycerides)

중성지방(TRG)은 지방의 분자인데 음식에서 찾아볼 수 있고 간에서도 생산된다. 우리가 연어 한입을 먹을 때, 지방은 중성지방 형태로 되어 있다. 3개의 탄소 원자가 결합된 3개의 지방산 그룹과 함께 글리세롤 구조를 구성한다. 이 지방산 그룹은 단일 불포화, 다중 불포화 및 포화지방이다. TRG는 창자에서 분해되고 쉽게 흡수된다. 간은 에너지로 사용하거나 지방으로 저장하기 위해 중성지방을 처리한다. TRG는 LDL과 HDL과 같은 지단백질 내부를 여행한다. 더 많은 탄수화물, 당, 과도한 칼로리가 섭취된 경우, 더 많은 중성지방이 지방으로서 저장된다.

　중성지방의 혈중 농도가 상승하면 관상동맥질환의 위험이 증가한다. 2007년 20만 명의 환자를 대상으로 한 메타 분석 결과, 중성지방은 관상동맥질환(CAD)의 독립적인 위험 인자로 밝혀졌다.[14] 지단백질 입자인 LDL과 HDL이 몸을 따라 이동함에 따라 중성지방 손님들은 제거되며 입자가 더 작아지고 손상된다. 작고 손상된 LDL 입자는 혈관벽과 관상동맥 플라크에 쉽게 결합되는 입자이다. 따라서 중성지방이 높을수록, CAD 역시 증가하는 것이다. 오메가-3 생선 기름과 니아신은 중성지방 수치를 낮추는 데 도움이 되지만, 원인을 찾기 위해서는 항상 첫 번째 조치를 취해야 한다. 여기서 원인은 탄수화물과 당이다. 대부분 연구실에서는 공복 시 150mg/dl을 정상적인 기준으로 삼고 있지만, 나는 내 환자들이 100mg/dl 아래로 내려가는 것을 선호한다.

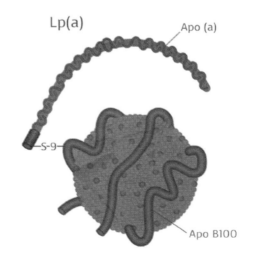

▙ Lp(a)에 관해 알고 있는가?

Lp(a)는 LDL과 유사하지만 이는 많은 손상을 일으키는 작은 말썽꾸러기이다. 이것은 유전적으로 관련되어 있다. 앞에서 언급했듯이, Lp(a)는 apo(a) 단백질에 붙어 있는 apo B-100 단백질을 포함한다. 심장질환을 가진 젊은 환자들은 일반적으로 Lp(a) 수치가 높아지며 조기 발병 및 급속도 폐색의 주요 원인이 될 수 있다.

Lp(a)는 혈전 예방과 관련된 단백질인 플라스미노겐(plasminogen)과 유사하다. 오래전 우리는 응급실에서 심장마비의 희생자가 도착하면 TPA라 불리는 혈전용해제를 사용하고는 했었다. TPA는 조직 플라스미노겐 활성화 물질(tissue plasminogen activator)의 약어이다. Lp(a) 구조가 플라스미노겐과 유사하기 때문에 플라스미노겐의 활성 효소 형태인 플라스민으로의 전환을 감소시킨다. 플라스민은 작은 '팩맨(Pacman)'과 같아서 혈전을 감소시키므로 혈전 위험이 증가한다. 문제는 여기서 멈추지 않는다. Lp(a) 입자는 쉽게 산화(손상)되고, 혈관의 내피(내벽)를 가로지르고, 염증을 증가시키며, 궁극적으로 폐색 및 플라크 파열을 초래한다. Lp(a)는 또한 혈관 확장을 방해하는 것같이 보인다. Lp(a)는 웃어넘길 일이 아니다.[15]

Lp(a) 손상의 매커니즘

- 플라크 내 염증세포에 열성적으로 흡수된다.
- 플라크에 염증세포 보충을 유도한다.
- 플라스미노겐을 방해한다. 즉 혈전 붕괴를 방해한다.
- 혈관 확장 장애가 발생한다.

- 플라크에서 평활근 세포 증식을 촉진한다.
- 내피세포의 장벽 기능을 손상시킨다.

Lp(a) 수치는 낮추기 힘들지만, 한 가지 증명된 방법은 포화지방을 섭취하는 것이다. 그렇다. 동물성 지방과 코코넛 오일은 Lp(a)를 평균 10% 낮춘다.[16] 스타틴 치료를 사용하는 시험에서 Lp(a) 수준을 낮추는데 일관된 효과가 나타나지 않으므로 리피토를 찾지 마라. 여성에게서의 호르몬 대체요법은 효과가 있는 것으로 증명되었으나, 나는 이것 Lp(a)를 낮추는 데 특별히 사용하는 것을 권장하지 않는다. 이 상황에서 찾아야 할 보충제는 수치를 20~30% 감소시키는 흡수용 니아신이다. N-아세틸 시스테인(N-acetyl cysteine), 비타민 C 및 L-카르니틴(L-carnitine)에 관한 유망한 자료가 있다.

Lp(a)와 관련하여 응고 위험성이 증가했기 때문에 나토키나제(nattokinase) 또는 룸브로키나아제(lumbrokinase)를 오메가3 어유, 마늘, 비타민 C 및 E와 같은 다른 자연 혈액 희석제와 함께 사용하는 것이 좋다.

건강하게 살아가는 법

보충제는 건강에 유익하지만, 가장 중요한 것은 건강한 팔레오 식단(Paleo Diet)이다.

■ 사례 연구

콜레스테롤 수치가 높은 37세의 남성이 나를 찾아왔다. 그를 진료한 의사는 약을 먹도록 권유했지만, 그는 의사의 처방이 만족스럽지 않았다. 그의 총콜레스테롤 수치는 243이었고 LDL은 167이었다. 제약회사의 자동적인 반응은 스탄틴을 처방하는 것이었다. 그러나 내가 그의 혈액을 더욱 발달된 지질 분석기로 좀 더 깊이 살펴보았다. 그의 LDL 입자 수가 괜찮은 범위 내에 있었고, 보호제인 HDL 입자는 높았으며, 중성지방 수치는 140이었다. 그의 Lp(a) 수치는 정상 수준이었던 것이다. 우리는 팔레오 영양에 대해 이야기를 나눴고, 그는 1주일간의 주스 클린즈(Juice Cleanse)를 시작하였다. 3개월 후 혈액검사를 다시 하였을 때 LDL 입자는 감소하였지만 크기가 커진 것을 발견하였다. 그의 총 LDL은 실제로 133으로 떨어졌는데, 이는 아마도 '케이브맨 콜레스테롤' 때문이다. 내가 말하는 케이브맨 콜레스테롤은 5만 년 전 지구를 걸어다닌 어떤 이의 콜레스테롤의 실제 수치이다. 그는 더 이상 원래의 심장 전문의를 찾지 않고 있다.

■ 실천 계획

1. LDL은 콜레스테롤, 비타민, CoQ10 및 다른 영양소를 몸에 전달한다.
2. HDL은 매우 유익하지만 당과 독소로 인해 쉽게 손상될 수 있다.

3. 자신의 입자 수와 크기를 알아야 한다.

4. Lp(a)는 말썽꾸러기이다.

5. LDL은 질병을 일으키지 않는다. 작고 손상된 LDL로 이끄는 그 무언가가 실제 원인이다.

이 장에서 보았듯이 콜레스테롤, LDL, HDL 및 중성지방 제각각 목적이 있다는 것을 분명히 알 수 있다. 우리는 수백만 년 동안 진화해 왔고, 어떠한 목적 때문에 이 분자들을 포함하고 있다. 그들 없이 동물의 삶은 존재하지 않는다. 아직도 의학계에서는 지질을 적으로 취급한다. 콜레스테롤과 싸우기 위해 더 많은 약물을 발견하는 탐구는 절대로 끝나지 않을 것처럼 보인다. 우리는 콜레스테롤이 질병을 일으키지 않는다는 것을 깨달아야 한다. 질병을 일으키는 것은 설탕, 밀, 콩, 옥수수와 같은 건강에 해로운 음식을 섭취하는 것이다. 대기오염 물질, 중금속, 독성 세탁물 제품 및 플라스틱으로 가득 찬 세상에 사는 것은 건강 문제로 이어진다. 우리가 질병이라 부르는 것은 실제로 이러한 독성에 대한 몸의 반응이다. 보편적인 의사는 이를 이해하지 못하는데, 이러한 것을 이해하는 건강관리 제공자를 찾는 것이 중요하다.

우리가 콜레스테롤에 대해 잘못 알고 있다면, 진실이 아닌 다른 무엇이 더 있지 않을까? 자, 이제 영양소에 대한 진실과 질병을 일으키는 화학물질과 독성을 피하는 법을 배워 보자.

PALEO CARDIOLOGIST

PART

#3

팔레오 식품을
먹자

팔레오 식품을 먹자

> " 음식이 약이 되게 하라. "
>
> - 히포크라테스

과거 전 세계의 모든 사회에서는 고기 또는 해산물을 먹었었다. 수천 년 전, 구석기 시대에 인간들은 채집하거나 사냥해서 음식을 섭취하는 수렵 채집인이었다. 이러한 음식으로 인류는 오늘날 있는 만성질환 없이 번성하게 되었다. 일부 연구자들은 육류, 해산물 및 지방 소비가 더 큰 두뇌로 이어지고 복잡한 생각, 의사소통 및 기타 진보적인 행동을 할 수 있게 한다고 제안한다. 수천 가지의 연구 논문들이 팔레오 식단을 문서화하였다. 우리는 희귀한 꿀 식품 또는 제철 과일을 제외하고 곡물 섭취가 적었고, 동물들은 수유 되지 않았으며, 설탕이 존재하지 않았음을 알고 있다. 팔레오 영양에는 수렵 채집인 식단에 대한 현대적 접근법이 포함되어 있다.

전 세계적으로 팔레오 문화에서는 다양한 음식을 섭취하였다. 이는 탐험가와 과학자들에 의해 문서로 잘 만들어져 있다. 우리 조상들이 먹을 수 있는 음식은 그들의 위치에 따라 달랐다. 분명히 전 세계의 한 지점에서는 아보카도가 많이 자랐고, 다른 지점에서는 더 많은 견과류와 씨앗이 생산되었다. 그러나 팔레오 영양의 기초는 채소, 고기, 해산물, 견과류, 씨앗, 달걀 및 과일과 동일하다. 식욕 억제가 존재한 것은 아니다. 우리 조상들은 야생 연어를 잡으려 하지 않았고, 4온스 분량을 결정하려 하지 않았다. 팔레오는 식단이 아니라 우리의 진화와 일치하는 먹는 방법임을 기억해야 한다. 우리가 먹도록 설계된 것이다. 식단은 채식주의 식단, 사우스 비치(South Beach) 식단 및 엔진 2(Engine #2)와 같이 한때의 유행인 것이다.

■ 더 이상 핑계는 안 된다

팔레오에 관해 말하자면 많은 사람이 이름 때문에 그리고 최근 언론의 과대광고 때문에 관심을 끊는다. 어떤 사람들은 계획을 따르기 힘들 것 같아서 관심에서 벗어난다. 하지만 내 직업이 바로 사람들에게 최고로 좋은 먹는 방법을 알려 주는 것이다. 내 충고를 얼마나 따를지는 자신에게 달려 있다. 100% 준수하면 100% 결과를 이끌어낼 것이다. 일부 사람들은 아직도 유기농 유제품, 글루텐이 없는 곡물 및 유기당을 섭취한다. 하지만 최고의 건강을 유지하고 싶다면, 이러한 사기 식품을 최소화해야 한다. 만약 심장질환, 암 또는 자가 면역 상태에 있다면 100% 클루틴이 없는 음식을 섭취해야 한다. 모든 사기 식품은 유기농이어야 한다.

건강하게 살아가는 법

팔레오 영양은 채소, 고기, 해산물, 곡물, 유제품, 설탕이 아닌 견과류, 씨앗 달걀과 소량의 과일을 기반으로 한다.

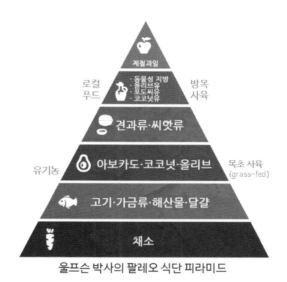

울프슨 박사의 팔레오 식단 피라미드

■ 팔레오 증명

　우리가 팔레오 식품을 논하기 전에 우선 그 이점을 증명할 수 있는 증거를 제시하고자 한다. 팔레오 영양소 및 다른 식단에 대한 몇 가지 비교 연구가 있다. 2007년 린드버그(Lindeberg)와 동료 연구자들은 심장질환과 제2 타입의 당뇨병 환자 29명에게 팔레오 식단 또는 지중해식 식단을 제공하는 연구를 실행했다. 두 가지 식단 모두 효과가 있었지만, 12주 후 체중 감소에 있어서는 팔레오 식단 그룹의 체중 감소가 유의미하게 컸다.[17]

　팔레오 식단이 지중해식 식단을 능가했다는 것을 보여 주는 위의 연구는 매우 매력적이다. 지중해식 식단이 획기적인 PREDIMED 임상 시험에서 저지방 식이요법보다 우수하다는 것이 증명되었다는 사실을 감안할 때 팔레오 식단이 무엇을 할 수 있는지 상상해 보자.[18] PREDIMED 임상시험에서는 7,000명 이상의 환자를 두 그룹으로 나누었다. 한 그룹은 미국심장협회의 권장에 따라 저지방 식단을 섭취하도록 권고받았고, 다른 그룹은 생선, 가금류, 채소, 견과류, 씨앗, 올리브유와 함께 식단을 섭취하도록 했다. 결과는 지중해식 식단이 유리하게 나타났는데 놀랍게도 전체 심장마비 및 뇌졸중이 30% 정도 감소된 것이다.

2009년도의 연구에서는 팔레오 식단을 당뇨 식이요법(지방 섭취는 낮추고 곡식 섭취를 늘린 것)과 비교하였다. 팔레오 그룹은 모든 유제품, 쌀과 옥수수를 포함한 모든 곡류 제품, 땅콩을 포함한 모든 콩류 및 과일을 제외한 모든 설탕을 피하도록 권고받았다. 결과는 인상적으로 팔레오 식단이 더 나았다. 혈당, 중성지방 및 HDL 증가 면에서 개선되었다. 팔레오 그룹은 혈압, 체중 감소 및 허리 둘레에서 더 나은 모습을 보였다.[19]

1984년에 당뇨병을 앓고 있던 호주 원주민 10명은 수렵 채집인으로 7주 동안 살아가면서 전과 후에 검사받는 것에 동의했다. 10명의 중년 과체중인 사람들은 이전에 현대 도시에 살며 표준 식단을 섭취한 사람들이었다. 식단의 3분의 2를 동물성에 맞춘 이 그룹은 평균 8킬로그램의 체중 감소를 보였고, 혈당 및 공복 인슐린 수치가 현저하게 향상되었다. 중성지방은 75%로 낮춰졌다.

건강하게 살아가는 법

팔레오 식단은 지중해식 식단과 다른 모든 식단을 능가한다.

무척 간단하지 않은가? 기본으로 돌아가면 당뇨 치료법을 찾을 수 있다. 일부 사람들이 심혈관 위험을 낮추는데 알약과 주사가 결코 도움이 되지 않는다는 것을 이해하지 못하고 혈당을 정상화시키기 위해 알약과 인슐린 주사를 선호하고 있는 게 상당히 슬프다.[20] 자, 이제 우리 조상들이 수백만 년 동안 즐겨왔던 음식에 탐닉해 보자.

▉ 팔레오 식품

채소

건강한 영양 섭취 계획과 나의 팔레오 피라미드의 기초는 채소이다. 초콜릿 칩 쿠키 다이어트를 제외하고, 영양에 관해 기술한 책들은 모두 식물 섭취의 중요성을 강조한다. 정부의 음식 권장 목록 중에서 유일하게 올바른 것이 매일 여러 가지 채소를 권장하는 것이다. 엽록소(chlorophyll)라 불리는 다발 안에 있는 태양의 힘을 제어함으로써 식물들은 영양소로 가득 채운다. 나는 신선한 주스 또는 액상 분말로 만든 녹색 음료로 하루를 시작한다. 점심은 다양한 녹색, 견과류, 씨앗, 올리브유가 뿌려진 올리브, 레몬주스 및 바닷소금을 포함한 많은 양의 샐러드이다. 저녁은 더욱 샐러드를 많이 먹는데, 조리된 채소, 고기 또는 해산물이다. 유기농 채소는 끼니마다 나온다. 유기농 채소가 계절에 맞지 않거나 특정한 식사를 할 수 없다고 해도 농약이 섞여 있는 것은 먹지 않아야 한다. 많은 레스토랑에서 가능하면 유기농을 제공한다고 주장한다. 셰프가 알아야 할 것은, 만약 유기농 시금치가 불가능하다면 시금치를 제공하지 말아야 한다.

건강하게 살아가는 법

녹색 음료로 하루를 시작한다. 그래도 배가 고프면 베이컨, 달걀, 아보카도, 견과류 및 씨앗을 섭취한다. 견과류, 씨앗, 코코넛, 천연 카카오 및 집에서 만든 견과류 우유로 자신만의 '시리얼'을 만든다.

좋은 건강을 유지하는 데 있어서 우리의 작은 녹색 친구들을 중요하게 만드는 것은 무엇일까? 첫째, 식이섬유를 함유하고 있는 채소는 장운동을 시키는 훌륭한 수단이다. 주목하라! 정체된 장은 음식물을 대장에서 썩게 하여 염증 및 암이 뒤따를 수 있다. 둘째, 채소에 포함된 식이섬유는 박테리아 발생 이전(프리바이오틱)의 분자 역할을 하며 대장에 서식하는 좋은 박테리아의 성장 및 건강을 촉진시킨다. 이러한 녀석들은 건강한 상태로 많이 보유한다면 장수할 것이다. 대부분 질병이 장에서 시작되기 때문에 위장 건강이 무엇보다 중요하다. 셋째, 채소는 비타민 및 미네랄(칼슘 포함), 식물 영양소와 항산화제로 가득 차 있다.

건강하게 살아가는 법

매일 녹색 분말을 사용하거나 셀러리, 오이, 양배추, 케일, 실란트로, 파슬리, 당근, 비트 등으로 신선한 주스를 만들어서 마신다.

시금치, 민들레, 케일, 근대와 콜라드와 같은 다양한 녹색 식물을 섭취해야 한다. 이 모든 것은 잘게 잘라서 샐러드를 만들어도 된다. 여러 종류의 양상추와 엄청난 풍미를 더하는 아루굴라(arugula)와 같은 다른 녹색 식물이 있다. 내가 좋아하는 것 중 하나는 레몬 맛을 내는 수영(sorrel)이다. 브로콜리, 양배추, 셀러리, 오이, 펜넬, 콜리플라워, 파슬리, 실란트, 당근, 비트는 다양한 취향과 질감을 더한다. 자신만의 싹을 키우는 것은 특별한 건강상의 혜택을 누리는 재미있는 취미이다. 브로콜리 싹은 주요 항암 식품이다.(sproutpeople.org 참조) 나는 스피루리나와 클로렐라 각각 한 스푼과 두 가지 형태의 남조식물을 샐러드에 첨가한다. 이 두 종의 놀라운 '수퍼 푸드'에는 햇빛을 음식 에너지로 전환시키는 발전소인 단백질과 엽록소가 들어 있다.(16장에서 이 두 가지에 대한 자세한 내용 참조) 위 식품의 대부분은 찌거나, 볶거나 아니면 구운 요리에 사용될 수 있다. 일부 영양소는 요리할 때 파괴되지만, 다른 영양소들도 있으므로 두 가지 방법을 모두 사용하여 섭취하는 것도 좋다. 3분의 2 정도는 날것으로 먹는 것은 좋은 경험의 법칙이다.

당근, 강황, 무, 순무, 양파, 마늘, 생강과 같은 뿌리식물은 더할 나위 없이 좋다. 팔레오 시대에 감자를 발견하여 식용했지만, 요리를 하면 설탕 덩어리가 되었다. 만약 체중을 줄이려 하거나 혈당이 상승하였다면, 조리된 감자는 먹지 않아야 한다. 고구마나 참마를 날것으로 먹어도 된다. 이들은 우수한 섬유를 생산하고 건강한 박테리아가 이 뿌리에서 자라기 때문에 프리바이오틱으로 간주된다.

건강하게 살아가는 법

음식을 먹거나 마실 때에는 음식이 자신의 몸을 정화하고, 영양을 공급하고, 치유한다고 상상한다.

야간에 가장 잘 자라기 때문에 가짓과의 식물(nightshades)이라 불리는 특별하게 언급을 요하는 채소군이 있다. 토마토, 고추, 가지, 주키니, 호박이 해당 범주에 속한다. 불행히도 많은 사람이 모르는 사이에 이러한 채소에 반응하여 습진과 같은 피부질환이나 관절염 같은 증상을 나타낸다. 팔레오 식단을 따를 때 여전히 최선의 상태가 느껴지지 않는다면 가짓과의 식물은 적이 될 수 있다. 일반적으로 나는 이 카테고리의 음식을 제한한다.

고기

고기를 먹는 것처럼 논쟁을 불러일으키는 주제는 거의 없다. 사실 인간은 수백만 년 동안 잡식동물이었지만 수많은 건강 '당국'은 우리 조상의 음식을 비난하고 싶어 했다. 하나의 연구가 육류 소비를 비난할 때마다 당신은 그 근원을 보아야 한다. 완전 채식주의를 포함한 연구는 채식주의자들이 건강을 의식하는 그룹이라는 사실을 달가워하지 않는다. 채식주의자는 패스트푸드와 탄산음료를 마시는 인구에 비해 흡연을 피하는 경향을 보이고, 지속적으로 운동하고, 비타민을 섭취하며, 화학물질을 의식한다. 1996년 연구에 따르면, 건강을 의식하는 사람들은 고기를 먹든 안 먹든 간에 심장질환 위험이 50% 낮게 나타났다.[21] 연구자들은 우리가 고기와 해산물을 먹기 시작한 이후부터 인간의 두뇌가 최대치를 달성했다고 하였다. 가축을 방목해서 키우고, 건강하고 행복한 상태로 그들 고유의 토속 음식을 먹는 동물들에게서 고기를 얻는다면, 소비자 역시 건강상의 특별한 혜택을 받는다.

고기를 섭취하는 여성은 채식주의자보다 더 많은 근육을 만든다.

고기에서만 얻어지는 특별한 것이 있다.

동물에서 얻는 영양소

1. B_{12}는 뇌 기능, 에너지 및 해독작용에 매우 중요하다. B_{12}는 식물로부터는 얻어질 수 없다.
2. 카르노신은 강력한 항산화제로 작용하고 운동 능력을 향상시키며, 많은 질병을 예방한다. 설탕의 당화 손상을 예방하며 채식주의자에게서 50% 더 낮게 나타난다.[22]
3. 크레아틴은 근육과 뇌에서 에너지를 저장하며 동물성 식품에서만 찾을 수 있다. 낮은 크레아틴은 신체 및 정신적 능력을 감소시킨다.
4. 고기와 해산물은 EPA/DHA뿐만 아니라 훨씬 많은 이로운 지방을 함유하고 있다. 식물을 이러한 지방을 포함하지 않는다.
5. 채식주의자는 주로 아연, 철, 리보플라빈(B_2)이 부족한 경우가 많다.
6. 채식주의자는 비타민 D_3가 적다. 햇빛이 비타민 D를 생산하는 동안, 많은 지역은 일 년 내내 UVB 태양 광선이 부족하다. 동물성에서 얻는 D_3만이 D_3을 만들어 낼 수 있다.

7. 채식주의자는 식물에서 베타카로틴을 얻지만, 몸은 이것을 비타민 A로 반드시 전환해야만 한다. 많은 사람에게 이러한 전환은 부적절하다. 동물성 식품에만 이용 가능한 비타민 A가 함유되어 있다.
8. 채식주의자는 심장 건강에 필수 영양소인 타우린이 적다.[23]

건강하게 살아가는 법

고기를 섭취하는 사람은 채식주의자에 비해 더 많은 테스토스테론을 생산한다.[24]

고기를 논할 때, 내가 언급하는 동물은 소, 들소, 엘크, 돼지, 양, 칠면조, 닭 및 방목되고 풀을 먹은 야생동물을 뜻한다. 건강한 동물은 태생적으로 적합한 본래의 음식을 먹는다. 즉 자연적으로 자란 풀을 먹인 동물을 뜻한다. 소와 다른 포유동물은 풀을 먹는다. 칠면조와 닭은 풀을 먹고, 씨앗을 찾고 벌레를 먹는다. 모든 동물은 햇빛을 쐬고 신성한 공기를 호흡하며 스트레스가 없는 환경에 있어야 한다. 그들의 생활 조건은 그들이 야생에서 경험하는 것과 비슷해야 한다. 동물 학대가 식품산업의 어디에서 시작되었는지 이해하려면 내가 좋아하는 책 중의 하나인 업튼 싱클레어의 《정글(The Jungle)》을 읽어 보라.

건강하게 살아가는 법

고기를 섭취하는 사람은 골다공증으로 인한 골절 위험이 낮다.[25]

초식동물이 더 건강하다는 많은 증거가 있다. 그 말 자체가 맞기

때문에 더 이상의 증거는 필요하지 않다. 그럼에도 불구하고 2006
년에 발행된 한 논문에서 풀을 먹는 동물과 곡물 사료를 먹는 가축
을 비교하였다. 풀을 먹인 동물은 유익한 오메가-3 지방과 공액 리
놀레산 수치가 월등히 높았다.[26] 몇몇 연구에 따르면 풀을 기본으
로 먹는 젖소는 곡물을 먹는 젖소에 비해 비타민 A와 E뿐만 아니라
글루타티온과 슈퍼 옥사이드와 같은 암에 맞서는 항산화 물질 불
균등화 효소의 활성을 감소시킨다.[27]

  항생제 남용, 합성 호르몬, 스트레스가 많은 생활 환경 및 건강에
좋지 않은 식이 습관을 포함하여 병든 동물을 키우는 데에는 몇 가
지 요인이 있다. 항생제는 생명을 위협하는 감염을 치료하기 위해
만들어졌다. 오늘날 항생제는 감염을 예방하기 위한 방법으로 동
물 사료에 첨가된다. 미국 식품의약품안전청(FDA)은 수십 가지 항
생제를 계속 가축 사료에 사용할 수 있도록 허용하고 있다. 이것은
국방자원위원회(National Defense Resources Council)에서 약이 사람을
치명적인 항생제 내성 세균에 노출시킬 수 있다는 사실에도 불구
하고 나온 것이다. 소는 곡식을 섭취한 경우 쉽게 아프곤 한다(인간
도 마찬가지다). 그들은 살이 찌고 그들 스스로 쉽게 다치곤 한다(인간도
그렇다). 그들은 본질적으로 영양실조로 인해 면역 체계가 잘 기능하
지 못하게 한다(인간도 그렇다). 공장의 농장 동물은 햇빛을 얻지 않으
며 끊임없이 스트레스를 받는다.

건강하게 살아가는 법

  식당, 친구 집, 스포츠 행사 등에서 극심한 고통을 겪은 동물을 섭취해서는 안
  된다.

성장호르몬은 가축들이 더 크고 빨리 성장하도록 주입된다. 가축이 빨리 자랄수록 더 빨리 팔 수 있기 때문이다. 가축이 크면 클수록 판매가 더 많아진다. 유럽연합 과학위원회에 따르면 소고기 생산에 성장호르몬을 사용하면 인체 건강에 잠재적인 위험이 있다고 한다.[28] 위원회는 성장 촉진제를 맞은 가축의 고기에 있는 호르몬 잔여물이 인간 호르몬 균형을 붕괴시키고, 발달장애를 일으키며, 생식 시스템을 교란시키고, 심지어 유방암, 전립선암 및 결장암을 일으킬 수 있는지에 대해 질문했다. 아이들이 섭취하는 유제품에는 호르몬이 확실히 포함되어 있다. 8세 어린 소녀가 사춘기에 접어들거나 어린 소년이 우유로 인해 실제 콧수염이 나는 것은 놀라운 일이 아니다. 몬산토에 사는 우리의 친구는 유전공학으로 생성된 성장호르몬을 만들어 쥐를 대상으로 한 불충분한 실험을 토대로 그것을 사용한다. 건강에 미치는 영향을 완전히 알 길이 없다.

건강하게 살아가는 법

풀을 먹고 자란 가축의 고기를 그 지역 정육점이나 농축산물 시장에서 구매한다.

으… 간은 싫어!

동물에게 내장은 가장 소중한 부분이다. 우리 조상들은 간, 신장, 비장과 갑상선을 안심이나 등심보다 먼저 먹었다. 상어, 사자 등과 같은 육식동물은 간을 우선 먹이로 먹고 그 후에 다른 내장을 먹는다. 내장에는 비타민, 미네랄, 단백질, 건강한 지방이 들어 있다. 골수는 심장의 건강한 지방을 위한 별미이다. 뼈를 삶으면 칼슘을 비롯한 미네랄로 가득 찬 치료용 국이 된다. 간, 신장 및 다른 장기의 고기는 잘 섞은 후 저민 고기에 첨가하거나 스프에 좋은 첨가물로 사용할 수 있다. 아이러니하게도 이러한 부위가 가장 건강에 도움이 되지만 제일 저렴하기도 하다. 우리는 가정용 치킨 스프 조리법에 간을 첨가하였다.

> **건강하게 살아가는 법**
>
> 팔레오 소스에는 풍부한 칼슘이 들어 있다.

가공육은 어떠한가?

베이컨, 소세지, 핫도그 등 가공육의 건강 문제에 대해서는 쟁점이 많다. 물론 고통을 겪은 동물로부터 얻었거나 호르몬, 항생제가 들어 있는 사료로 사육된 가축에서 얻은 고기는 우리의 영양분 섭취 계획에서 배제되며 독성으로 간주된다. 하지만 나는 주 1~2회 정도로 적당히 가공육을 섭취한다면 괜찮다고 생각한다. 성분에 대해 읽고 설탕 또는 간장과 같은 첨가물이 있는지 찾아보고, 가능하면 훈제 고기는 피하는 것이 좋다. 동네 식료품 가게나 정육점에 풀을 먹여서 키운 가축의 고기가 있는지 물어보라. 우리가 요구하면 할수록 회사는 생산을 더 많이 할 것이다.

방부제로써 고기에 첨가된 질산염과 아질산염에 관한 논쟁도 있다. 암이나 파킨슨병과 같은 신경계 질환을 발병시킨다는 주장이다. 다행스럽게도 최근 연구에 따르면, 그러한 주장은 틀린 것으로 판명되었다.[29] 사실 인체는 우리가 음식에서 발견할 수 있는 것보다 무한정 많은 질산염과 아질산염을 자연적으로 생산하고 있다. 질산염에 관해 말하자면, 비트나 아루굴라와 같은 채소에는 혈관 확장을 시키고 혈압을 낮추는 질산염을 함유하고 있다. 가공육에 질산염이 없다고 주장하는 것은 잘못된 것이다. 비트 또는 샐러리 주스와 같은 자연 식품에도 질산염이 포함되어 있다. 베이컨, 소시지 및 핫도그가 방목된 상태에서 풀을 먹고 자란 가축에서 얻은 고기로 만든 것이라면 영양소를 빠르게 섭취할 수 있는 훌륭한 자원이 된다.

건강하게 살아가는 법

얼마만큼의 고기를 먹을지는 자신에게 달려 있지만, 모든 사람은 약간의 고기와 해산물을 먹어야 한다.

해산물

해산물과 해산물에 포함되어 있는 오메가-3 지방이 심혈관에 얼마나 큰 도움이 되는지는 문서로 잘 정리되어 있다. 2006년도의 리뷰에 따르면 주 1~2회 생선을 먹는 사람들은 관상동맥질환의 발병 위험률이 36% 낮았다.[30] 가장 높은 오메가-3 수치를 지닌 사람들은 최상의 심혈관 결과를 보였다.[31] 생선 소비는 뇌에 피를 공급하는 주요 혈관인 경동맥 폐색의 위험을 줄인다.[32] 경동맥에 질환이 늘어날수록 뇌졸중의 위험도 역시 높아진다. 어류를 섭취하면 당뇨병에 대한 위험을 20% 정도 줄일 수 있다.[33] 채식주의자들의 세포

에는 오메가-3의 수치가 매우 낮다.[34]

물은 오염되어 있기 때문에, 식단에 해산물을 포함시키는 것은 상당히 어려운 제안이며 선택은 제한적이다. 내가 추천하는 유일한 해산물은 야생 연어, 작은 생선, 멸치, 정어리, 송어 튀김과 같은 청어이다. 참치, 상어, 황새치 및 다른 큰 생선은 수은 및 다른 독성을 함유하고 있기 때문에 제외한다. 농어, 퍼치, 송어, 마히 마히(Mahi Mahi)와 같은 야생 물고기는 드물게 섭취해야 한다. 이는 조개류에도 마찬가지다. 만약 호수나 강이 깨끗하면 자유롭게 먹어도 좋다. 양식된 해산물은 절대 먹어서는 안 된다. 이러한 양식장의 이미지를 구글에서 찾아보면 아름다운 생물이 인공 식품과 항생제를 먹으며 오염물 속에서 헤엄치고 있는 것을 보고 당황할 것이다. 멸치는 맛도 좋고 우리 아이들 역시 좋아한다. 만약 당신 또는 당신이 사랑하는 사람이 그 맛을 그다지 좋아하지 않는다면 올리브오일 및 레몬으로 블렌딩 후 샐러드 드레싱 속에 숨겨둔다. BPA와 통조림에서 오는 플라스틱을 피하기 위해 유리병에 담긴 멸치를 구매한다.(제8장에서 BPA 플라스틱 참조) 정어리는 때때로 전체적으로 신선한 상태로 발견되지만, 우리는 그것을 통조림으로 섭취해야 한다. 플라스틱 라이너와 금속으로 인해 BPA가 없는 캔을 찾아야 한다.

> ### 건강하게 살아가는 법
>
> 해산물에서 발견되는 중금속을 없애기 위해 독소를 묶어 두는 남조류, 클로렐라를 권장한다. 식후 물을 마시면 금속이 안전하게 배출된다.

견과류 및 씨앗

견과류 및 씨앗은 지중해식 식단의 큰 부분이며, 다이어트 성공의 주요 원천이다. 내장에는 비타민, 미네랄, 단백질, 건강한 지방이 들어 있다. 사실 대부분 견과류의 50%는 지방이다. 대부분의 견과류에서 상당한 양의 비타민 E를 볼 수 있다. 그것은 칼슘의 주요 원천이며 이 영양소에 대해 유제품이 필요하지 않은 또 다른 이유이다. 견과류는 18가지 다른 아미노산으로부터 풍부한 단백질을 함유하고 있다. 견과류 및 씨앗이 식이섬유를 제공하기 때문에 우리는 장운동을 하기 위해 밀 또는 곡식을 섭취하지 않아도 된다. 서로 다른 견과류들은 다른 영양소를 포함하고 있어서 다양성이 주요 핵심이다.

2011년에 발표된 연구에 따르면, 견과류를 섭취한 사람은 체중과 허리둘레가 감소하고, 혈압이 내려가며, HDL이 증가하고, 혈당 수치가 낮아졌다. 견과류의 열량이 높다는 사실에도 불구하고, 견과류를 가장 많이 섭취한 사람들의 비만율이 가장 낮았다.[35] 체중을 늘리는 유일한 방법은 탄수화물과 설탕을 섭취하는 것이다. 추가적인 연구에서 견과류 및 씨앗은 산화적 스트레스, 염증을 낮추고 혈관 반응도를 향상시켰다. 견과류·씨앗을 많이 섭취한 사람들에게서 암에 대한 위험도 역시 낮게 나타났다.[36] 2013년에 NEJM은 견과류를 가장 많이 섭취한 사람들이 가장 장수했다고 보고했다.[37]

견과류 및 씨앗의 이점의 일부는 장내 유인균(gut microbiome)이 영향을 받을 수 있다는 것이다. 건강 전반에 있어서 우리의 장내 박테리아는 중요하며, 최근 연구에서 아몬드와 피스타치오가 유익한 식이섬유 양을 증가시킨다고 한다.[38] 다행히도 견과류 및 씨앗은 결장 상태, 게실염을 일으키지 않는다. 2008년의 연구에서 JAMA는 견과류와 씨앗을 많이 섭취한 사람들의 최소한의 게실염 양을 보고하였다.[39] 게실염은 팔레오 식품이 아닌 곡식, 유제품과 설탕과 같은 식품에서 나타난다.

건강하게 살아가는 법

땅콩은 팔레오 영양 식품에 포함되지 않는다. 땅콩은 알레르기를 유발하며, 소화를 억제하고 아플라톡신을 생산하는 곰팡이를 지니고 있다. 아플라톡신은 간에 손상을 줄 수 있다.

어떠한 견과류 및 씨앗은 간식으로 매우 좋다. 나는 때로 혼합되어 있는 천연 견과류를 코코넛 플레이크와 집에서 만든 견과류 우유에 더해서 먹고는 한다. 견과류와 씨앗을 샐러드에 첨가하면 단백질과 지방을 풍부하게 채워 준다. 역사적으로 견과류와 씨앗이 대량으로 소비되었는지는 의문이다. 팔레오 시대에 호두나무를 발견했다고 상상해보자. 호두열매를 주어서 깨뜨려야 하는데, 이건 쉬운 일이 아니다. 그런 다음 껍질에서 호두를 꺼내야 하는데, 역시 쉽지 않고 부상 위험도 있다. 이 모든 과정은 소파에 앉아 혼합 견과류 봉지를 들고 손이 움직일 수 있는 한 빨리 먹는 것에 비교하면 시간이 많이 걸리고 노동 집약적인 작업이다. 열매의 껍데기는 우리가 너무 많이 먹거나 너무 빨리 먹는 것을 막는 자연 방식으로 생각된다.

그렇다고 당장 나가서 아몬드 한 봉지를 먹지는 마라. 견과류 및 씨앗은 소화에 방해를 주고 미네랄 흡수를 억제하는 효소 저해 물질(enzyme inhibitors)을 생산한다. 이러한 문제가 되는 분자와 싸우기 위해 몇 시간 동안 물에 천연 견과류를 담가 두는 것을 권장한다. 이것은 떨어진 견과류가 비를 맞는 것을 시뮬레이션하여 발아시킨 후 항 영양소를 최소화한다. 견과류 및 씨앗이 클수록 더 오래 담가 두어야 한다. 거듭 강조하지만 견과류와 씨앗은 유기농이어야 한다. 농약은 벌레를 죽이고 우리도 죽인다.

건강하게 살아가는 법

천연 견과류와 씨앗은 심장질환, 암, 게실염의 위험을 낮춰 준다.

달걀

수년 동안 달걀은 관상동맥질환 및 심장마비를 일으키는 위험한 식품의 모범으로 비난받아 왔다. 건강 당국은 우리에게 포화지방과 함께 제공되는 달걀 내 콜레스테롤은 우리가 피해야 할 것이라고 말해 왔었다. 먹이 피라미드(또는 나는 이것을 병이 난 피라미드라 부른다)역시 우리에게 이 끔찍한 음식을 제한하도록 하였다. 사실 달걀은, 부화할 때까지 그것이 함유하고 있는 콜레스테롤과 수많은 비타민과 미네랄 없이 병아리의 보호막이다. 인간에게 있어서 모유에 포화지방이 필요하듯이 달걀 내 포화지방은 닭의 세포 생산에 필수적이다. 만물의 어머니가 설마 우리를 다치게 하겠는가?

음식 내 콜레스테롤과 심장질환 사이 연결에 대해 반박하는 수많은 연구가 존재한다. 놀랍게도, 정부와 의사들이 콜레스테롤이 함유된 식품을 먹지 말라고 말한지 40년이 지난 지금, 권장 식품에 대한 갑작스런 변화가 곧 일어날 것으로 보인다. 연방정부가 발표한 '2015 가이드라인'에 따르면, 건강한 식단에 중성지방과 콜레스테롤이 포함된다.

달걀은 HDL을 높인다.[40] 더 많은 달걀을 먹을수록 당뇨에 대한 위험을 더욱 낮춘다.[41] 달걀노른자는 비타민 A와(눈 건강에 중요한) D(뼈 강화, 심장 및 신경계 질환을 예방하고, 혈압을 정상화하는 것)의 주요 원천이다. 달걀은 높은 단백질을 가지고 있으며 탄수화물 또는 설탕을 전혀 포함하고 있지 않다. 달걀은 몇몇 비타민 B, 철, 셀레늄 및 다른 무기물에서 높다. 달걀은 자연 멀티 비타민과 같은 것이다.

건강하게 살아가는 법

달걀은 심장마비와 관련이 없다.

모든 달걀은 동등하게 생산된다. 내가 달걀을 추천할 때에는, 충분한 햇빛을 받고, 방목되고 벌레를 먹을 수 있는 자유로운 범위의 닭을 뜻한다. 달걀은 콩, 옥수수 또는 다른 곡식을 먹은 닭에서 유래되어서는 안 되는데, 닭들이 건강하지 않기 때문이다. 최선의 시나리오는 우리가 하듯이 닭을 기르는 것이다. 조류는 잡식동물이며 고기, 해산물, 벌레, 견과류, 씨앗 및 채소를 먹는다. 더 많은 달걀이 필요한 경우에는 벌레, 씨앗 및 채소를 먹고 자란 토종 닭을 구매해야 한다.

영양 교육을 받지 않은 일반 의사에게 묻거나, TV에서 말하는 것을 전적으로 믿지 마라. 인간이 수백만 년 동안 달걀을 먹고 있다는 사실을 따라야 한다. 달걀의 흰자 부위만 먹는 것은 우리의 몸에서 비타민 B를 빼앗는 것이니 달걀 전체를 먹어야 한다는 사실을 기억하자. 마지막으로, 달걀노른자를 부드럽게 두기 위해 낮은 온도로 요리하라. 고온으로 요리한 건강한 지방은 해롭다! 따라서 오트밀을 먹고 치리오스(과자)는 건너뛰어야 한다. 하루를 건강하고 만족스럽게 시작하기 위해 달걀을 섭취하자. 나는 그렇게 하고 있다.

아보카도

내가 가장 좋아하는 음식이자 건강한 식단에서 중요한 것은 아보카도이다. 이 건강한 식품은 사실 채소가 아닌 과일이다. 아보카도는 영양, 지방 및 식이섬유가 풍부하다. 아보카도는 여행 시 휴대가 간편하다. 주말에 근무하며 병원 식당에서 독을 먹는 것을 거부할 때, 나는 점심으로 아보카도와 정어리 통조림을 포장하여 다녔다. 병원 음식에 대한 이야기 역시 책의 일부를 쓸 수 있다. 심각하게, 당뇨 환자에게 병원은 팬케이크를 무설탕 시럽과 함께 제공한다. 또한, 병원은 지구상에서 더럽고 독성이 있는 장소 중 하나이기도 하다. 슬프게도 여성들은 집 대신에 그곳에서 출산한다.

다시 많은 종류의 아보카도에 대한 아름다움으로 돌아가겠다. 하스(HASS)가 가장 흔하지만, 최근 리드(Reed) 아보카도가 떠오르고 있다. 리드는 하스보다 훨씬 더 크고 부드러운 맛을 지녔다. 푸딩과 같은 요리에서 아보카도는 쉽게 '숨는다.' 천연 카카오 약간과 꿀을 섞으면, 아이들이 방금 그들이 무엇을 먹었는지 모를 것이다. 아보카도는 아기들이 씹을 필요가 없으므로 아기들에게 완벽한 식품이다.

아보카도는 실제로 물이 대부분이다. 두 번째로 큰 구성 요소는 지방이다. 올레산(oleic acid)으로 알려진 단일 불포화지방이 대다수를 차지하는데 LDL을 낮추고 HDL을 높이며 혈압을 낮춘다. 사실, 한 연구에서 아보카도 섭취로 22%의 LDL 감소와 11%의 HDL 증가를 보였다.[42] 이는 베타-시토스테롤 함량이 높았기 때문일 수도 있다. 또 다른 연구에서는 아보카도 소비가 산화되지 않은 수치를 증가시키는 동안 산화된 LDL(말썽꾸러기)을 감소시킨다고 설명했다. 이것은 아마도 아보카도가 비타민 C와 E가 높고, 영양소가 죽상동맥경화증을 늦추는 것으로 입증되어 있기 때문일 수 있다. 아보카도의 지방은 비타민 A, D, E, K의 흡수를 도와준다. 이 음식이 암을 예방한다는 증거도 있다.[43]

건강하게 살아가는 법

일주일에 3~4개의 아보카도를 섭취하면 손상된 LDL 입자가 감소한다.

환자들에게 곡식을 피하고 아보카도를 섭취하라고 하면, 그들이 걱정하는 첫 번째 사항은 그것을 어떻게 먹고 소화할 것인가 하는 문제다. 아보카도는 크기에 따라 5~10g의 식이섬유를 포함하고 있다. 또한, 아보카도의 높은 마그네슘은 당이 높은 바나나보다 더 나은 칼륨의 원천이다. 아보카도의 설탕 함유는 0에 가깝고 혈당에 영향을 주지 않는다. 물론 항산화 물질 및 식물 화학물질(phytochemicals)이 아보카도에 존재하지만, 이는 또한 심혈관 위험을 줄여주며 천연 소염제이기도 하다. 마지막으로 아보카도 내의 비타민 B는 심장질환, 암, 그리고 치매와 함께 동반되는 분자인 호모시스테인(homocysteine)을 낮추는 데 도움을 준다.

건강하게 살아가는 법

식습관 변화는 변비를 초래할 수 있다. 팔레오 식품을 먹고 물을 많이 마시면 우리의 장이 움직이기 시작한다.

코코넛

코코넛은 놀라운 과일이다. 높은 포화지방 함유 때문에 그동안 비난받아 왔지만, 잘못된 정보이다. 남태평양의 섬 사람들은 코코넛으로 열량의 50% 소비하고 있으며, 아직까지도 심장질환을 거의 겪지 않고 있다. 1970년대에 옥수수와 콩 산업에서 코코넛에 대해 잘못된 정보를 선전해 왔다. 이 두 산업은 코코넛, 특히 코코넛오일의 붕괴로 많은 것을 얻었다. 포화지방은 산화 손상을 막고 유통기한을 연장시키기 때문에 코코넛과 그 오일이 포화지방이 더 높다는 사실은 실제로 이득이다. 셰리 캘봄(Cherie Calbom)의 《코코넛 다이어트(The Coconut Diet)》를 읽어보길 바란다. 코코넛의 역사에서부터 장점, 비방 캠페인의 숨겨진 진실을 알기 쉽게 서술하였다.

코코넛에는 식이섬유가 풍부하다. 코코넛오일 대부분은 라우르산과 카프릴산이다. 라우르산은 인간 모유를 구성하는 큰 성분이다. 라우르산은 암을 예방하고,[44] HDL을 높이며,[45] 박테리아 감염에 맞서 싸운다.[46] 카프릴산 역시 비슷한 이점을 제공한다. 최근 코코넛오일은 필리핀에 있는 폐경 전 여성의 지질 농도(lipid profile)에 이로운 영향을 준다는 것이 밝혀졌다. 코코넛오일을 사용하는 이들의 HDL 수치가 훨씬 높았다.[47]

건강하게 살아가는 법

코코넛은 HDL을 높이며, 감염과 싸우는 포화지방, 섬유질 및 산의 훌륭한 공급원이다.

코코넛 과육을 그대로 먹고, '요구르트'에 섞거나 케피어(kefir: 산악지대에서 음용되는 발포성 발효유) 발효해도 된다. 코코넛 플레이크는 굉장한 간식이다. 우리 아이들을 그것을 무척 사랑한다. 또한, 코코넛 플레이크는 견과류 '시리얼'에 첨가해도 된다. 코코넛오일은 달걀을 천천히 요리하거나, 굽거나 피부에 적용할 때에도 매우 좋다. 나는 면도 후에 코코넛오일을 사용한다. 만약 코코넛 물을 마신다면 적당히 음용해야 한다. 코코넛 물은 설탕 함량이 높으며, 높은 수준의 전해질과 함께 유용한 정맥 액체로 만들어져 있다. 플라스틱으로 인한 오염과 중금속 흡수와 같은 이유로 코코넛 밀크와 다른 통조림 식품은 피해야 한다.

과일

팔레오 시대에는 늦은 여름과 가을 시작 무렵에 익은 과일은 베리와 사과뿐이었다. 오늘날에는 많은 사람이 아침에 과일 스무디를 마시고, 식후 과일을 먹으며, 잠들기 전에도 과일을 먹는다. 그건 정말 많은 양의 설탕이다. 과일은 전 세계에서 운반되어 와서 일

년 내내 아무 때나 칠레에서 온 체리나 하와이에서 온 파인애플을 즐길 수 있다. 이거는 명백히 천연적이지 못하고 팔레오스럽지 못하다. 주 경계선을 가로지르는 과일의 운송은 농장물이 유기농일 때에도 농약을 포함하며, 나라 밖으로 농장물이 수출될 때 역시 마찬가지다. 이 문맥에서 소독이라는 단어가 떠오른다.

물론 과일에 유익한 항산화 물질이 있지만, 과도한 설탕 섭취와 관련된 위험이 모든 이점보다 클 수 있다. 채소, 허브 및 향신료에는 우리가 매일 노출되는 독소를 막기에 충분한 항산화제가 들어 있다. 만약 우리가 혈액 분석에 따른 추가적인 항산화제 지원이 필요한 경우에는 보충제를 첨가하면 된다. 과일은 설탕 중독을 영구화시키기 때문에 사람들이 온종일 더 많은 설탕을 찾게 되는 것이다. 내가 알기로는 하루에 한 조각 제공되는 과일이면 충분하다. 해독은 몸을 치유하는 최선의 방법이다. 설탕 없이 이루어져야 하므로 과일은 해당이 안 된다. 만약 체중을 감량할 생각이라면 과일을 치워야 한다. 아보카도, 코코넛 및 올리브는 자유롭게 먹을 수 있는 과일이다. 이 과일들은 지방 함량이 높고 설탕이 적으며, 건강을 위한 경이로운 조합이다.

건강하게 살아가는 법

과일은 보통 설탕 함량이 높고 농약이 들어 있으므로 체중 감량과 전반적인 영양 개선을 위해 채소를 많이 섭취하는 것이 좋다.

발효식품

프로바이오틱스(probiotics)는 모든 연령의 사람들에게 권장된다. 말 그대로 '프로라이프(prolife)'를 의미하는 프로바이오틱스는 우리의 위장관에 서식하는 유익한 박테리아이다. 사실 우리 소화관에 존재하는 박테리아 수는 우리 몸의 세포 수보다 많다. 우리 면역 체계 대부분은 실제로 우리 내장에 있다. 21세기 건강은 당지수(GI) 건강에 있다. 만약 소화관이 좋은 상태에 있다면 많은 질병을 피할 수 있다.

프로바이오틱스 보충제가 권장되면 우리는 대개 수십억 개의 박테리아에 대한 이야기를 한다. 불행히도 박테리아가 죽기 때문에 좋은 제품의 병에 쓰여 있는 수를 함유하지 않을 수도 있다. 자, 매일 프로바이오틱스 보충제를 우리는 여전히 권장하지만, 농작 된 채소만큼 중요한 것은 없다. 이 음식의 1회 제공량에는 수조의 박테리아가 포함되어 있다. 수천 년 동안 인간 식단에는 김치, 소금에 절인 양배추와 발효 유제품과 같은 발효식품이 포함되어 있다. 일본인들은 낫또의 형태로 발효된 콩을 먹는다.

Rejuvenative Foods와 Firefly와 같이 발효된 채소를 판매하는 훌륭한 회사가 있다. 발효된 채소는 버거나 핫도그와 잘 어울리며, 또한 그 자체로도 좋다. 또 다른 선택권은, 스스로 만들라는 것이다. 그건 마치 보상을 받을 수 있는 고등학교 연구 실험과 같은 것이다. 발효식품에 대해 더 많은 것을 읽으려면 산토르 카츠(Sandor Katz)의 《야생 발효(Wild Fermentation)》를 참고하길 바란다.

허브와 향신료

허브와 향신료는 종류가 다양하며, 이에 관한 우수한 책도 많다. 중요한 점은 우리가 가능한 많은 허브와 향신료를 우리의 식단에 포함해야 한다는 것이다. 그것에는 질병, 암, 뇌장애로부터 보호해 주는 엄청난 항산화제 물질과 영양을 포함하고 있다. 많은 종류가 항균 물질이고 박테리아, 바이러스, 칸디다 및 다른 효모균과 기생충에 맞서 싸운다. 사실 장 감염과 싸우는 많은 효과적인 영양 보충제들은 원치 않는 균들과 싸우기 위해 많은 양의 허브를 사용한다. 내가 좋아하는 허브로는 타임(thyme), 세이지(sage), 강황, 오레가노(oregano)와 로즈메리 등이 있다. 달걀 또는 고기를 먹을 때마다 나는 허브와 향신료를 요리에 더한다. 이것들은 맛을 더해 주지만, 더 중요한 것은 그들이 요리에서 나오는 나쁜 영향을 제어한다는 것이다. 동네 슈퍼마켓에서 유기농이라고 표시된 향신료를 구매하고 자신만의 요리법을 만들어 보자.

많은 평판을 얻고 있는 한 가지 향신료는 강황이다. 강화은 커리 가루의 기반이 되는 뿌리 채소이다. 강황에서 발견되는 화합물인 터메릭에 관한 문헌 및 연구는 매우 흥미롭다. 나는 많은 환자 치료에 이 보충제를 사용하여 놀라운 결과를 보았다. 최근 연구에서 커큐민이 당뇨 환자의 심혈관 위험 요소를 낮춘다는 결과를 보였다.[48] 또 다른 연구에서는 커큐민이 hs-CPR로 측정된 염증을 낮춘다고 보고되었다.[49] 이 혈액 마커 상승은 매우 심장 위험과 관련이 있다. 보충제는 건강에 반드시 필요하다. 내가 선정한 상위 20가지 보충제는 16장에 설명하였다. 여러분의 요리법에 필히 강황을 추

가하기 바란다. 최상의 흡수를 위해 지방을 함유한 음식에 강황이 첨가되었는지 확인해야 한다.[50]

건강하게 살아가는 법

허브와 향신료에는 박테리아와 싸우며, 심장병, 암, 뇌질환을 예방하는 항산화제 물질과 영양소가 포함되어 있다.

오일 및 지방

지방과 오일은 사실상 같은 것이다. 온도가 충분히 따뜻하면 지방은 오일로 용해된다. 다시 녹이면 단단한 지방으로 돌아온다. 달걀프라이를 할 때 나는 코코넛오일 또는 소기름, 돼지고기 기름 또는 오리 기름과 같은 동물성 지방을 사용한다. 나는 베이컨 기름을 용기에 담아 두었다가, 달걀을 요리할 때 사용한다. 때때로 우리는 오리 기름을 사용하여 고구마 튀김을 만든다. 파프리카와 카이엔과 같은 향신료를 첨가하면 음식에 중요한 맛을 더할 수 있으며 동시에 중요한 항산화 물질을 첨가할 수도 있다.

우리는 올리브 또는 포도씨유를 샐러드 위에 뿌리곤 한다. 올리브 오일은 엑스트라 버진이고 유기농이며 차갑고 처음 짜낸 것이어야 한다. 올리브 오일은 매우 보호적인 지중해식 식단의 많은 부분을 차지한다. 올리브 오일이 건강에 유익하다는 자료는 너무 많다. 오직 비정상적으로 지방을 제한하는 식단만이 입증된 건강식품 섭취를 제한한다.

오일은 순수 지방이지만 섭취하여도 지방과 체중을 줄일 수 있다. 아보카도, 아몬드와 같은 오일은 이롭지만 유리병에 든 제품은 찾기 힘들다. 다시 말하지만, 우리는 금속이나 플라스틱이 아닌 유리 제품에 있는 제품만 섭취해야 한다. 물론 수소가 첨가된 오일은 독이다. 콩, 카놀라, 옥수수 기름은 GMO뿐만 아니라 절대적으로 팔레오 역시 아니기 때문에 절대로 섭취해서는 안 된다. 또한, 카일라 다니엘(Kayla Daniel)의 《콩의 전모(The Whole Soy Story)》 역시 읽어보길 바란다.

■ 사례 연구

매리언(Marion P)이 나를 만나러 왔을 때 그의 체중은 200킬로그램이 넘었다. 그의 계획은 비만대사 수술을 받는 것이었고, 수술을 받으려면 심장 전문의의 승인이 필요했다. 나는 매리언에 대한 기록과 검사를 마친 후, 그에게 비만대사 수술을 승인해 줬다. 그리고 헤어질 때, 팔레오 식품 리스트를 주면서 수술 대신 식이요법을 권유했다. 그 후로 매리언을 본 적이 없다.

3년 후 어느 날, 나는 우편으로 편지를 받았다. 거기에는 매리언의 전과 후 사진과 함께 나의 팔레오 영양 지시 사항의 복사본이 있었다. 그는 비만대사 수술을 하지 않고도 스스로 120킬로그램이나 감량한 것이다.

■ 실천 계획

팔레오 영양은 우리 조상들이 수만 년 동안 섭취한 것이다. 모든 식단은 실험이다. 겁쟁이가 되지 말아야 한다. 내가 치료한 수천 명의 환자들은 현대 사회에서도 팔레오가 통한다고 증언한다. 나의 환자들은 자신들의 혈액검사가 크게 향상된 것을 기뻐한다. 우리 웹사이트 The DrsWolfson.com에서 맛있는 요리법에 대한 정보를 참고하기 바란다.

팔레오 식품

1. 채소
2. 초식동물의 고기, 방목된 가금류 및 야생동물
3. 연어, 멸치, 청어, 정어리와 같은 야생 해산물, 조개는 한 달에 한 번
4. 달걀, 아보카도, 코코넛
5. 견과류 및 씨앗
6. 허브와 향신료
7. 동물성 지방, 요리용 코코넛오일
8. 올리브오일, 견과류 오일, 아보카도오일 및 가열되지 않은 경우 포도씨유
9. 발효식품
10. 때로는 제철 과일

PALEO CARDIOLOGIST

#4

영양:
우리는 어디에서
잘못되었나?

PART 4

영양: 우리는 어디에서 잘못되었나?

> " 나를 몽상가라고 말하겠지만, "
> 나만 그런 것이 아니다.
> - 존 레넌

진화는 단순한 형태에서 좀 더 복잡한 것으로 변화하는 과정이다. 과학자들은 수백만 년 동안 바다에 떠 있는 작은 박테리아에서 우리가 진화했다고 믿는다. 현대 인류로의 진화 과정은 종종 지난 300~400만 년 동안에 이루어졌다고 간주된다. 이 기간에 우리는 유인원 모습의 포유류에서 현재의 종으로 바뀌었다. 우리는 백만 년 넘게 불과 도구를 사용했다. 사회 구조와 문명화의 증거는 5만 년이 넘었다. 1만 년 전 농업혁명이 시작되었고 세계는 100% 수렵-채취인에서부터 농장 기반의 농업 공동체로 변화되었다. 슬프게도 지난 100년간 가공하고 살충제 및 대량의 설탕과 인공 성분을 첨가하여 식량 공급이 산업화되었다.

가장 최근에 우리는 또 다른 적인 유전자 변형 식품에 직면해 있다. 2만 5,000년 전 조상의 생활 방식을 상상해 보라. 이는 현대의 남성과 여성보다 약 1,000세대 앞선 것이다. 그들의 건강은 어떠하였을까? 그들은 심장병, 당뇨병, 암 또는 치매로 고통받았을까? 그들은 얼마나 오래 살았을까? 진실은, 앞에서 열거한 병들에 걸리지 않았고 건강하게 생을 마쳤을 것이라는 것이다. 우리는 여러 가지 이유로 이 사실을 알고 있다. 첫째, 담배, 설탕, 살충제, 화학물질과 같은 알려진 원인이 있는 질병이 존재하지 않았다는 것은 상식이다. 사람들은 심장병과 암으로 사망하지 않았고, 외상과 감염으로 사망했다. 둘째, 팔레오 생활 방식으로 살아가는 사람들이 여전히 있다. 남태평양 사회, 에스키모인, 아프리카 일부 지역, 호주 원주민들은 나이가 들어도 일반적으로 건강하다. 뱅(Bang)과 다이버그(Dyerberg)는 그린란드 에스키모인들을 10년간 관찰한 후에 심혈관 질환으로 인한 사망이 한 건도 없다는 사실을 발견했다.[51] 나는 필리핀의 정글로 여행해서 원시 문화 속에서 살았던 의대생을 지도한 경험이 있다. 그들은 그들 사회의 활동적인 구성원이었던 많은 연장자에 대해 묘사하고 있다. 셋째, 쿡 선장(Captain Cook)으로부터 콜럼버스와 마젤란에 이르는 탐험가들은 보다 문명화된 사회에 만연한 질병에 걸리지 않고 건강하고 번성하고 있는 세계의 문화들에 대해 기록하고 있다.

건강하게 살아가는 법

세상이 수렵-채취인에서 산업화된 농부로 변화하면서 영양 상태도 바뀌었지만, 더 좋아진 것은 아니다.

1920년대에 아내와 보트를 타고 여행한 치과의사 웨스턴 프라이스(Weston A. Price)는 《팔레오의 삶과 건강, 영양과 육체적 퇴행

〈Nutrition and Physical Degeneration〉》에서 묘사했다. 그는 사람들이 부식되거나 과밀한 치아 없이 똑바로 서 있고 키가 크다는 것을 발견했다. 그는 오늘날 만연한 질병에 대한 증거를 거의 발견하지 못했다. 현재는 썩거나 과밀한 치아 없이 작은 구강 내에 틀어박혀 있기 때문에 모든 어린이에게 보철이 필요하다. 이는 아이가 설탕을 먹고 태아 시절부터 엄마의 양분(또는 양분의 결핍)을 빨아먹은 결과이다.

  인류는 어디서부터 잘못된 것인가? 해답은 수렵-채취인으로부터 농업 기반 영양으로 전환에서 찾을 수 있다. 보이드 이튼(Boyd Eaton), 로렌 코데인(Loren Cordain) 등은 이러한 전환을 논문이나 책에 기술하였다. 이들 과학자의 보편적인 주제는 농업이 위장병을 유발했다는 것이다. 내장이 손상되면 가장 긴 표식이 부착되는 모든 병이 생기게 된다. 비타민과 미네랄이 부족하게 된다. 염증 및 자가면역질환이 만연하게 되고, 최종적으로 심혈관 손상, 암, 관절염 및 뇌질환이 발생하게 된다.

  한때 활발한 생활이었던 수렵과 채취는 앉아서 하는 것이 되었다. 식사를 하기 위해 에너지를 소모하는 대신에 앉아서 다른 사람이 그 일을 할 때까지 기다릴 수 있게 되었다. 대장장이, 구두 수선공, 제빵사들은 곡물 식품을 먹으면서 온종일 상점에 앉아 있다. 곧 모든 다른 질병에 더해져서 비만이 뒤따르게 된다. 동물은 잔인하게 울타리 안에 갇히고, 그런 환경에서 생산된 우유는 새로운 인간의 식단에서 큰 부분을 차지하게 되었다. 기린의 우유가 아기 기린을 위한 것처럼 소의 우유는 아기 소를 위한 것이다. 설탕이 발견되면서 의료 문제가 폭증하기 시작했다.

건강하게 살아가는 법

곡물, 유제품, 설탕 등 농업에 기반을 둔 영양 섭취가 오늘날 대부분 질병의 주범이다.

그래서 1900년대 초반에 질병이 통제 불능 상태에 빠지고 가장 총명한 사람들조차 그 이유를 모르고 있다. 위와 같이 곡물, 유제품, 설탕이 원인이라는 것을 이해하는 것이 너무나 쉬워 보였다. 게리 토브즈(Gary Taubes)는 《좋은 칼로리, 나쁜 칼로리(Good Calories, Bad Calories)》라는 저서에서 현대의 식생활 역사를 연대순으로 기술하고 있다. 토브즈는 분명한 팔레오 타입의 식단을 따라서 1860년대에 체중 감량의 성공을 발표한 윌리엄 밴팅(William Banting)의 이야기를 전하고 있다. 같은 시기에 많은 사람이 탄수화물 제한이라는 주제를 공유하는 영양 지침을 지지했다. 대부분의 연구는 당뇨병이 있는 것으로 밝혀진 환자들로부터 얻어졌다. 이 혈당장애는 설탕, 곡물 및 전분 소비와 밀접한 상관관계에 있었다. 특정 식품을 회피하는 치료는 명백하고 매우 성공적이었다.

1950년대에는 관상동맥질환이 1면 뉴스를 장식했다. 아이젠하워 대통령은 심장마비로 고통받고 협심증으로 불리는 재발성 흉부 통증에 시달렸다. 질병의 원흉은 심혈관에 있는 범죄 현장, 즉 혈관에 대한 부검 증거에서 발견되었기 때문에 비만과 콜레스테롤로 잘못 알려졌다(이는 소방관이 방화범이라고 말하는 것과 같다). 미국 생리학자 앙셀 키스(Ancil Keys)가 주도한 식생활 지침은 지방과 콜레스테롤의 회피에 의한 심장질환 예방에 중점을 두었다. 그는 지방 섭취가 많은 사람들이 관상동맥질환의 발병률이 높다는 결론을 도출한 7개국의 데이터를 발표하였다. 하지만 고지방 음식을 섭취하지만 심장병 발병률이 낮은 프랑스와 스위스는 편의상 제외하였다. 그것은 심각한 오류였다.

건강하게 살아가는 법

1950년대에는 심장병이 과다한 지방 섭취와 높은 콜레스테롤 수치와 관련이 있는 것으로 잘못 알려져 있었다.

이른바 프랑스의 역설은 전혀 역설적이지 않다. 프랑스 사람들은 여전히 지방을 많이 섭취하고 있음에도 심장질환의 발병률이 낮기 때문에 지방이 심장질환의 원인이라는 결론을 무시하고 있다. 앙셀 키스가 지방 섭취량과 심장병에 관한 기존의 데이터가 있는 22개국을 포함했다면 그의 연구 결과는 달라질지도 모르며, 특히 식이지방은 심장병과 관련이 없다. 《미국 임상영양저널(American Journal of Clinical Nutrition)》에 발표된 30만 명 이상의 환자를 대상으로 실시한 메타 분석에 따르면, 포화지방은 심장병과 관련이 없다는 것을 확인할 수 있다.[52] 그러나 앙셀 키스로 인해 피해는 발생했다. 그는 식생활 지침을 개정하기 위한 전담반에 포함되어 궁극적으로 저지방 식단을 홍보했다. 더욱이 조지 맥거번(George McGovern) 상원의원은 식이지방에 대한 전쟁을 벌였고 1970년대에 정부 정책의 큰 변화를 이끌었다. 낮은 탄수화물 섭취로 인한 비만 치료법은 잘 알려져 있었지만, 맥거번은 항지방·항콜레스테롤이라는 시류에 편승하였다. 비만과 질병이 계속 폭증함에 따라 키스와 맥거

번에 의해 추진된 저지방·저콜레스테롤 계획은 모든 의학 조건에 있어서의 참패이다.

건강하게 살아가는 법

포화지방은 심장병과 관련이 없다.

완전 채식을 권장하는 의사가 환자를 대상으로 실험을 하고 있다. 세계 역사상 완전 채식 사회는 존재하지 않았다. 모든 문화권에서 고기 또는 해산물을 먹었다. 고릴라와 다른 영장류는 통상 완전 채식주의자의 조상에 대한 사례로서 사용되고 있지만, 사람들은 영장류가 계속 곤충을 잡아먹는다는 사실을 쉽게 잊어버린다. 실제로 모든 야생동물에는 무척추 초식동물이 섞여 있다. 나무에서 잎을 먹기 전에 기린이 벌레를 씻어 낸다고 생각하는가? 심지어 곤충을 먹는 식물도 있다.

채식주의자 응원단은 동물성 식품을 섭취하지 않는 식이요법으로 콜레스테롤 수치를 낮추는 연구 결과를 지적하고 있다. 나의 저서 《콜레스테롤은 왕이다》에서 언급한 것처럼, 콜레스테롤 감소는 내가 원하는 바가 아니다. 모든 사람은 유전적으로 자신들을 위해 고안된 팔레오 지질 프로필을 가지고 있다. 지방 섭취량을 엄격하게 줄인 사람들은 실제로 콜레스테롤 수치를 낮출 수 있다. 그 이유는 콜레스테롤 및 다른 생명 유지 분자를 만드는 데 필요한 도구를 신체에 제공하지 않기 때문이다. 일반적으로 소화를 위해 제조되는 콜레스테롤이 필요하지 않기 때문에 혈액 수준도 떨어진다. 지방을 먹지 않으면 콜레스테롤이 많이 필요하지 않다. 마지막으로 신체가 콜레스테롤을 많이 생산하지 않기 때문에 이를 필요로 하는 세포는 혈류에서 LDL을 제거하게 된다. 다시 한번 말하지만, 동물성 지방을 먹지 않으면 신체에 필수영양소가 모자라게 될 것이다.

건강하게 살아가는 법

모든 동물은 고기와 곤충을 먹고, 어떤 식물은 벌레를 먹기도 한다.

나에 대해 오해하지 않기 바란다. 나는 채소를 즐겨 먹는다. 다양한 녹색 잎은 건강한 식이요법의 기초다. 나는 육류와 해산물을 하루 24시간, 일주일 내내 먹는 것을 결코 옹호하지 않는다(에스키모와 아프리카 부족들은 이렇게 하면서도 환상적인 건강을 누리고 있지만). 사실, 나는 생식주의자가 되는 것이 우리 몸을 위한 가장 빠르고 우수한 정화법이라고 생각한다. 나는 매년 2번씩 주스 단식을 한다. 그러나 현실에 직면하자. 완전 채식은 완전하지 않다. 채식주의자의 음식 조합은 동물성 단백질의 함량을 동등하게 만드는 실패한 시도이다. 그래서 많은 채식주의자는 필수영양소가 다 떨어지게 되면 결국 이 식이요법을 포기한다. 그들은 피로감을 느끼고 근긴장을 잃고 치매와 비슷한 두뇌 안개(brain fog)를 호소한다. 채식주의자들과 인도 유산을 물려받은 채식주의자들은 최악의 관상동맥질환을 앓고 있다. 채식 복귀자에게 얻을 수 있는 우수한 교훈에 대해서는 리어 키스(Lierre kieth)의 《채식의 배신(The Vegetarian Myth)》을 참고하기 바란다.

의사들은 왜 환자들에게 영양에 대해 거의 말하지 않는가? 첫째, 그들은 영양에 대해 잘 모른다. 둘째, 대부분의 의사는 환자들과 같은 쓰레기를 먹는다. 나를 믿기 바란다. 대부분의 의학박사가 자신들의 입에 쓰레기를 쑤셔 넣은 것을 보았다. 왜 그들은 스스로를 통제할 수 없으면서도 음식에 대해 환자들에게 이야기하면서 시간을 낭비할까? 나의 이전 그룹에는 뚱뚱한 심장병 전문의가 있었고, 그들 중 몇몇은 비만으로 분류될 정도였다. 확실히 팔레오가 아니고 건강에도 좋지 않은 음식을 살펴보자.

◾ 설탕

설탕이 건강에 절대적으로 나쁜 음식임에는 의문의 여지가 없다. 초콜릿 쿠키 다이어트를 제외하고, 모든 전문가는 설탕이 독이라는 데 동의한다. 불행하게도 설탕은 지구상에서 가장 중독성이 강한 식품이며 모든 마약, 의약품 및 불법 제품을 조합한 것보다 많은 사망자를 발생시키고 있다. 최근 보고서에 따르면, 미국인 열량 소비량의 25%가 설탕 첨가물에서 나오는 것으로 밝혀졌다. 탄산음료, 아이스크림, 시리얼 및 사탕 소비량을 감안할 때, 나는 이것이 놀라운 일이 아니라고 생각한다. 이 수치에는 과일, 곡물 및 유제품이 포함되어 있지 않으며, 이들 모두는 빠르게 당분이 되어 소화된다.

건강하게 살아가는 법

우리에게 최악의 음식은 설탕인데, 매일 다량으로 섭취하고 있다.

설탕은 여러 형태로 제공되며 소비자를 속이기 위해 읽어도 모르도록 대개 상표에 숨겨져 있다. 고과당 옥수수 시럽, 과당, 자당, 옥수수 시럽, 아가베즙, 과일즙 농축액, 증발된 감자당즙, 현미 시럽 등 'ose'로 끝나는 모든 것은 설탕 유사품이다. 모든 포장 제품의 탄수화물과 설탕 함량을 읽어야 한다. 낱개 시리얼에는 5g의 설탕만 들어 있을 수 있지만, 한 끼 분량은 1/3컵이므로 용기 내의 총 함량을 확인해야 한다. 누가 1/3컵의 시리얼만 먹겠는가? 나는 한 상자 전체를 먹곤 했다.

설탕이 건강에 해롭다는 사실을 부인하는 많은 세력들이 있다. 미국설탕연맹(The American Sugar Alliance) 및 설탕협회(The Sugar Association)와 같은 단체들은 켈로그(Kellogg), 나비스코(Nabisco), 제너럴 밀스(General Mills)와 동일한 의제를 가지고 있다. 이 단체들은 거짓 광고에 수백만 달러를 지출하고 미국 농무부(USDA)와 같은 국가 의사결정자들의 주머니를 채우면서, 허위 연구 및 정보를 통해 진실과 싸우고 있다. 설탕을 끊는 것은 쉬운 일이 아니며, 세상은 우리 편이 아니다. 이 악마를 정복하는 것은 육체와 정신으로 하는 전투이다. 그러나 나를 믿기 바란다. 여러분은 할 수 있다. 이는 나보다 더한 설탕 중독자가 없기 때문에 말하는 것이지만, 나는 짐승을 도살하였고, 결국 수백 명의 환자를 가지게 되었다. 이는 설탕을 다시 먹지 말라는 것이 아니라 일주일에 한 번 정도만 먹으라는 것이다. 주간 섭취는 목표 체중에 도달한 후에만 이루어져야 한다.

건강하게 살아가는 법

설탕 중독은 정복할 수 있지만, 미국 기업들은 이를 반대한다.

최근 설탕이 심혈관질환의 원인임을 입증하는 큰 실험이 끝났다. 실제로 설탕을 가장 많이 먹은 사람들은 사망률이 250%나 증가하였다.[53] 저명한 연구원이자 소아내분비학자인 로버트 러스틱(Robert Lusting)은 2013년의 연구에서, 설탕을 매일 150kcal씩 추가로 (탄산음료 1캔) 섭취할 때마다 당뇨병 위험이 1% 증가한다는 사실을 밝혀냈다. 이 자료는 미국당뇨병학회(ADA)가 당뇨를 비만 자체의 탓으로 돌리고 설탕이 당뇨병 위험을 증가시킨다는 사실을 부인하고 있기 때문에 흥미롭다. 설탕을 먹는 사람이 없으면 당뇨병은 사라지고 결국 ADA에서의 일자리도 사라지게 된다. 업톤 싱클레어(Upton Sinclair)가 "자신의 직업이 그것을 이해하지 못하는 것에 좌우될 때에 그 사람에게 무언가를 이해시키기는 힘들어지게 마련이다."라고 말한 사실을 기억해야 한다. ADA는 주로 'Big Sugar'의 후원금으로 운영되고 있다. 인체는 이 대규모의 설탕 공격을 염두에 둔 채 진화하지 않았다.

건강하게 살아가는 법

설탕과 곡류를 먹지 않으면 비만해지지 않는다.

현재 대부분의 사람은 당뇨병의 파급 효과에 대해 알고 있다. 당뇨병은 수백만 명의 사람에게 영향을 미치며 인슐린 주사, 신부전으로 인한 투석, 심지어 절단된 수족의 이미지를 만들어 낸다. 현실은 그런 상태로 고통받는 당뇨병 환자들은 별로 없을 것이다. 당뇨병은 심장병에서 치매, 암에 이르기까지 모든 위험을 증가시킨다. 그러나 당뇨병은 특정 혈당치를 충족시키는 사람들에게만 나타나

는 것이다. 혈당이 정상보다 높으면 위험은 높아지며 공복 시 혈당
은 85 미만이어야 한다.

　연구에 따르면 당뇨병 환자는 심장질환, 암 및 치매에 걸릴 위험
이 3배나 높다.[54] 당뇨병 전증으로 진단받은 경우, 심장병으로 사
망할 확률이 60%나 높아진다.[55] 인슐린은 췌장에서 분비되는 호
르몬으로 지방과 단백질 조절뿐만 아니라 혈당 저장량도 조절한
다. 높은 공복 인슐린 수치는 심혈관질환의 위험을 30%나 증가시
킨다.[56] 공복 인슐린은 검사가 쉬우면서 심혈관, 암 및 치매 위험을
평가하기 위한 혈액검사의 일부분이어야 한다.

건강하게 살아가는 법

　당뇨병은 심장질환, 암, 치매의 위험을 3배로 증가시킨다.

　육류, 해산물, 견과류, 씨앗, 그리고 달걀은 혈당을 올리지 않는
다. 나는 당뇨병 환자들이 올리브유 한 잔을 마시거나 달걀 6개를
먹은 다음 그들의 혈당에 어떤 변화가 일어나는지 확인해 본다. 거
의 변화가 없다. 통밀빵 한 조각을 먹고 혈당이 급증하는지 지켜본
다. 탄수화물은 포도당, 갈락토오스 및 과당으로 빠르게 분해되어
결국 혈당을 상승시킨다. 이 포도당은 신체의 노화를 촉진한다. 여
기서 노화란 세포 및 단백질 구조를 손상시키는 고급 당화의 최종
산물을 의미한다. 곡물, 감자, 콩에서 나온 전분은 신속하게 흡수되
는 포도당으로 분해되어 인슐린 스파이크로 이어진다. 설탕은 비
만의 최대 원인이며 마약처럼 극도의 중독성이 있다. 설탕을 먹기

위해 몸부림치는 아이를 보아라. 헤모글로빈 A1C는 인체의 노화를 시험하는 일반적인 방법이다.

건강하게 살아가는 법

곡물, 감자, 콩은 포도당으로 변하는 전분이이며, 과도한 설탕 섭취는 중독성이 강하다.

초콜릿은 종종 건강식품으로 홍보된다. 사실 이 식품의 주성분인 카카오콩은 높은 항산화성을 가지고 있으며 비타민과 미네랄이 함유되어 있다. 그러나 초콜릿은 설탕, 유제품 및 기타 건강에 해로운 품목과 함께 포장된다. 다크 초콜릿조차도 설탕을 상당량 함유하고 있다. 생카카오는 쓰기 때문에 대부분 사람은 그것을 좋아하지 않는다. 또한, 카페인과 유사한 화합물인 테오브로민을 함유하고 있어 많은 사람에게 심계항진과 불안증을 일으킨다.

설탕으로 인한 증상은 무수히 많다. 내가 읽은 첫 번째 책들 중 하나는 코니 베넷(Connie Bennett)의 《설탕 충격(Sugar Shock)》이다. 이 저서에서 코니는 불안, 우울증 및 수십 가지 다른 증상들이 설탕 섭취와 관련이 있음을 설명하고 있다. 예를 들어 42세의 내 환자인 제니스(Janice)는 수년에 걸쳐 심계항진으로 고생했지만, 설탕 없이 1주일을 지내자마자 이 증상이 완전히 사라졌다. 또 다른 사례로, 빈번한 어지럼증으로 고통받던 27세의 차드(Chad)는 저설탕 식이요법으로 완치되었다. 무설탕 식이요법은 원래 근육에서 발병할 가능성이 높았던 비심장계 흉통의 해결에 이바지해 왔다.

건강하게 살아가는 법

우리의 모든 질환은 설탕이 원인일 수 있다.

▪ 곡물

밀, 보리, 호밀, 귀리, 옥수수 등은 인간이 소비하기 위해서는 많이 가공해야 하는 곡물이다. 이 품목들은 최근에 인간의 식탁에 추가되었고 많은 의학적 질병을 불러오고 있다. 곡물은 제조 원가가 낮고 유통기한이 길기 때문에 기업들이 크게 홍보하고 있다. 나비스코나 켈로그와 같은 회사는 모두 탄탄한 재무 구조를 가지고 있으므로 정치인과 정책 지침들을 조종하고 있다. 따라서 식품 피라미드(food pyramid)는 하루에 6~11인분의 곡물을 섭취할 것을 권장하고 있다. 이것은 과학이나 건강에 근거한 것이 아니라 전적으로 돈에 관한 것이다. 제너럴 밀스(General Mills)가 치리오스(Cheerios)가 심장 건강에 좋다고 말한다는 사실은 졸렬한 모방이며, 식품 피라미드의 근간을 뒤흔들어야 한다. 제품의 라벨에 따르면 이 특별한 시리얼은 콜레스테롤을 4% 감소시킨다. 누가 신경 쓰는가? 그것이 심장 위험을 낮춰 주는가? 외과의사가 간을 떼어 내면 콜레스테롤은 75% 감소한다. 화학요법은 콜레스테롤을 낮춘다. 골판지 상자를 먹어도 콜레스테롤을 낮출 수 있다. 이는 무설탕 치리오스의 맛과 같다. 시리얼의 경우 레이진 브란(Raisin Bran)의 광고를 확인해 본다. 이 제품은 심장 건강을 홍보하고 있지만, 끼니당 20g의 설탕을 함유하고 있다. 이들 기업이 미국 대중을 속이기 위한 거짓 광고가 공중파에서 방영되지 못하도록 누가 단속하고 있는가?

건강하게 살아가는 법

시리얼은 광고에도 불구하고 심장 건강에 좋지 않다.

🔖 글루텐

많은 곡물에서 발견되는 심술궂은 단백질인 글루텐은 위장관을 파괴하여 종종 복강병을 유발한다. 소아마비 환자는 미세한 양이라도 글루텐을 피해야 하며 그렇지 않을 경우 혈변 및 심한 복통에 시달려야 한다. 인류의 50~70%가 글루텐에 견디지 못하는 것으로 추정된다. 글루텐은 관상동맥질환, 관절염 상태, 암, 당뇨병 및 갑상선질환과 관련되어 있다. 증상의 명칭은 글루텐이 원인일 가능성이 크다. 약삭빠른 의사들은 밀, 보리, 호밀을 피하라고 권고하지만, 환자들은 글루텐이 없는 다른 '고탄수화물' 곡물로 전환한다. 이런 상황은 그리 좋지 않다. 무글루텐은 여전히 탄수화물로 가득 차 있으며, 창자를 자극하여 결국 신체의 나머지 부분을 자극할 수 있다. 사실, 사이렉스(Cyrex) 사는 글루텐과 같은 민감성을 유발하는 혈액 패널(blood panel)을 곡물에 사용하고 있다. 무글루텐 제품은 맛을 보완하기 위해 종종 더 많은 설탕을 함유하고 빵, 파스타 및 기타 구운 식품의 질감을 얻기 위해 다른 첨가제를 함유한다. 이들 첨가물은 건강에 좋지 않고 옥수수와 콩에서 나올 수 있다. 무글루텐은 유기농 제품이 거의 없다. 관상동맥질환이 글루텐에 의해 유발될 수 있을까? 대답은 분명하다.

글루텐이 우리에게 나쁘지만, '글루텐 없는' 것이 훨씬 더 좋지 않을 수도 있다.

조셉 머콜라(Joseph Mercola) 박사의 《No Grain Diet(무곡물 식이요법)》 및 멜리사 스미스(Melissa Smith)의 《Going Against The Grain(곡물에 대항해 나가자)》는 더 자세한 정보를 얻기 위한 훌륭한 저서들이다. 신경학자 데이비드 펄 뮤터(David Perlmutter, M.D.)의 《Grain Brain(곡물 두뇌)》는 최근 출판되어 베스트셀러가 되었다. 그는 치매 및 기타 신경퇴행성 질환을 비롯하여 곡물이 뇌에 주는 손상을 기록하고 있다. 또 다른 위대한 저서는 윌리엄 데이비스(William Davis, M.D.)의 《밀 벨리(Wheat Belly)》이다. 그는 성서 시대 이후로 밀의 개조와 함께 인류 건강에 대한 변화를 연대순으로 기록하고 있다. 의료시설은 이 문제에 뒤떨어져 있다.

■ 낙농 제품

비염으로 인한 코막힘, 알레르기 또는 천식으로 고통받고 있다면 제거해야 할 첫 번째 품목은 낙농 제품이다. 속쓰림, 설사, 가스 또는 각통질과 같은 내장 문제들은 종종 우유로 말미암아 발생한다. 젖소의 우유는 송아지를 위한 것이며, 원숭이 우유는 새끼 원숭이를 위한 것이고, 모유는 유아를 위한 것이다. 우리의 조상은 다른 동물들의 젖을 짜서 버터, 치즈, 요구르트 및 아이스크림을 만들지 않았다. 우리의 몸은 유전적으로 동물의 우유를 섭취하도록 프로그램되어 있지 않으며, 이는 몸에 좋지도 않다. 우유와 뼈 건강 사이의 관계를 뒷받침하는 과학은 없다. 미국은 낙농 제품의 가장 큰 소비자들 중 하나이지만 골다공증 발병률은 가장 높다. 젖소들은 우유를 마시지 않지만 뼈가 튼튼하다. 우리는 비팔레오 식품, 화학 물질 및 운동 부족으로 골다공증을 얻게 된다.

> **건강하게 살아가는 법**
>
> 우유가 뼈 건강에 좋다는 것은 의학적 근거가 없는 믿음이다.

카제인은 우유, 치즈 및 요구르트에서 발견되는 단백질이다. 버터와 크림은 카제인 함량이 낮은 편이다. 이 단백질은 짜증의 원인이며, 내 경험상 약 25%에 해당하는 시간 동안 식품 감응판에 문제가 되어 나타난다. 버터기름 또는 정제된 버터에는 카제인이 없으며 섭취해도 안전할 수 있다. 유장, 단백질분, 분유, 인공 버터 조미료 및 인공 치즈 조미료와 같은 우유에서 파생된 성분에는 일정량의 카제인이 들어 있을 수 있으므로 항상 식품 라벨을 읽어야 한다. 유청은 25% 정도 되는 단백질에 민감한 사람이 아니라면 가루 형태의 우수한 단백질원이다. 유청은 몸의 주요 항산화제인 글루타티온을 만든다. 보충제로써 우수한 단백질원을 찾는다면, 소고기 단백질을 확인해야 한다.

> **건강하게 살아가는 법**
>
> 버터기름과 유장은 유익한 유제품이지만, 우유 제품에 민감한 사람에게는 유용하지 않다.

우리는 소화효소인 락타아제를 가지고 태어난다. 역사적으로 인체는 유아기가 끝난 후에는 이를 더는 필요로 하지 않기 때문에 대부분의 사람은 이 효소를 늦은 유년기에 잃어버리게 된다. 우유에는 유당인 락토스가 들어 있어 당뇨병과 심장질환의 위험성을 증가시킨다. 위장에서 발생하는 증상을 명명하면 락토스불내증은 원인 목록의 맨 위에 놓이게 된다.

우유를 섭취하기 위한 가장 자연스러운 방법은 미가공 상태일 것이다. 이 방식을 따르면 지방질, 콜레스테롤 및 비타민으로 가득 차 있는 우유를 자연이 의도한 방식대로 섭취하게 된다. 생우유는 살아 있으며, 이는 소화를 돕고 건강한 활생균을 포함하는 효소가 들어 있음을 의미하다. 가공 우유는 동물들이 음식으로 인식할 수 없는 형태로 살균 및 균질화된다. 모든 영양분은 가공 과정에서 제거되고 저렴한 종합 비타민제가 다시 추가된다. 낙농 제품을 섭취할 경우 먹거나 마시기 전에 소화효소를 섭취해야 한다.

건강하게 살아가는 법

우유는 생우유를 마시는 것이 좋다.

🔲 콩

영양에 대해 이야기할 때마다 종종 카일라 다니엘(Kayla Daniel)을 환자들에게 인용한다. 그녀는 박사이며 《콩의 전모(The Whole Soy Story)》를 쓴 영영학자이기도 하다. 이 책은 콩에 대한 논쟁을 무력화시킨다. 요컨대 우리 팔레오 조상들은 결코 콩을 먹지 않았다. 두부 또는 콩 베이컨의 형태는 아니다. 유아에게 두유를 먹인 다음 인간의 모유와 동등하다고 진술하면 범죄가 된다. 콩은 공격적인 마케터들의 허위 주장에 근거하여 1970년대에 거대해졌다. 콩이 세계의 기아를 해결할 수 있다는 광고 캠페인들은 우리의 마음을 사로 잡았다. 대중은 심장질환을 일으킨다는 이유로 코코넛유와 같은 포화지방을 멀리하라는 이야기를 들었다. 사탕 회사 및 다른 식품 제조업체들이 남태평양의 값비싼 코코넛을 중서부의 값싼 콩기름으로 대체하는 것이 얼마나 편리한가? 콩기름을 생산하는 데는 코코넛유 비용의 일부면 충분하다. 아시아인들의 식생활과 장수에 대해 말하자면, 콩이 젊음의 샘이라고 믿게 한다. 우선, 아시아인들은 병약한 미국인들보다 오래 살지 않는다. 둘째, 고고학자 장광즈(張光直)는 《중국 문화에서의 음식(Food in Chinese Culture)》에서 아시아인들은 주로 발효된 콩을 소량으로 섭취한다고 말하고 있다. 중국 식단에서 칼로리의 대부분은 육류 및 해산물에서 나온다. 《중국 연구(the China Study)》의 저자이자 저명한 채식주의자인 T. 콜린 캠벨(T. Colin Campbell)과 《2번 엔진(Engine Number 2)》의 저자인 에셀스틴(Esselstyn) 박사에게 이 사실을 말해 보라.

> **건강하게 살아가는 법**
>
> 아시아 식단에서 칼로리의 대부분은 육류 및 해산물에서 섭취된다.

■ 살충제

이는 명백하고 단순하다. 반드시 유기농 식품을 먹어야 한다. 살충제가 벌레를 죽인다면 우리도 죽일 수 있다. 조금 더 시간이 걸릴 수 있겠지만, 화학 독성이 손상을 주게 된다. 우리의 건강은 고통받고 지구는 빠르게 파괴되고 있다. 한 연구에 따르면, 농약을 사용하는 농부들은 심장마비와 사망률의 증가로 고통받고 있다.[57] 2012년도의 한 연구는, POP(잔류성 유기오염물질)이 가장 높은 사람들이 아테롬성 경동맥 경화에 걸릴 위험이 훨씬 더 높았다.[58] 경동맥은 뇌에 피를 공급하는 동맥이므로 대부분 사람들에게 매우 중요하다. 경동맥질환이 많을수록 뇌졸중 위험이 높아진다. POP의 혈액 수준은 제노바 다이어그노스틱(Genova Diagnostics) 등 다양한 회사에서 시험할 수 있다. 몬산토(Monsanto) 사는 전 세계에 라운드업(RoundUp) 제초제를 공급할 정도로 '친절'을 베풀어 왔다. 이 화학물질은 그 효과에 저항하도록 유전적으로 조작된 작물에 주로 뿌려진다. 다른 모든 것은 죽지만 콩은 생존한다. 라운드업은 학교, 운동장 그리고 지표면의 제곱인치마다 한 번씩 분사된다. 라운드업에는 다양한 독소가 포함되어 있지만, 최악의 독소는 글리포세이트(glyphosate)일 것이다.

연구에 따르면, 글리포세이트는 다음과 같은 질환을 일으킨다.[59]

1. 지질과산화(LDL 손상) 증가
2. 혈액 점성 증가
3. 혈관 내피 손상

4. 광물 흡수 차단

5. 암모니아(두뇌 안개) 증가

6. 아미노산 생성 감소

7. 위험한 장내세균 감염의 위험성 증가

8. 포름알데히드 생성(암 및 뇌질환)

살충제가 건강에 미치는 영향은 광범위하며, 다음과 같은 질환을 일으킨다.[60]

- 치매
- 파킨슨병
- 암
- 당뇨
- 호르몬 이상
- 천식
- 선천성 결함의 연구 결과
- 심장병

유기농 식품 섭취의 이점에 관해 회의적인가? 유기농 식품에 더 많은 항산화 물질과 더 적은 카드뮴이 들어 있는 것으로 밝혀진 최근 2014년의 기사를 포함하여 농산물에 대한 살충제의 영향에 관한 수백 건의 연구 결과가 있다. 이 모든 것은 살충제 잔류물의 1/4에 더해진다.[61]

건강하게 살아가는 법

일단 살충제가 우리 몸에 들어오면 대처할 방법이 없다.

▄ 인공 재료

모든 이들이 시스템을 속이려고 한다. 즉 사람들은 달콤한 음식을 먹는 스릴을 원하지만, 그러한 음식들에 들어 있는 열량 또는 건강에 해로운 것을 동시에 피하기를 원한다. 불행히도 이것은 쉽지 않다.

아스피탐, 아세설팜, 수크랄로스와 같은 인공 감미료들은 건강한 식이요법과 생활양식의 일부가 아니다. 이 제품들은 우리 몸이 달콤한 것을 생각하도록 만든다. 이들이 현저한 체중 감소를 끌어낸다는 증거는 없다. 실제로 인공 감미료의 소비 증가에 따라 비만율도 증가해 왔다.[62] 연구에 따르면, 인공적으로 가장 달게 만든 음료를 섭취한 사람들의 당뇨병 및 지질 이상 위험이 2배나 높았다.[63] 당뇨병은 관상동맥질환의 가장 큰 위험 요소라고 할 수 있다. 관상동맥질환에 대해 말하자면, 8만 8,000명 이상의 간호사를 대상으로 한 연구에서 인공 감미료가 심장마비, 뇌졸중 및 사망의 위험과 더많은 연관성을 보였다.[64]

> **건강하게 살아가는 법**
>
> 인공 감미료는 우리 몸을 두 번 속인다. 열량 없는 단맛을 느끼게 하지만 심장병, 당뇨병 및 비만의 가능성을 높인다.

뉴트라 스위트(NutraSweet)과 이퀄(Equal)과 같은 브랜드명으로 팔리고 있고 많은 다이어트 청량음료에서 발견되는 아스파탐(aspartame)을 살펴보겠다. 이 비자연적 물질은 페닐알라닌, 아스파

라긴산 및 메탄올로 구성된다. 페닐알라닌은 인체의 신경전달물질인 도파민, 노르에피네프린, 에피네프린의 아미노산 전구체이다. 이들은 혈관의 강력한 압박기이다. 이것이 고혈압으로 이어질 수 있을까? 이런 신경전달물질들은 심장을 자극하여 심박급속증(빠른 심장박동률)과 심방세동과 같은 리듬 장애로 이어질 수 있다. 사실 2009년 기사에 따르면 아스파탐과 글루타민산 나트륨(MSG)은 심방세동의 위험을 증가시킨다.[65]

아스파르트산의 소비는 뇌졸중, 발작, 치매, 파킨슨병과 연관되어 있다. 메탄올이나 메틸알코올은 EPA가 발암물질(암 유발제)로 간주하고 있는 포름알데히드로 분해된다. 다이어트 소다 한 캔은 메탄올의 안전한 섭취에 대한 FDA의 권장량을 두 배나 함유하고 있다.

건강하게 살아가는 법

인공 감미료 식품은 몸에 그다지 좋지 않다.

수처리 시설은 대부분의 인공 감미료를 분해하지 않으므로[66] 수돗물에 남게 된다. 깨끗한 물을 마셔야 한다. 인공 감미료는 모유에 들어가 아기에게 영향을 줄 수 있다. 이는 지방세포를 자극하여 비만을 일으키고 지방의 분해를 억제한다. 이는 유전적 손상을 일으킨다.[67]

스테비아는 잎에서 나온다. 실제 잎을 사용한 일부 긍정적인 연구 결과가 있지만, 이는 가게나 사전 포장된 제품으로 판매되는 것이 아니다. 판매되는 제품은 도움보다 해만 끼칠 수 있는 화학적으로 오염된 파생물이다. 두 명의 여드름 환자는 스테비아를 포기한 후에 피부 상태를 해결했다. 이 제품을 사용할 경우 조심한다. 스테비아를 사용하려면 직접 재배하는 것이 좋다.

결론은 자연주의로 살아야 한다. 단맛을 조금 더하려면 생꿀이나 메이플 시럽을 사용한다. 이것들은 우리 조상들이 사용할 수 있었던 팔레오 음식이다. 허브차와 탄산수는 설탕 욕구와 싸우는 훌륭한 도구이다.

또는 나를 따라서 녹즙을 마신다. 16장에서 이것을 보다 자세히 다룰 것이다.

MSG는 글루탐산 나트륨을 의미한다. 이 악명 높은 분자에 대해 쓴 글이 많다. 수년간 많은 환자가 이 식품첨가물에 민감하다는 사실이 발견되었다. 가수분해 식물성 단백질, 효모 추출물, 콩 추출물 또는 유청 단백질로 숨겨진 MSG에 대한 라벨을 읽는다. 증상의 이름을 지정하면 MSG가 원인일 수 있다. MSG의 심혈관계에 대한 영향은 문서로 잘 정리되어 있다.[68]

건강하게 살아가는 법

꿀, 메이플 시럽 같은 천연 감미료를 사용하거나 자신만의 스테비아(stevia) 식물을 재배한다.

MSG를 섭취하면 다음과 같은 증상이 나타난다.

1. 혈관 손상
2. 산화방지제 생산 감소
3. 산화 스트레스 증가

4. LDL 입자 손상

5. 혈액 응고 증가

6. 인슐린 저항성

7. 심방세동

Blue Lake 40 및 Red 6과 같은 이름의 인공 색소를 조심해야 한다. 인체가 이러한 독소를 인식하지 못해 부정적으로 반응한다. 이러한 석유 기반 식품첨가물을 정신병 및 암과 연관시키는 많은 데이터가 있다. 청색 염료 1, 2번은 동물 실험에서 암과 관련이 있고, 적색 염료 3번은 쥐에게 갑상선 종양을 유발한다. 녹색 염료 3번은 방광암과 관련이 있으며, 황색 염료 6번은 신장과 부신의 종양과 관련이 있다. 흥미롭지만 인공적인 석유 기반 제품이 심장과 혈관에 좋지 않다고 말해 줄 연구가 필요한가? 근대, 개밀 및 베리 주스를 사용하여 음식에 색소를 입히고 맛있는 자연식 음식을 만드는 자연적인 방법들이 있다.

건강하게 살아가는 법

절제하는 것이 중요하다고 하지만, 절제가 우리 건강을 해칠 수 있다.

■ 사례 연구

주디(Judy)는 피로와 설사, 그리고 눈 밑 다크서클에 시달린 53세 여성이었다. 그녀는 자신의 얼굴이 실제 나이보다 20세는 더 들어 보인다고 생각했다. 그녀는 마법의 보충제를 찾아 내 사무실에 왔다. "그런 것은 존재하지 않는다."라고 그녀에게 말했다. 그러고서 나는 좋은 영양, 화학물질 회피, 해독 및 보충제를 섭취하면 된다고 설명해 주었다. 마지 못해 그녀는 팔레오 처방법을 따르기 시작했고 내장 치료를 위해 영양분을 섭취하기 시작했다. 두 달 만에 그녀는 얼굴에 함박웃음을 지으면서 다크서클 없이 내 사무실을 찾아 왔다. 설사가 멈추고 에너지가 되돌아왔다. 그 이후 그녀는 적어도 10명의 환자에게 내 진료를 권유했다.

🔖 실천 계획

피해야 하는 음식

1. 설탕
2. 인공색소, 조미료, 감미료
3. 곡물이 들어 있는 밀과 글루텐
4. 콩
5. 옥수수
6. 우유, 치즈, 버터, 요구르트, 크림과 같은 낙농 제품

제한해야 하는 음식

1. 쌀, 메밀, 기장, 사탕수수, 아마란스, 퀴노아와 같은 곡물
2. 콩류
3. 과일류
4. 감자
5. 가지, 고추, 토마토와 같은 가지속 식물

식이요법의 간단한 규칙

1. 유기농 식품을 먹고 GMO(유전자 변형 식품)는 절대 섭취하지 않는다.
2. 끼니마다 유기농 채소를 충분히 섭취한다.
3. 설탕을 피한다.
4. 음식을 잘 씹는다.
5. 전자제품을 식탁 위에 놓지 않는다. 식사 시간을 편안함과 대화의 시간으로 만든다.
6. 3분의 2는 생식, 3분의 1은 조리식을 먹는다.
7. 모든 인공색소, 향료 및 감미료를 피한다.
8. 식사 전후로 물이나 음료를 제한하여 위 효소를 집중시킨다.
9. 건강식을 준비할 수 있고 저렴하기도 한 가정식을 즐긴다.
10. 식사 시작 시에 소화효소와 베타인 HCL의 혜택을 누릴 수 있다. 더 자세한 사항은 16장에 나와 있다.

PALEO CARDIOLOGIST

PART

#5

우울증과
스트레스로
고통받는 사람들

우울증과 스트레스로 고통받는 사람들

> " 웃음이 최고의 약이다. "
>
> - 미상

　나는 수년간 환자들에게 온갖 질병을 일으키는 두 가지 요인을 교육시켰다. 그것은 바로 나쁜 영양 상태와 화학물질이다. 하지만 그 후로 점차 신체 활동 부족, 수면 부족, 정신질환 역시 중요한 요인이라는 것을 깨닫게 되었다. 여기서 정신질환이라고 하면 분명 영화 〈샤이닝〉과 〈뻐꾸기 둥지 위로 날아간 새〉에 출연한 잭 니콜슨이 떠오르겠지만, 정신질환이 꼭 그렇게 심각한 수준만을 가리키는 것은 아니다. 정신질환은 스트레스, 우울증, 불안, 분노, 사회관계 고립과 같은 것들을 포함한다. 오늘날 우리 미국인들이 정보 과부화, 정치적 혼란, 재정 불안의 시대에서 정신질환들을 겪고 있다는 사실은 누구나 알고 있다. 물론 어느 정도 스트레스를 받는 것은 정상적이고 어떻게 보면 건강한 것이다. 선조들도 분명 우리처럼 똑같은 감정들을 느꼈을 것이다. 그러나 분명한 것은 이러한 문제가 점점 심각해지고 있다는 것이다. 미국 심리학회는 설문 응답자 중 80%가 최근 1년간 그 전보다 더 많은 스트레스를 받고 있다는 사실을 알아냈다.[69] 사실 이와 같은 결과는 심혈관질환의 증가가 정신 건강 장애의 증가와 연관이 있음을 말해 준다.

나는 10년 동안 의료 교육을 받으면서 정신질환과 신체 건강 간의 연관성에 관해 배웠는 지를 생각해 보면 아무것도 떠오르지 않는다. 심지어 3학년 때 정신과 진료 실습에서도 약물 치료에만 중점을 두었다. 1차 진료 의사의 짧은 진료에서는 정신적인 문제와 그 문제를 다루는 방법에 대해 거의 논의되지 않는다. 만약 원인 모를 정신질환이 나타나면 병원에서는 가장 먼저 의약품으로 해결한다. 약물에 지배받는 국가는 더 이상 없어야 한다.

영양 섭취 불량

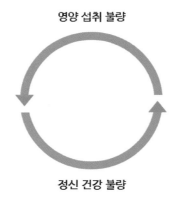

정신 건강 불량

대부분 정신 건강이 나쁘면 안 좋은 음식이나 술을 섭취하고 마약(처방전이 있거나 혹은 처방전 없이도 구할 수 있는 마약)이나 담배에 손을 대고, 운동도 거의 하지 않으면서 점점 더 나쁜 것들에 손을 뻗어 이상한 순환을 이어간다. 이러한 것들은 장 속 미생물들의 유전자를 변화시키는데, 이 미생물들은 건강에 매우 중요한 박테리아다. 많은 연구 결과에 따르면, 장 속 프로바이오틱스가 정신 건강에 영향을 끼친다고 한다.[70] 설탕과 패스트푸드를 섭취하면 사실상 유기농 다이어트나 팔레오 다이어트와 같은 혹독한 기준의 삶을 살 수 없다. 이를 테면, 글루텐 성분이 장 속 방어벽을 파괴해서 영양소가 체내에 흡수되지 않고 염증이 퍼지는 경우가 있다. 이러한 중요 영양소에는 B_{12}와 지방산이 포함되며 이 두 가지 모두 건강에 매우 중요한 영양소이다. 해산물 속 오메가-3 지방은 우리 뇌에 필수영양소이다. 흥미롭게도 한 연구에서는 정신 건강의 향상을 알아보기 위해 프로바이오틱스를 연구에 사용했다.[71]

건강하게 살아가는 법

영양 상태와 정신 건강은 서로 연관되어 있다.

정신 건강이 나쁜 것과 신체 건강이 나쁜 것은 정말 엄마 뱃속에 있을 때부터 함께 생기는 것인가? 아니면 난자와 정자가 수정하기 이전에 함께 생기는 것인가? 많은 젊은 여성들이 정크푸드를 먹고 이부프로펜과 정신질환 약과 같은 의약품을 섭취하며 화학물질에 빠져 살고 있다. 이런 독성들이 쌓이기 때문에 아이들의 정신 건강은 잘 발달하지 못한다. 안타깝게도 많은 아이가 모유를 먹고 자라지 않아서 정신 건강에 문제가 생길 위험성이 늘어난다. 게다가 아이들은 열이 조금만 나도 항생제를 맞기 때문에 건강한 장내 박테리아는 죽게 된다. 그리고 아이가 5세가 되면 약을 처방받고 그렇게 평생 의약품 속에서 살기 시작한다.

정신 건강에는 스트레스, 우울증, 불안, 분노, 사회관계 고립이라는 5가지 영역이 있다. 이제부터 이 다섯 가지 감정과 이 감정들을 해결하기 위한 행동 방안에 대해 논의하고자 한다. 물론 여기서 부담스럽거나 이번 장이 이해하기 힘들다면, 전문적인 도움(알약을 들이미는 정신과 의사는 여기에 해당 안 된다)을 찾아 자연스러운 방식으로 이러한 문제들을 해결하면 된다. 약물은 단지 증상을 감출 뿐이며 질병의 원인을 가려내진 않는다. 실제로 정신과 약물이 심혈관질환을 감소시킨다는 자료는 어디에도 없다.

> **건강하게 살아가는 법**
>
> 정신 건강은 엄마 뱃속에서 시작된다.

■ 스트레스-우리가 생각하는 것이 곧 현실이 될 수 있다

우리는 대부분 스트레스를 받고 있다고 생각하지만, 그 말이 실제로는 무엇을 의미하는가? 스트레스는 신체적, 감정적 저항을 말하며 그중에는 짧은 운동, 시험, 작업 마감일과 같은 일시적이면서도 무해한 것들이 있다. 이런 경우는 그나마 나은 것일 수도 있다. 이 정도는 먹잇감이 되지 않기 위해 달아나고 다른 먹이를 쫓는 원시인 형제들과도 비슷한 수준이다. 대자연을 다루는 일은 보통 어려운 일이 아니었겠지만, 우리 선조들은 이를 비교적 평화롭게 헤쳐나갔다. 하지만 오늘날의 스트레스는 만성적이고 통제하기 힘들어서(예: 불치병에 걸린 사랑하는 이를 돌보는 일, 재정 문제, 관계 문제) 신체 기능 장애와 뒤늦게 증상이 나타나는 질환이 생긴다. 인터넷에 '스트레스'와 '관상동맥질환'을 검색하면 건강 학술지 사이트인 펍메드에 1만

7,000개나 되는 연구 결과가 나온다. 관상동맥질환에 걸리면 정말 스트레스에 악영향을 끼치는가? 아니면 진짜 문제는 나쁜 영양 상태와 건강에 해로운 생활 요소들인가? 그 답은 통제된 환경에서 동물에게 행해진 수많은 연구에서 알 수 있으며, 이 연구들에서는 스트레스 자체가 건강에 안 좋은 영향을 미친다는 것을 보여 준다.

당연히 스트레스와 심혈관질환 사이에는 확고한 연관성이 있다. 2002년 한 연구에서는 스트레스와 대사증후군, 심장병과의 상관관계를 보여 주는 남성들과 여성들에게 집중했다. 대사증후군은 고혈압, 비만, 비정상 지질, 고혈당과 같은 연구 결과를 모두 포함하는데 이 질환들은 심혈관질환이 현저하게 증가하는 것과 관련이 있다. 학술지 저자들은 남자 간병인들이 일반인 남자들에 비해 심장질환이 생길 위험이 두 배 높다는 것을 발견했다. 또한, 수면장애, 스트레스, 분노, 적대감을 갖고 있는 여자 간병인들은 더 나쁜 결과가 나타났다.[72] 자료에서 보여주듯이 스트레스가 있는 사람들의 혈당 및 공복 인슐린 수치가 증가한 사실을 감안하면 대사증후군의 연관성은 그다지 놀라운 사실이 아니다. 이것들은 심장과 신경 문제를 예측할 수 있는 중요한 변수들이다.[73]

건강하게 살아가는 법

스트레스가 발생하는 원인은 다양하다. 영양 상태와 생활 방식이 나쁘면 스트레스가 발생하며 심장질환의 위험이 증가한다.

심장마비는 스트레스를 호소하지 않는 사람보다 스트레스를 호소하는 사람에게 50%나 더 많이 나타난다. 스트레스를 많이 받는 사람들은 심장마비로 살아남을 가능성이 더 낮다. 밀라니(Milani)와 라비에(Lavie)는 연구를 통해서 놀랍게도 정신적 스트레스가 높은 심장질환 재활 환자들이 스트레스가 낮은 재활 환자보다 더 빨리 사망할 확률이 4배나 높다는 사실을 발견했다.[74] 만성질환 환자들의 간병인들은 심박수, 혈압, 대사증후군 발병률이 항상 높고 염증 지표 역시 높은 수준이다. 최근 보고서에 따르면 배우자를 잃고 나서 30일간 심장마비나 심근경색이 올 확률은 두 배가 된다고 한다.[75] 생활 사건 척도(Life Event Scale)에서 스트레스를 유발하는 많은 카테고리는 모두 심장질환 발병 위험성을 높이는 것들이다. 여기에는 결혼을 하고 이혼을 하는 것, 직장을 잃고 승진을 하는 것들이 해당된다. 특히 직장 스트레스는 심장질환 발병 위험성을 4배나 증가시키고[76] 경동맥 아테롬성 동맥경화 발병 위험성도 높인다고 한다.[77] 한 연구에서는 관상동맥질환 환자를 정신적 스트레스에 노출시킬 경우 실제로 심장 기능이 악화되는 것을 알아냈다.[78]

월요일 아침이나 휴가를 끝내고 돌아오는 날이 평소보다 심장마비가 더 잘 온다는 것은 누구나 알고 있다. 나는 수년간 이 시나리오들을 실제로 목격했다. 특히 서머타임 다음 날 아침에 심장질환이 더 잘 나타난다(11장에서 자세히 다룰 것이다). 심장마비는 슈퍼볼 기간에 더 잘 나타난다.[79] 내가 여기서 주목하는 것은 시카고 농구 경기가 끝난 후에는 항상 병원 입원자가 늘어났다는 것이다. 1990년대에 마이클 조던과 불스팀이 매번 새로운 타이틀을 걸고 경기를 뛰는 모습은 많은 사람이 너무나도 잘 알고 있다.

지난 10년간 무서운 추세로 상실 심장 증후군으로 알려진 타코프

보 증후군 발병이 증가했다. 이 시나리오에서는 스트레스를 주는 요인들이 심장마비와 심장 근육 손상을 일으킨다. 혈관을 촬영하면 깨끗하다. 원인은 에피네프린의 급증으로 동맥 경련이 일어나는 것이다. 교육 기간에는 이 질환을 보기 힘들었지만 그새 급격히 증가한 것으로 나타난다. 이는 중년 여성에게 가장 잘 나타나는 질환이다.

건강하게 살아가는 법

발생 원인에 관계없이, 스트레스는 고혈압, 심장마비를 일으키며 사망으로 이어질 수 있다.

■ 우울증

여러분이 더 우울해할수록 심장질환의 위험성은 점점 더 증가한다. 한 연구에서 "[지난 한 달간] 당신은 슬픔, 좌절, 절망의 감정들을 느끼셨습니까? 아니면 진정 가치 있는 일인지 고민했던 문제들이 있었습니까?"라는 질문에 긍정적으로 답변한 사람들은 심장질환 발병 위험성이 두 배나 높았다. 절망감을 느낀 남자들은 시간이 지날수록 경동맥 아테롬성 동맥경화가 훨씬 더 악화됐다.[80] 우울증에 걸린 사람들은 혈소판 반응이 증가했고 혈전이 더 쉽게 생겨났다. 코르티솔이나 아드레날린과 같은 스트레스 호르몬들은 우울한 사람들에게 더 높게 나타난다. 스트레스가 심한 사람들에게서 심박변이도가 줄어드는 현상은 심장질환을 알리는 무서운 신호다.

우울증 환자들은 심장 동맥 경련이 더 잘 나타난다.[81] 동물 연구에서 모든 주요 동맥들이 뻗어 있는 내피는 스트레스가 생기면 기능이 저하된다.

건강하게 살아가는 법

우울증은 스트레스와 마찬가지로 심장질환의 위험을 증가시킬 수 있다.

나이가 들수록 심박세동으로 알려진 불안정한 심장박동은 흔하게 나타난다. 나는 이러한 증상이 나타나면 자연스러운 해결법을 이용하고, 주류 심장 전문의들은 약물과 전기적 심율동 전환으로 해결한다. 흥미롭게도 우울증 환자들은 심율동 전환을 잘 받고 나서 다시 심방세동 증상을 갖게 된다.[82] 두 번 다시 이 과정을 겪고 싶지 않다면 내 말을 믿어라. 의사들은 심율동 전환보다도 이러한 문제들을 우선 해결해야 한다. 의사들은 이러한 문제들에 대해 얼마나 자주 이야기하는가? 단 한 번도 없다.

■ 불안

불안감은 일반 인구의 50%나 갖고 있는 가장 흔한 정신장애 중 하나이다. 어느 정도의 불안감은 어찌 보면 정상적이지만, 어느 순간 앞뒤로 움직인다던가 폭식하는 것과 같이 비정상적으로 행동하게 되면 정상의 범주를 넘은 것이다. 불안감이 심한 사람들은 종종 가슴 통증, 호흡 곤란, 소화 문제 같은 신체의 불편 사항들을 말한다. 가슴 통증을 느끼는 많은 환자가 심장에 문제가 있는 것은 아니다. 이런 증상은 아마 불안감일 것이다. 이런 진단은 생명을 위협하는 많은 의학적 상태를 평가할 때 의사의 목록 맨 아래에 있어야 한다. 하지만 그런데도 불안감은 가슴 통증의 가장 흔한 원인이다. 정말 무서운 것은 불안감이 정말 심장질환을 유발할 수 있다는 것이다.

40~64세의 백인 1,457명을 연구한 결과 불안감은 후속 심장질환과 밀접한 관련이 있었다. 실제로 불안함을 가장 많이 자각하는 사람들은 심장질환 발병 위험성이 4배나 더 높았다. 불안감이 클수록 위험성 또한 커졌다.[83] 1988년에는 심혈관질환이 없는 미국 남성 보건 전문가 3만 3,999명을 대상으로 설문조사를 하였다. 불안감의 정도를 측정하였고 연구 대상자들에게 앞으로 심혈관질환이 나타날지에 대해 추적하였다. 결국, 이 연구에서는 가장 불안감을 느끼는 사람들에게 심혈관질환 발병 위험성이 3배나 높다는 사실을 보여 줬다.[84] 《Circulation》지에 나온 연구 역시 비슷한 결과를 보였다.[85] 또 다른 연구에서는 심실 기외수축으로 알려진 박동 증상이 불안한 사람들에게 더 흔하게 나타난다는 사실을 밝혀냈다.

건강하게 살아가는 법

불안감은 심장마비와 불규칙한 심장박동을 일으킨다.

급사나 심장마비와 같은 심혈관질환의 위험성을 증가시키는 불안감은 무엇을 말하는가? 위에서 언급한 연구자들은 몇 가지 아이디어를 제안했다. 한 가지는 카테콜아민(아드레날린)이 급증하면서 비정상적인 심박을 만들어 낸다는 것이다. 다른 한 가지는 불안감을 유도하는 과호흡증후군이 동맥 경련을 유발하는데 이는 심장의 한 동맥이 갑자기 닫히면서 심장에 손상을 준다는 것이다. 불안감은 또한 설탕이나 카페인, 그리고 팔레오와 반대되는 음식들 같이 건강에 해로운 선택으로 이어진다.

몇 년 전 레지던트 시절, 나와 내 친한 친구는 시카고 시내에 있는 Saturday night라는 곳에 가고 있었다. 병원에서 긴 한 주를 당직으로 보낸 후였기 때문에 나는 충분히 즐길 준비가 되어 있었다. 반면 내 친구는 일과 가정사 때문에 스트레스를 받고 있었다. 친구가 받던 스트레스는 확실히 엄청난 불안감으로 나타났다. 친구는 처음부터 기분이 좋지 않고, 왼팔에 감각이 없다며 불평했다. 그 걱정 때문에 우리는 약속했던 레스토랑이 아닌 응급실에 있게 되었다. 초진 간호사가 친구의 바이털 사인을 확인하는데 친구의 혈압이 240/120이라는 사실에 충격을 받았다. 3일간 검사를 한 끝에 내 친구는 신경안정제 처방전을 들고 귀가했다. 반면 나는 불안감과 스트레스의 위력에 대한 중요한 교훈을 얻었다. 이 두 가지는 절대 가볍게 여겨서는 안 된다.

> **건강하게 살아가는 법**
>
> 불안감이 생기면 아드레날린이 급증하고 비정상적인 심장박동이 일어날 수 있다.

■ 분노

분노와 적대감을 생각하면 뚜껑이 열리기 직전인 붉으락푸르락한 만화 캐릭터가 떠오른다. 실제로 분노했을 때 의학적인 결과는 이와 크게 다르지 않다. 우리는 잠시 한번 홧김을 뿜어내고 분노의 두 글자를 한번 뱉어버리는 것이 필요하지만, 이렇게 반복하면 건강에 좋지 않다. pubmed.com(정부의 의학 문헌 자료)에서 분노와 심혈관을 검색하면 670개가 넘는 기사가 나온다. 이것은 아주 중요한 문제다.

여러 연구에서는 분노가 심장마비와 심장돌연사에 걸릴 위험성을 증가시킨다고 한다.[86] 내가 심장마비 환자를 상담할 때마다 대부분은 가족이나 짜증 나는 상사와의 갈등으로 병이 발생한 경우였다. 분노는 아드레날린과 코르티솔 급증을 유발할 수 있고, 이는 결국 플라크를 파열하고 관상동맥 경련을 일으킨다. 그뿐만 아니라 분노로 인해 혈점도가 높아지고 혈전이 생길 수 있다. 2011년 연구에 따르면 적대감을 가진 남성들이 심장마비나 심근경색 같은 심혈관질환 발병의 위험성이 2배나 높다고 설명했다.[87]

건강하게 살아가는 법

최근 연구에 따르면 결혼생활이 심장마비 위험을 낮추는 것으로 나타났다.[88]

한 정신의학 전문지에서 분노가 고혈압 발병 위험성을 증가시킨다고 발표한 사실은 그다지 놀랍지 않다.[89] 분노에 찬 사람들에게 고혈압이 나타나는 구조 중 한 가지는 혈관 확장과 수축에 관련이 있을 수도 있다. 분노는 분명 아드레날린 급증을 유발하고 이는 혈압을 증가시킨다.[90] 흥미롭게도 분노는 심방세동 발병 위험성을 증가시킨다.[91] 심방세동을 자제시키는 것과 관련해서 분노에 대한 이야기를 꺼내는 의사는 몇 명이나 된다고 생각하는가? 나는 아무도 없다고 생각한다. 뇌를 공급하는 경동맥 질환은 뇌졸중을 일으키는 주요 위험 요소이며, 화난 사람들에게 더 흔하게 나타난다.[92] 마지막으로 관상동맥 중재술 후에 동맥이 다시 막히는 증상은 분노를 느끼는 사람들에게 더 잘 나타난다.[93] 아마 이쯤에서 여러분은 핵심을 알아챘을 것이라고 생각한다. 핵심은 분노가 우리 심장에 좋지 않다는 것이다.

건강하게 살아가는 법

분노는 고혈압, 심방세동, 동맥질환의 위험을 증가시킨다.

■ 사회관계 고립

사회적 관계는 심혈관질환 발병률, 진행률, 사망률에 중요한 역할을 한다. 사회관계 고립은 지역사회에서 긴밀한 관계나 사회적 유대관계가 거의 없는 것으로 정의된다. 많은 사람이 가족과 친구의 혜택을 당연한 것으로 여긴다. 나는 두 가지 경우 모두 스트레스가 생길 수 있지만, 사회적 관계를 좋게 만드는 것이 이점이 크다고 생각한다. 사회관계 고립은 불행히도 많은 사람, 특히 노인들에게 영향을 미친다. 하지만 놀라울 정도로 많은 젊은 사람이 혼자라는 느낌을 받고 있다.

많은 연구에 의하면, 외로움은 심혈관질환 발병 위험을 증가시킨다고 한다. 한 의학 학술지의 보고서에 따르면, 세 명 이하의 사회구성원들하고만 어울리는 사람들은 심장 원인으로 사망하는 위험이 2.5배나 높은 것으로 밝혀졌다.[94] 심장마비가 생기고 나서 고립됐다는 느낌을 받으면 담배나 비만과 같은 기존의 심장 위험 요인만큼이나 사망 위험성이 생긴다. 여러 연구에서는 CRP라고 불리는 염증 반응성 시험 결과가 고립됐다고 자각하는 사람들에게서 가장 높게 나타난 사실을 밝혀냈다. CRP는 심장질환과 관련이 있을 뿐 아니라 뇌졸중, 암과도 연관이 있다.[95]

페이스북과 같은 SNS는 친구 관계가 오늘날 어떻게 유지되는지 가장 확실히 보여 준다. 어떤 활동을 하는지, 무슨 생각을 하는지, 친구에게 어떻게 느끼는지 같은 정보가 꾸준히 업데이트돼야 사람들과 끊임없이 연결됐다는 느낌을 받을 수 있다. 일부 연구 결과에 따르면 페이스북과 같은 사이트들은 소속의 필요성을 이전보다 좀 더 쉽게 만족시켜 준다고 한다. 하지만 다른 연구 결과에서는 이러한 사회적 교감의 형태가 또 다른 왕따나 따돌림의 기회를 만들어 낼 수 있다고 한다. 일반적인 연구들은 보통 이러한 기술들의 심리적 이점과 부정적 결과를 함께 주장한다. '사회적 영향'이라는 단체는 페이스북 사용자들을 두 그룹으로 나눴다. 한 그룹은 페이스북에 글을 올릴 수 있게 하고 한 그룹은 그러지 못하게 했다. 그 결과 글을 올리지 못한 사람들이 더 많은 고립과 절망을 느꼈고 사회적 교감을 잃어버리게 됐다.

나는 모든 환자들에게 우리 페이스북 페이지에 글도 올리고 팔로우하도록 권장한다. (뻔뻔하게 홍보 좀 하겠다: facebook.com/thedrswolfson) 이 페이지에 들어오면, 환자들은 우리와 교감할 수 있고 좋은 정보를 얻으면서 마음과 온몸의 건강을 위한 궁극적 목표를 깨달을 수 있다. 나는 수년간의 의사 생활 동안 많은 환자가 가족이나 친구들과 별로 연락하지 않는 것을 수없이 봐 왔다.

많은 노인은 바깥을 돌아다니지도 않고 신체의 한계를 견디며 집 밖으로 나갈 생각을 않는다. 이 문제는 우리가 나이를 먹으면서 점차 심해질 것이다.

> **건강하게 살아가는 법**
>
> 사람을 직접 만나거나 전화, 소셜 미디어를 통해 인간관계를 형성한다.

■ 실천 계획

이 장의 목표는 심장질환 위험성과 정신 건강 문제의 연관성을 강조하는 것이다. 필요하면 전문적인 도움을 찾되, 사회적으로 한계에 부딪혔을 때나 배우자를 잃었을 때, 혹은 어린 시절 트라우마에서 벗어나고 싶을 때, 약물이 해결책은 아니라는 점을 잊지 말자. 여러분은 정신 건강을 어떻게 향상시킬 것인가? 여기에 열 가지 항목을 나열하였지만, 이것들이 모든 것을 포함하는 것은 아니라는 점을 밝힌다.

1. 건강하게 섭취한다. 가장 건강하게 먹는 사람이 스트레스도 적고 패스트푸드를 먹는 사람들보다 스트레스를 잘 이겨내는 이유가 바로 이것이다. 몇 주간 팔레오 다이어트를 시도해 보고 여러분의 정신에 어떠한 이점이 있는지 경험하라.
2. 이웃을 만나러 간다. 건강한 관계를 찾아라. 클럽에 가입하

고 취미를 갖거나 도서관에 가 보아라. 사회에서 친구 관계를 찾는데 필요한 것들을 하라. 여러분의 마음이 엄청 좋아질 것이다.

3. 문제가 되는 관계들은 정리한다. 필요하다면 상담을 받아라.

4. 운동을 한다. 《하버드 멘스 헬스(Harvard Men's Health)》에 따르면(수백만 가지의 자료와 더불어), 운동은 스트레스와 심장 위험률을 낮춰 준다.

5. 적절한 보충제를 섭취한다. 《Evidence》에 따르면 비타민 C와 D가 스트레스를 낮춰준다고 한다. 《The Omega-3 Connection》에 따르면 오메가-3 지방도 이와 같은 효과를 나타낸다고 한다.

6. 햇빛을 쬔다. 태양은 모든 생명의 근원이다. 계절성 우울증도 우울증의 일종이며 햇빛을 쬐면 해결할 수 있다.

7. 심신 이완요법, 요가, 태극권 등을 한다. 내가 좋아하는 앱 중에 'Relax Lite from Saagara'라는 앱이 하나 있다. 나는 이 앱을 모든 환자에게 추천한다. 이 프로그램을 하는 사람들은 혈압이 개선될 것이라 생각한다.

8. 소셜미디어를 활용한다. 이 방식은 다른 사람들과 관계를 맺고 관계를 키울 수 있는 좋은 방식이다. 펜팔을 하거나 이메일 혹은 문자를 보내는 것은 멀리 떨어진 사람과도 계속 연락할 수 있는 좋은 방법이다.

9. 물을 많이 마신다.

10. 갑상선 검사, 중금속 테스트, 유전자 검사, 영양 테스트를 받는다.

PART

#6

대형 제약회사의
실패한 약속

대형 제약회사의 실패한 약속

> " 질병으로 약을 복용하는 사람은 질병에서 한 번,
> 약에서 한 번, 두 번 회복해야 한다. "
>
> - 윌리엄 오슬러 경

　미국인들은 수십억 건의 의약품 처방전에 수조 달러를 지출한다. 실제로 약품 제조업체는 2013년에 5,000억 달러가 넘는 수입을 거두었다. 그 금액에 미루어 보면 미국인의 건강은 좋을 것이라고 생각할 것이다. 현실은 매우 다르다. 놀랍게도 공중 보건의 연례 검토에 따르면 미국의 평균 수명은 35개의 산업화된 국가 중에서 34번째이다.[96] 사실 미국인은 '개발도상국'인 쿠바와 코스타리카 주민보다도 더 젊은 나이에 사망한다. 바라건대, 그들이 우리의 만성 질환을 증가시키지 않았으면 한다. 이 장에서는 우리 사회에 가장 큰 건강 문제와 대형 제약회사에서 약속한 약품의 일부가 그 문제들을 해결할 것인지에 대하여 논의하고자 한다. 놀랍게도 60세 이상의 성인 중 90%는 적어도 1회의 처방을 받았고, 20%는 5가지의 다른 약을 복용한다. "모든 병에는 약이 필요하다."라는 사고방식을 멈춰야 한다.

제약회사들이 의과대학을 본질적으로 소유하고 있으며, 이 나라의 대부분 연구비를 지급하고 있다. 그런데도 그렇게 생산된 의약품들은 우리를 더 오래 또는 더 건강하게 만들지 못하고 있다. 수술이 모든 병을 완치시키는 것은 아니다. 그것과 마찬가지로 수많은 의약품은 질병을 치료하지 못한다. 이것은 반창고로 가려서 덮는 식의 접근법이다. 유방 절제술에도 불구하고 여전히 유방암의 원인이 여성들에게 있는 것처럼, 장기를 제거함에도 불구하고 아픈 담낭으로 이어지는 요인은 여전히 존재한다. 이런 유치원적인 논리는 '절개하여 치료한다'는 사고방식을 지닌 대다수 외과의에게는 절대 발현되지 않는다. 질병을 피하기 위해 우리 몸의 대부분 장기를 제거하는 방향으로 나아가야 하는가? 얼마나 바보 같은 소리인가?

건강하게 살아가는 법

60세 이상 성인의 90%는 적어도 한 가지 처방을 받으며, 20%는 5가지 이상의 약을 복용한다.

대형 제약회사는 그들의 모델들을 보내서 의사들과 와인을 마시고 식사를 하며 왜 특정 의약품을 처방해야 하는지 설득한다. 사실 8만 명 이상의 제약회사 대표자들이 80만 명이 넘는 의료 제공자들의 환심을 사고자 한다. 1980년대와 1990년대처럼 노골적인 뇌물 수수는 아니지만, 여전히 제약회사는 컨퍼런스를 후원하고 점심을 먹으면서 의사들의 환심을 사고자 한다. 제약회사는 마치 의사들이 의료 과실을 범하는 것처럼 그들의 약을 처방하지 않는 것에 대해 죄책감을 느끼게 한다. 실제로 의료 엘리트가 제작한 지침에 따라 약을 처방하지 않으면 과실로 유죄 판결을 받을 수 있다. 이 가이드라인을 누가 작성했을까? 대형 제약회사에 고용된 의사들이다. 멋진 시스템이지 않은가?

처방전 없이 구매할 수 있는 의약품의 위험성에 대한 새로운 정보가 매일 공개된다. 질병통제센터(CDC)는 처방 부작용으로 인해 응급실(ER)을 찾는 사람이 연간 75만 명이 넘을 것으로 추정한다.[97] 올바른 사람에게 올바른 양의 올바른 처방이 연간 수십만 명의 응급실 방문을 초래하고 있는 것이다. 불행하지만 그러나 진실한 농담은, 안전상의 이유 때문에 FDA에 의해 취소된 모든 의약품들이 이전에는 FDA에 의해 안전하다고 승인되었던 것들이다. 장기간의 연구는 드물게 이루어지며, 약의 승인 이전에는 더군다 아니다. 많은 경우에서, 충분히 많은 사람이 사망한 후에야 약은 시장에서 사라지게 된다. 거대한 집단 소송에서 피해자를 찾고 있는 변호사 광고를 본 적이 있는가? 이 사람들은 매일 매시간 광고를 하는데, 그 이유는 사람들이 약에 의해 악영향을 받고 심지어는 사망하기 때문이다.

> **건강하게 살아가는 법**
>
> 의사는 자신이 잘 모르는 질병에 대해, 잘 알지 못하는 약을, 전혀 알지 못하는 사람에게 처방한다. - 출처 미상

최근 비스테로이드성 항염증제 이부프로펜과 같은 NSAID로 알려진 약물군이 심방세동의 위험을 76%까지 증가시키는 것으로 알

려졌다.[98] 심방세동은 일반적으로 의약품이나 수술로 치료되는 무질서한 심장박동이다. 환자에게 혈액 희석제가 투여되는데, 이 장의 뒷부분에서 설명하는 것처럼 많은 위험성을 안고 있다. 원인이 이부프로펜인데도 AFIB 치료법으로 심장 조직을 태우기 위해 몇천 명이 절제 수술을 받았는가?

항생제는 어린이와 성인에게 사탕처럼 분배된다. 이 약에 대한 진실한 표시는 거의 없지만, 의사는 환자를 행복하게 해주려고 하면서도 빨리 진료를 끝마치기를 원한다. 보통 환자들은 처방전을 통해 치료법을 찾고 바이러스성 증상을 호소한다. 항생제는 바이러스를 치료하지 않는다. 놀라울 정도로 효과적인 약물군의 과용은 내성균으로 이어졌다. 의사들은 더 새롭고 더 비싼 항생제들을 자주 찾게 되며, 결국에는 이 약들이 곧이어 생성되는 내성균 때문에 쓸모없게 된다. 의사들의 이러한 행위는 무료 점심 식사를 제공받은 것에서 비롯된다. 내 아버지는 "항생제를 복용하고 일주일 안에 회복하거나, 7일 동안 항생제 없이 회복하시오."라고 말씀하곤 했다. 우리는 인명이 달린 전염병의 상황을 위해 항생제를 아껴야 한다.

마지막이지만, 역시 마찬가지로 중요한 사실은 모든 의약품이 동물 실험을 받았다는 것이다. 마하트마 간디는 "사회의 위대함과 도덕적 진보는 동물을 다루는 방식으로 판단할 수 있다."라고 말했다. 우리 사회는 부끄러워해야 한다.

매년 수백만 마리의 동물들이 신약을 연구하기 위해 희생된다. 최신의 혈압 약물이나 화학요법제를 테스트하기 위해 동물은 비참한 상태로 가둬지며, 지속적인 스트레스를 받고, 말 그대로 고문을 당한다. 이 관행의 수행자들은 동물 학대로 인해 많은 생명을 구했다고 변명할 것이다. 이 변명은 약과 수술이 간신히 우리의 수명을 늘렸다고 주장하는 것처럼 영악한 영업 속임수일 뿐이다. 우리가 80세까지 사는 이유는 위생, 맑은 물, 양질의 음식 때문이다. 동물 연구에 사용된 돈, 시간, 사람 및 기타 자원은 건강 교육 및 예방에 할당되어야 한다. 다음번에 타이레놀이나 애드빌을 찾게 되면 아픔을 느끼고 고통을 겪는 모든 동물들을 생각해 보자.

우리가 방금 논의한 것을 감안할 때, 심장병에 사용된 약이 도움이 되었다는 증거는 무엇일까? 수년간 우리는 제약회사의 지속적인 광고를 들었고, 생각 없이 약품을 처방하는 의사들로부터 같은 이야기를 들었다. 이제 나를 따라서 심장 케어의 현재 상태를 살펴보자.

■ 콜레스테롤 저하제

콜레스테롤은 주로 간에서 생성되는 왁스 같은 생명 부여 분자다. 우리는 제1장에서 이에 대한 이점을 설명했다. 사슬에서 중요한 연결고리인 HMG CoA 환원 요소로 콜레스테롤을 형성하기 위한 일련의 연쇄 반응이 일어난다. 이 효소를 억제하는 것으로 알려진 약은 흔히 스타틴으로 알려져 있다. 이 약물의 일반적인 이름에는 스타틴이 들어간다. 수백만 명의 사람들이 콜레스테롤과 심장병 위험을 낮추기 위해 스타틴을 복용한다. 리피토(Lipitor), 크레스토(Crestor), 조코(Zocor) 등의 판매로 수십억의 달러를 벌어들였다. 그러나 그들이 유익하다는 어떤 증거가 있는가?

사실 스타틴은 콜레스테롤과 LDL 수치를 낮추지 않는다. 그들은 때로 극적으로 그렇게 되는 경우가 있다. 불행히도 우리의 뇌, 호르몬, 소화관, 그리고 모든 세포에서 스타틴은 사용 가능한 콜레스테롤의 양을 줄인다. 이 종류의 약물이 장기적으로 효과가 있다는 정보는 거의 없다. 우리는 당뇨병, 백내장, 근육 손상, 간 손상 및 낮은 테스토스테론 등이 광범위한 부작용의 목록에 포함되어 있음을 알고 있다. 스타틴을 복용하는 사람은 3개월마다 간 및 신장 손상을 모니터해야 한다.

이 약물군의 이점을 해독하기 위해선 스타틴을 면밀하게 살펴보아야 한다. 이 질문을 평가한 최초의 대규모 연구 중 하나는 AFCAPS/TEXCAPS였다.[99] 1998년에 발표된 이 연구는 알려진 심장 질환이 없는 6,000명이 넘는 참가자를 대상으로 한 기본적인 예방 실험이었다. 그룹의 절반은 스타틴 약물인 프라바스타틴을 나머지 절반은(적극적인 치료법이 아닌) 위약을 받았다. 우리가 아는 것처럼 실험 결과가 의학을 바꿔 놓았으니 그 결론을 마음을 단단히 먹고 살펴보자(이 책과 함께 앉고 싶거나 눕고 싶을 수 있을 것이다). 지구를 뒤흔들 만한 심장 문제에 대한 그룹 간의 차이는 약물 그룹에선 4.9%, 위약 그룹은 6.4%였다. 약을 복용하고 나서 5년 후에 총 1.5%의 차이가 생겼다는 것이다.

1.5%의 차이는 나에게 깊은 인상을 주지 못했다. 또 다른 측면은 63명이 1명에게 생길 문제를 막기 위해 5년 동안 약을 복용해야 한다는 것이다. 이 중요하고 빛나는 통계를 '치료할 필요가 있

는 숫자' 또는 NNT라고 한다. 항상 어떤 치료에 대해서도 의사에게 정보를 요청하라. 이 그룹의 환자에 대한 마지막 놀라운 통계는 63명이 5년간 약물을 복용하면, 1개의 문제를 예방하기 위해 11만 4,975개의 알약이 소비된다는 것이다. 그것은 수많은 양의 약과 돈이 대형 제약회사를 위해 소비되는 것이다.

그러나 이 사람들을 만나라. AFCAPS에서 가장 중요한 발견은 각 그룹에서의 사망자 수가 같다는 것이었다. 스타틴은 전반적인 원인으로 인한 사망을 예방하지 못했다. 스타틴 그룹에선 심장병으로 사망한 사람이 더 적었고, 암과 자살로 사망할 확률이 훨씬 더 높았다. 이 중요한 정보는 심장 전문의에 의해 은폐되었고, 스타틴의 생산은 증가되었다. 심장 전문의는 심장 관련이 아니면 환자가 어떻게 사망하는지 관심이 없다.

AFCAPS가 프라바스타틴 제조업체인 머크(Merck) 제약회사의 지원을 받는 것에 대해 알고 싶을 것이다. 연구 자금을 지원하는 사람들이 결과를 조작할 수 있는가? 모든 연구에 대해 이 질문을 해야 할 것이다. 우리는 헤드라인을 넘어서 저자들의 동기를 보아야 한다. 회사 경영진이 약을 투여한 그룹을 위하여 데이터를 변경할 수 있다고 생각하는가? 수십억 달러가 걸려 있는 문제에서 기업의 CEO에게 부정적인 결과를 가져오는 연구원은 어찌 될 것으로 생각하는가?

건강하게 살아가는 법

AFCAPS는 프라바스타틴 제조업체인 머크 제약회사가 자금을 지원했지만 그 약의 복용으로 생명을 구하진 못했다.

왜 의사들은 이 사탕발림을 깨닫지 못하는가? 많은 요인이 관련되어 있지만, 일반적으로 의사는 10분마다 환자를 보느라 너무 바빠서 읽어 볼 시간이 없으며, 그들이 읽는 것이라곤 제약회사가 후원하는 잡지에 실린 기사일 것이다. 제약회사 직원은 사무실에 와서 우리들을 배부르게 먹이고, 약품의 영광을 선전하는 아름다운 차트를 보여 준다. 의사들은 기업의 강력한 마케팅 노력과는 적수가 되지 못한다. 그들은 우리가 알고 있는 것보다 우리의 패턴과 행동을 잘 안다. 나는 강제하는 법에 대해 상세한 훈련 내용을 알려준 대형 제약회사의 담당자들과 가까웠다. 담당자들은 고도로 숙련된 닌자와 같다.

1995년 '스코트랜드 웨스트'의 임상시험 결과가 발표되었다. 이 연구는 평균 콜레스테롤 수치가 270 이상인 6,000명의 남성을 대상으로 조사됐다. 절반은 프라바스타틴 40mg를, 절반은 위약을 투여받았다. AFCAPS와 함께 진행된 이번 연구 결과는 미국 의사들이 스타틴 약물의 사용을 강요하라고 몰아붙일 것이다. 불행히도 여성들에게 유익하다는 자료가 희소한데도 여성들도 이 권고를 받았다.

스코트랜드 웨스트 임상시험에서는 5년 후에 스타틴 그룹이 4.1% 확률에 비해 3.2% 사망률을 보였으며, 치료에 필요한 수치(NNT)는 이 시점에서 110이었다. 다시 말하자면 110명이 1명의 사망을 예방하기 위해서 5년간 약물을 복용해야 했다. 내 계산에 따르면 20만 개가 넘는 프라바스타틴 캡슐은 한 번의 사망을 막기 위해 5년 동안 섭취되어야 했다. 심장 발작은 7.8%에서 5.8%로 감소했다.[100] 약물은 효과가 있었으나 대단하지 않았다. 다시 말하자면,

나는 스타틴이 위험을 낮추는지에 대한 여부를 논하고자 하는 것이 아니다. (미국 기업들이 명백한 이유로 결과를 '조작한다'고 생각하지 않는다면) 그 데이터에 의하면 위험을 낮춘다고 한다. 내 임무는 환자에게 문제 발생률 0%라는 목표로 훨씬 더 줄일 수 있는 방법을 제안하는 것이다.

2008년 JUPITER의 임상시험 결과가 발표되었다. 이 연구는 상승된 CRP(염증 지표) 환자를 조사하여 심혈관 위험을 증가시켰다. 그룹의 절반은 콜레스테롤 치료제인 로스바스타틴을, 나머지 절반은 위약을 투여받았다. 약물 그룹은 2년 후에 2.8%와 비교하여 2.2%의 사망률을 보였다.[101] 단순한 차이는 사람들이 이 약물을 복용하면 수천 명의 목숨을 구할 것이라고 주장하는 뉴스 매체의 감각주의에 비하면 정말 왜소했다는 것이다.

건강하게 살아가는 법

사망을 예방하려면 20만 개 이상의 프라바스타틴 캡슐을 5년간 삼켜야 한다.

임상시험 참가자들이 심장발작, 혈관 성형술, 또는 바이패스 수술의 병력이 있어서 2차 예방을 위해 약물을 사용하면 스타틴 데이터는 조금 더 좋아진다. 머크(Merck) 제약회사는 4S 시험을 후원하여 문제들을 26%에서 15.9%로 감소시켰다. 이로 인해 16명의 NNT로 이어졌는데, 16명이 한 번의 사망을 예방하기 위해 5년 넘게 약물을 복용한 것이다. 사망 위험은 4% 감소했다.[102] 수치는 중요하지 않다. 스타틴 시험, 특히 2차 예방에서는 유익성을 밝혀냈다. (음모 이론가가 약물 제조사에 의해 데이터가 조작될 수 있음을 주장할지라도) 나는 이 부분을 논하고자 하는 것이 아니다. 내가 여기에서 말하고자 하는 것, 그리고 내가 하고 있는 진료는 잠재적으로 위험한 의약품 없이 심장질환을 막고 치료할 더 좋은 방법이 있다는 데에 근거를 두고 있다. 목표는 위험률 22%에서 16%로 줄이는 것이 아니다. 목표는 위험을 0%로 줄이는 것이다. 약물에도 불구하고 환자의 10%가 등록 후 5년 이내에 사망했다. 의사는 더 나은 해결책을 제시해야 하며, 환자는 변화를 요구해야 한다. 신체가 리피토(Lipitor), 크레스토(Crestor), 조코(Zocor)가 부족해서 심장질환이 발생하는 것은 아니다. 모든 질병은 스트레스와 활동 부족 때문에 생긴 빈약한 영양과 화학물질 때문이다.

약물에는 단점이 있다. 나는 스타틴 때문에 힘들어 하거나 부작용을 겪고 있는 환자들을 많이 진료했다. 예를 들어 내 환자인 톰과 같은 일부 사람들은 스타틴 약물로 심각한 근육 손상을 입었다. 기분을 상하게 하는 약물을 멈춘 지 수년이 지난 후에도 톰은 여전히 근육에 약한 통증이 있다. 수천 명의 환자가 스타틴 약물로 심각한 근육과 간 손상을 입었다. 다른 환자들은 기억 손실과 일시적인 기억 상실에 대해 불평한다. 이 사람들은 말 그대로 한 번에 며칠 동안 모든 기억을 잃어버린다. 몇 년 전에 듀안 그레이블린 박사는 《리피토(Lipitor), 기억의 도둑》이라는 훌륭한 저서를 냈다. 그레이블린 박사는 자신의 저서에서 스타틴 약물 때문에 기억 문제가 있는 수십 명의 환자들을 기록하고 있다. 나는 개인적으로 대형 제약회사가 지급한 모든 대형 임상시험들로 인해 사람들이 보이지 않는 틈 사이로 추락하고 있다고 생각한다.

다시 언급하지만, 문제는 스타틴이 세포 기능, 호르몬 형성, 소화 및 비타민 D 생산에 중요한 분자인 콜레스테롤 생산을 제한한다는 것이다. 사람들에게 기억 손실이나 단기적 기억 상실이 발생하는 것은 당연한 일이다. 신체의 모든 세포는 콜레스테롤에 의존한다. 콜레스테롤이 없으면 인간의 삶은 불가능하다. 콜레스테롤에 대한 스타틴과 다른 약물은 질병의 원인을 언급하지 않고 다른 반창고 적인 접근법의 표본이 된다.

> **건강하게 살아가는 법**
>
> 심장질환 치료의 목표는 원인을 찾고 위험을 0%로 줄이는 것이다.

▪ 혈압 저하제

"혈압이 너무 높아서 뇌졸중 위험이 있습니다!" 의사들은 혈압 저하제를 복용시키려고 환자들에게 겁을 주는 전술에 매우 능하다. 대형 제약회사는 한 광고에서 휠체어에 앉아 침을 흘리던 남자가 집에서 망치질을 하는 장면을 보여 준다. 나는 고혈압이 좋다거나, 고혈압은 확실히 정상이 아니라거나, 혹은 치아가 건강함의 표식이라고 말하지는 않는다. 고혈압(BP)은 병의 징후이며 질병 자체는 아니다. 그 원인은 베타 차단제나 ACE 억제제 결핍 같은 것이 아니다. 빈곤한 영양과 화학물질이 신체 활동의 부족, 수면 부족 및 스트레스 증가와 함께 원인이 된다.

올라간 혈압이나 고혈압은 평생 그 사람을 높은 심장발작, 뇌졸중, 신부전 및 사망 위험에 처하게 한다. 증가된 위험은 수년간 혈압이 상승한 사람들에게서 나타난다. 그러나 이 사실은 환자가 생활 스타일을 바꾸고 보조제를 사용하여 더 나은 혈압 측정이 달성되도록 시간을 허락한다. 고혈압은 (ED, 발기부전이 아니라 같은 원인이 있는) 내피 기능장애 의 징후이다. 혈관을 감싸는 내피세포가 정상적으로 기능하지 않으면 혈압이 높아질 수 있다. 다시 말하자면, 환자들은 영양과 보조제로 내피 기능을 향상시킬 수 있다.

안타깝게도 대부분의 의사들은 나의 조언을 듣지 않고, 최근에 점심을 산 제약 담당자가 회사의 약을 처방하기 위해 처방 기록지를 재빨리 꺼낼 것이다. 왜 영양과 운동을 통해 극적으로 혈압을 낮추는 예방 방법을 논의하는 데 시간을 투자해야 하는가? 사탕무, 견과류, 탄수화물 제한, 오메가-3 지방 및 수십 가지의 다른 식품은 혈압을 낮춘다. 또한, 지압요법 진료, 침술, 명상 및 요가는 혈압을 낮추는 것으로 입증되었다.

건강하게 살아가는 법

혈압을 자연스럽게 낮추는 방법에는 여러 가지가 있다.

혈압이 높으면 약을 복용해야 하는가? 대부분 의사들은(모든 이들이 훈련받은) 이 과정을 촉구할 것이지만, 그 유익성은 무엇인가? 몇 가지 데이터를 설명하겠지만, 2014년 초에는 혈압 지침이 개정되었다. 약물을 권장하는 혈압은 수축기(최고 수치) 150 이상, 이완기(최하 수치) 90이다.[103] 이는 수백만의 남성들과 여성들이 더 이상 위험을 감수해서 최소한의 유익성을 얻고자 약을 복용할 필요가 없음을 의미한다. 대형 제약회사는 약을 절대 필요로 하지 않는 환자들에게 약을 챙김으로써 얼마나 많은 돈을 벌어들였을까? 약물로 혈압을 극적으로 낮출 수 있다고 하지만 심장발작, 뇌졸중 또는 사망의 위험을 줄일 수 있을까? 이것이 우리가 물어봐야 할 질문이다. 왜 여러분은 혈압 약을 복용하게 되었는가?

대부분의 임상시험은 혈압 약물이 심장마비의 위험을 낮추지 않는다고 결론을 내리고 있다. 2014년 임상시험 결과에 의하면 고혈압 약을 복용하는 환자들의 심장마비가 감소하지 않았다.[104] 약물이 심장마비 위험을 줄이지 않는다면 약을 복용하는 이유가 무엇인가? 어쩌면 뇌졸중을 줄일 수 있을 것이다. 위 임상시험에서 뇌졸중은 평가변수(endpoint)였으며, 약물이 뇌졸중에 효과가 있는 것으로 확인되었다. 뇌졸중 위험이 5.5%에서 5.0%로 감소된 것이다. 하지만 NTT(Number needed to treat)는 200이었다. 즉 치료효과는 200명 중 1명으로 나타나 큰 의미가 없었다.

건강하게 살아가는 법

새로운 의학 가이드라인을 적용하면 수백만 명의 남성과 여성이 더 이상 고혈압 약을 필요로 하지 않는다.

SYST EUR 임상시험은 수축기 혈압이 평균 173인 환자에게서 약제와 위약을 검사했다. 몇 년 후, 약물 그룹의 94.9%가 위약 그룹은 94.1%가 살아 있었다.[105] 미묘한 차이로 인해 우리는 약국으로 차를 몰아서는 안 되며, 건강한 식료품 가게의 통로를 걸어가야 한다. 칸데사르탄 약물(Atacand)을 사용하는 임상시험에선 암과 심장 발작의 증가를 발견했다.[106] 이 약은 이 임상시험이 발표된 후, 10년 동안 널리 사용되었다. 실제로 최근 리뷰에 따르면 칸데사르탄과 유사한 약물 모두가 암 발생 위험을 높일 수 있는 것으로 밝혀졌다.[107] 마지막 문장의 암을 다시 읽어 보자.

HOPE(Heart Outcomes Prevention Evolution) 임상 시험은 당뇨병과 혈관질환이 있는 고위험군 환자들을 대상으로 ACE 억제제 또는 위약을 주었다.[108] 5년 후 더 많은 사람이 약물 그룹에서 살아 있었지만 NNT는 56이었다. 이는 56명의 사람들이 한 사람의 질병을 예방하기 위해 5년간 약을 먹어야 한다는 것을 의미한다. 55명의 사람들은 약을 복용하고도 전혀 효과를 얻지 못할 것이며, 수많은 부작용에 노출될 것이다. 위험이 가장 높은 이 집단에서도 효과는 적었다. 이 시험 결과가 발표되자 킹(King) 제약회사의 주식은 급등했다.

2014년의 한 연구에 따르면, 혈압약을 복용하는 사람은 낙상 위험이 40% 증가했다. 가을 이후 심각한 부상을 입은 사람들 중 17%가 사망했다. 수백만 명의 노인들이 최소한의 효과를 위해 과잉 치료되고 있지만, 모든 위험을 견뎌야 한다.[109] 또 다른 최근의 연구에 따르면, 의약품이 혈압을 현저히 낮추면 암 발병 위험이 260% 증가했다. 이 상관관계의 원인은 아직 확정되지 않았으나, 나는 신중을 기하고 약물을 피할 것이다. 원인을 찾느라 기다리면서 자신의 건강을 위태롭게 하는 이유는 무엇인가?[110]

이제 이해가 되는가? 혈압을 낮추는 약물은 최소한의 효과를 제공하지만 전반적인 건강에 심각한 위험을 초래할 수 있다. 이 부류의 몇몇 약물은 FDA에 의해 (승인되고 수년 후)금지되었거나 과도한 부작용으로 인해 밀려났다. 한 가지 금지 약물은 포시코르(Posicor)로 시장에서 얼마 후에 사망을 증가시키는 것으로 나타났다. 레서핀, 매틸도파 및 하이드랄진과 같은 약물의 부작용을 확인하라. 사실 모든 약의 부작용을 조사해야 한다. 광고 후 짧게 나타나는 마지막 10초만을 보지 말고 이들에 대해 스스로 확인하자.

건강하게 살아가는 법

혈압을 낮추는 약은 건강에 심각한 해를 끼칠 수 있다.

🔖 아스피린

흔히 사용되는 의약품 중에 많은 사례가 있으며, 이들의 효과는 0점에 가깝다. 아스피린은 심장마비와 뇌졸중을 예방하기 위해 수천만 명이 삼킨 약물 중 하나다. 이는 역사상 가장 위대한 엉터리 약이다. 미국 심장학회는 65세 미만의 건강한 여성에게 아스피린을 사용하지 말 것을 특별히 권고한다. 이미 심장발작을 앓고 있는 사람들에게 이 약은 다소 효과가 있다. 심각한 출혈 위험을 일으킴에도 최소한의 효과를 위해 이 약을 섭취하는 이유는 무엇인가? 아스피린을 복용하는 10만 명당 적어도 15명이 위장관 출혈로 사망한다.[111] 더 자세히 알아보자.

홍미로운 연구 결과에 따르면, 건강한 74세의 남성에게 주어진 아스피린이 연간 심장 혈관 사건의 위험을 2%에서 1.74%로 감소할 수 있다는 것을 발견했다. (절대 위험 감소는 0.26%, 치료에 필요한 수치는 385) 이는 한 가지 문제를 예방하기 위해 14만 개 이상의 아스피린을 섭취해 온 것을 의미한다. 같은 사람이 아스피린을 복용하면 위장관 출혈 위험이 0.3%에서 0.51%로 증가한다. (절대 위험 증가는 0.21%, 피해를 보는데 필요한 수치는 476)[112] 이 정신병자 같은 소리를 믿는가? 심장 전문의는 적은 효과에 만족하고 있으며, GI 전문의는 출혈로 인해 사업이 커지자 홍분하고 있다. 미국 바이엘(Bayer)은 3가지 심장발작 중 1가지를 예방한다고 주장하는 대담함을 가지고 있다. 그 광고는 TV에 널리 방영된다. FDA는 어디에 있으며 왜 이 허위 광고를 쫓아내지 않는가? 나는 FDA 때문에 종합 비타민제가 유익하다고 주장할 수는 없으나, 바이엘은 거짓말과 뻔뻔하게 왜곡된 정보의 잘못으로부터 벗어날 수 있다.

2014년 5월 5일, FDA는 바이엘이 심장마비나 뇌졸중의 주요 예방을 위해 아스피린을 권장하는 것을 금지했다. FDA는 심장마비나 뇌졸중을 한 번도 경험하지 많은 사람을 위해 아스피린을 사용하는 것에 대해 뒷받침할 증거를 찾지 못했다. 이 엄청난 성명서와 바이엘의 명백한 거부는 현재 이 약을 복용하는 수백만 명의 사람들에게 영향을 끼친다. 아스피린은 약물이다. 슬프게도 수백만 명의 사람들이 천연적인 선택들이 많을 때에도 근육과 관절 통증을 위해 이 위험한 약을 복용한다. 더 중요한 것은 통증의 원인을 찾는

것이다. (예: 글루텐 및 기타 음식 민감성)

아스피린의 GI 출혈 이외에 다른 부작용은 다음과 같다.

1. 관절염의 고통스러운 형태인 통풍으로 이어지는 요산을 증가
   시킨다. 사람들이 고통스러울 때, 그들은 더 많은 아스피린을
   삼킨다.[113]
2. 신장 기능이 감소한다.[114]
3. 실명에 이른다. 아스피린은 노인성 실명의 주요 원인인 황반
   변성의 '습윤' 형태의 위험을 증가시킨다.[115]
4. 수술 환자의 혈전 위험을 증가시킨다.[116]
5. 청력을 상실하게 한다.[117]

건강하게 살아가는 법

심장질환에 복용하는 아스피린은 효과보다 부작용이 훨씬 크다. 특히 여성에
게 부작용이 크다.

■ 기타 혈액 희석제

심장 동맥에 스텐트라는 작은 금속을 넣을 수밖에 없는 경우에는
아스피린과 비슷한 약물이 추가된다. 이 부류의 가장 보편적인 제
품은 클로피도그렐이며, 플라빅스(Plavix)라는 상품명도 있다. 이 약
은 첫 해에 아스피린을 단독 투여할 때에 스텐트를 열어 둘 수 있는
매우 적절한 이점이 있다. 플라빅스/아스피린군과 아스피린 단독
군의 연구에서 3% 감소만이 관찰되었다. 1년이 지난 후에 매우 적

은 데이터가 공격적인 혈액 희석제를 지속할 때의 이점을 뒷받침한다. 그러나 전형적인 심장 전문의는 환자들에게 불리한 점을 지적하면서 1년 후에도 이 약물을 계속 사용한다고 말한다. 물론 유일한 단점은 아스피린과 병용했을 때 출혈 위험이 아스피린을 단독으로 사용할 때보다 두 배가 된다는 것이다. 실제로 최근 연구에 따르면 에피언트(Effient)와 브릴린타(Brillinta)를 포함한 이 약물군을 1년 이상 지속 사용한 사람들은 사망 위험이 높다는 것이 확인됐다.[118] 나는 스텐트를 하고 난 후 6~12달 사이에 모든 환자에게 이 약의 투여를 중단한다.

건강하게 살아가는 법

플라빅스(Plavix)는 단지 처음 1년 동안 스텐트를 열어 두는 데 효과적이다.

의료비는 종종 파산의 가장 큰 원인으로 알려졌다. 플라빅스는 일반적으로 비용이 많이 든다. 또한, 다른 약물을 간섭하는 것으로 알려져 있어 끔찍한 출혈의 위험이 증가한다. 어떤 사람은 유전적으로 많은 약물에서 출혈 위험이 증가하는 경향이 있다. 혈액 희석제의 안전을 위해 실시하는 유전자 검사가 있으나, 의사는 이 정보를 발견하는 데에 거의 시간을 할애하지 않는다. 플라빅스 이전에는 티클리드(Ticlid)라는 약물이 있었는데, FDA는 몇 명의 환자가 사망한 후에야 마침내 이를 거둬들였다.

혈액 희석 도구 상자에 있는 또 다른 불쾌한 요소는 와파린이다.

쿠마딘(Coumadin)으로 알려진 이 약물은 심방세동 환자에게 뇌졸중 예방약으로 사용된다. 사실 이 약물은 쥐 독약으로 시작되었다. 쿠마딘은 과대 처방되는 약이지만 뇌졸중 위험이 높은 사람들에게만 효과가 있다. 약물에 의한 대다수 사람의 뇌졸중 위험은 4%에서 2.5%로 감소한다. 와파린으로 인한 출혈은 파멸적이고 치명적일 수 있다. 이 약품은 식품 상호작용이 크기 때문에 주의해서 모니터링해야 한다. 예를 들어 항생제는 약물 수치에 현저히 영향을 주기 때문에 이후에 출혈로 발전할 수 있다. 나는 여러 해 동안 병원의 의사로서 이를 여러 번 보았다. 프라닥사(Pradaxa)와 자렐토(Xarelto)와 같이 시판 중인 신약은 피를 희석시키지만, 응급 출혈의 경우 혈액 희석 효과를 되돌릴 수 있는 해독제는 없다. 왜 치료 효과가 낮고 위험성이 높은 약을 먹는가? 나는 이 위험한 의약품에서 환자를 구해 내는 것을 좋아한다.

🔖 심장박동을 위한 약품

심장병 전문의 진료소에서 일반적으로 호소하는 통증은 가슴이 두근거린다는 것이다. 환자들은 심장 경련, 불규칙함, 또는 쿵쿵거림 등의 느낌을 표현한다. 많은 원인이 있으나, 이러한 증상은 종종 PVC 또는 조기 심실 복합체라고 불리는 여분의 심장박동 때문이다. 대형 제약회사에 있는 나의 친구는 모든 것에 대한 해답을 가지고 있으며, 수년 동안 항부정맥제로 알려진 약물을 사용했다. 1992년 이전의 심장마비 환자를 관찰한 PVC를 억제하는 연구가 발표되었다. CAST라고 알려진 이 획기적인 임상시험에서 활성 약물 복용자가 위약과 같은 비율로 3배나 사망한 것으로 나타났다.[119] 이 약 종류의 사용으로 사망한 사람의 수는 알 수 없지만, 수년간 유효했다면, 수천 명이 될 가능성이 높다. 이 임상시험은 20년이 넘었지만 여전히 유효하다. 누가 소비자를 주시하고 있는가? 다른 약들은 환자가 안전을 위해 며칠 동안 입원해야 한다고 요구한다.

위험한 약물에 관한 안타까운 상황은 마그네슘, 칼륨, 오메가-3 오일 및 기타 영양소와 같은 천연 보조제로 상황을 개선할 수 있다는 것이다. 다시 한번 말하자면, 원인을 찾는 것이 중요하다. 추가된 심장박동은 영양 결핍과 금속·독소로 인해 생길 수는 있으나 결코 의약품이 부족한 결과는 아니다. 나는 카페인, 글루텐, 또는 옥수수를 제거한 후 증상이 호전된 환자들을 치료한다. 다른 사람들에게는 유제품이나 달걀에 대한 민감성의 신호일 수도 있다. 환자는 의사에게 원인을 찾아달라고 요구해야 한다. 나는 그 원인을 찾았기 때문에 성공했다.

건강하게 살아가는 법

모닝 커피 또는 오후 설탕이 함유된 스낵이 증상의 원인이 될 수 있다.

🎗 당뇨병 약물

제2형 당뇨병에 대해 간단히 이야기하자. 2,000만 명이 넘는 미국인이 심장혈관질환, 뇌졸중, 암 및 치매의 위험을 증가시키는 혈당이 올라갔다는 진단을 받고 있다. 상승된 혈당은 설탕과 탄수화물을 섭취하는 데에서 비롯된다. ① 췌장이 충분한 인슐린을 생산하지 못하고, ② 인체 조직이 인슐린에 내성을 갖게 된다. 인슐린은 세포에 문을 열어 에너지(포도당, 단백질, 지방 등)가 들어갈 수 있도록 하는 열쇠다. 혈당치가 너무 오랫동안 높다면 인슐린은 더 이상 자물쇠에 맞지 않고 문을 열 수 없는 열쇠가 된다.

제약회사들은 사람들이 식단이나 운동을 바꾸지 않는다는 것을 알고 있기 때문에 혈당을 낮추기 위한 의약품을 개발한다. 매년 이 부류의 약물에 수백억 달러가 지출되어 이 수치를 조절한다. 그러나 스타틴과 혈압약의 경우에서 보았듯이 수치를 낮추는 것이 반드시 심장질환의 위험을 낮추는 것은 아니다. ACCORD라는 임상시험은 제2형 당뇨병 환자에 대한 집중적인 혈당 조절 문제를 조사했다. 저자들은 혈당 조절을 가장 잘하는 그룹에서 사망 위험이 22% 증가한 것을 발견했다.[120] 120mmHg 미만의 목표를 가진 당뇨병 환자의 혈압 강하가 140mmHg 미만의 혈압을 얻은 사람들보다 추가적인 이점을 제공하지 못하는 것으로 밝혀졌다.[121] 때로는 지나치게 공격적인 것은 건강에 유익하지 않다.

왜 이 치료법이 사망률을 증가켰는가 하는 의문점이 남아 있지만, 당뇨병 환자에게는 그 해답이 매우 간단하므로 안심해도 된다. 먼저 당뇨병과 고혈압을 일으키는 설탕과 탄수화물 섭취를 중단해야 한다. 팔레오 식품을 먹고 혈당치가 정상화되고 심장의 위험성이 낮아지는 것을 지켜보자. 나는 수천 번이나 환자들을 목격했으며, 당신에게도 일어날 수 있는 일이다.

나의 환자인 레이 M을 예로 들어 보겠다. 첫 방문 때의 공복 혈당치는 145였다. 팔레오식 영양 섭취 3개월 후 혈당은 96이었다. 매우 간단하다.

건강하게 살아가는 법

당뇨병과 고혈압을 줄이기 위해 고안된 약물이 반드시 심장질환의 위험을 낮추는 것은 아니다.

■ 실패한 약물 사례

FDA가 승인했으나 나중에 회수하거나 금지한 의약품은 얼마나 있는가? 이로 인해 몇 사람이 사망했는가?

- 히스마날(Hismanal) : 알레르기 약
- 바이콜(Baycol) : 콜레스테롤 약
- 프로펄시드(Propulsid) : 역류 및 속쓰림 약
- 포시코르(Posicor) : 고혈압 약
- 아반디아(Avandia) : 당뇨병 약
- 트로바플록사신(Trovafloxacin) : 감염 약
- 탈리도마이드(Thalidomide) : 아침 구토증 약

이 목록은 말 그대로 수백 개의 약품들이 있다. 내가 레지던트 과정에 있는 동안, 우리는 트로바플록사신(Trovafloxacin)과 바이콜(Baycol)을 사탕인 것처럼 나누어 주었다. 조금이라도 과체중인 사람은 약물이 FDA에 의해 수거될 때까지 펜-펜(Fen-Phen)을 처방받았다

(이 약은 심혈관 위험이 증가한다고 한다). 이 콤보의 펜(Fen) 부분의 제작자는 약 40억 달러를 들여서 법적인 영향력을 가졌다.[122]

얼마나 많은 사람이 처방전이 규정한 제약의 부작용으로 인해 고통을 겪는가? 1994년에 10만 명 이상의 사람들이 정확하게 처방된 약물로 인해 사망된 것으로 밝혀졌다.[123] 실제로 약물은 부작용을 일으키지 않는다. 이들은 자신이 무엇을 해야 할지를 모르는 화학물질이다. 이들은 그저 몸속으로 들어가 '효과'를 만든다. 잘못 처방된 약물과 약국의 실수로 불필요하게 죽은 수천 명의 사람들이 얼마나 많은가? 매일 알약을 섭취한다는 사고방식은 멈춰야 한다. 정확하게 처방된 약물로 인해 사망된 것으로 밝혀졌다.

우리 몸은 정확한 시기에 정확히 무엇을 생산할지 알고 있는 최고의 약국이다. 그냥 올바른 연료를 넣으면 된다. 나의 환자들에게는 치매, 관절염, 심지어 암에 사용되는 약물의 이점들이 있다고 해도 매우 사소한 것이 된다. 예를 들어 독감에 대항하기 위한 약물인 타미플루(Tamiflu)는 (제조사가 비용을 댄 연구에서) 7일간의 독감 증상을 6일로 줄인다고 나타났다. 그렇다. 타미플루는 하루를 줄인 것이다. TV를 보면, 광고주들은 이 가짜 상품이 일반 감기에서 HIV에 이르는 모든 것을 막는다고 주장하고 있는 것처럼 보인다. 정부는 국가 비상사태 발생 시 사용할 수십억 달러 상당의 이 약을 비축해 놓았다. 제조업체가 이 약의 주문에 힘쓸 수 있는 정치인들을 조종할 수 있다고 생각하는가? 그들은 선거 캠페인 기부금 및 여러 특혜를 제공하기 때문에 그 사람들을 조종할 수 있는 것이다.

내가 자연치유 의사가 되는데 영향을 미친 경이로운 두 권의 책은 존 아브람슨 박사의 《과다 복용》과 마르시아 앤젤 박사의 《제약회사의 진실》이다. 후자는 권위 있는 뉴잉글랜드 의학 저널의 최초 여성 편집장이었으나 내부 고발자가 되었다. 분명히 이전보다는 목소리를 높이는 사람들이 많아졌으며, 그 외의 사람들도 아이러니하게도 미국의 건강 체계라고 불리는 질병 패러다임을 무너뜨리는 데에 합류할 것이다.

의사들과 제약회사들은 질병을 예방한다고 신뢰할 수 없는 복합약(polypill)을 계속 사용하고 있다. 한 캡슐 안에 여러 약제를 조합한 이 마술 약은 우리가 소파에 앉아 시가를 피우고 맥주나 와인을 마시면서 원하는 모든 쓰레기를 먹을 수 있도록 할 것이다. 대중은 숨을 죽이고 기다리고 있지만, 언제쯤에나 종합 건강 묘약이 가능할 것인가? 그 답은 절대로 그럴 일이 없다는 것이다. 영양분 섭취, 화학물질 회피, 해독, 스트레스 받지 않음, 그리고 운동만이 우리를 달라지게 할 것이다. 지름길은 없다.

내 환자인 47세의 셰일라를 예로 들자면, 그녀는 몇 종류의 약을 복용하고 있었다. 그녀는 내가 병의 원인을 찾고 사람들을 약으로부터 벗어나게 한다는 소문을 듣고 찾아왔다. 그녀는 2년 전에 약물을 복용한 후부터 피곤함과 근육 통증을 느꼈다. 그녀는 자신의 기억이 예전만큼 예리하지 않아서 사람들 이름을 기억해 내거나 차 키를 찾는 데에 어려움을 느꼈다. 또한, 지난 몇 달 동안 속쓰림이 그녀를 괴롭혔다.

내가 즉시 중단시킨 약은 골절 예방을 위하여 골다공증 환자에게 사용되는 포사맥스(Fosamax)였다. 나는 셰일라에게 골다공증에 대해 포사맥스가 결핍돼서 걸린 병이 아니라 영양 부족, 운동 부족 및 화학물질로 인한 것이라고 설명했다. 우리는 약의 효과는 미미한데 속 쓰림 같은 부작용은 컸기에 즉각 중단했다. 그녀는 또한 콜레스테롤과 고혈압약을 복용하고 있었다. 셰일라는 수축기 혈압이 150 이상인 적이 없었던 과거의 기록을 제공했지만, 이전 의사는 약물 복용이 필요하다고 생각했다. 그 의사는 그녀의 총콜레스테롤 수치가 200이 넘었기 때문에 스타틴 투약을 처방했다. "내 아내도 먹고 있어요."라고 말하며 셰일라를 압박했다. 우리는 즉각 그 두 종류의 약을 끊었다. 유일하게 남아 있는 약은 갑상선약이었고, 우리는 머지않아서 그 약도 중단할 것이다.

앞서 언급한 약물을 중단한 지 한 달이 지나지 않아 셰일라는 새로운 여성이 되었다. 근래에 영양분 섭취, 건강보조식품, 운동, 화학물질 기피를 실천한 후 그녀의 '수치'는 정상이 되었다. 사실 그녀는 사람들에게 전통 의약과 진료의 대안을 가르치는 건강 코치가 되기 위해 수업을 듣고 있다.

마사 P는 고혈압 때문에 우리 병원을 찾았고, 복용 중인 두 종의 약품에서 벗어나고 싶어 했다. 사탕무 분말, 타우린, 마그네슘을 첨가한 식단의 변화와 함께 스트레스 감소 수면 시간을 늘림으로써 약물을 중단할 수 있었다. 정확하게 읽길 바란다. 사탕무 분말이다. 얼마나 쉬운 일인가? 하지만 나는 그 길을 혼자 가라고 설득하려는 것이 아니다. 자연요법은 매우 강력하지만 어느 정도 불쾌한 부작용을 일으킬 수 있다. 수천 명의 환자들을 진료한 경험이 있는 자연치유 의사한테 진료를 받아라. 모든 개인은 특별하며, 올바른 건강

경로에 도달하기 위해선 깊이 있는 지식이 필요하다.

■ 실천 계획

다음은 병원에서 약을 처방받을 때 의사에게 질문할 목록이다.

1. 나의 상태를 일으킨 원인을 해결하기 위해 무엇을 하려고 하는가?
2. 추천하는 약물에 대한 자연요법 대안은 없는가?
3. 이 약이 효과적이라는 연구 결과는 무엇인가?
4. 치료에 필요한 수치는 무엇인가(NNT)? (내가 좋아하는 질문이다.)
5. 부작용은 무엇인가?
6. 부작용을 어떻게 모니터할 것인가?

여러분은 소비자이자 환자로서, 의사에게 진지한 질문과 답을 요구해야 한다. 보통 의사는 심문받는 것에 익숙하지 않기 때문에 질문 받는 것을 좋아하지 않는다. 솔직히 말하면 당신을 진료하는 10분 동안에 대답할 시간이 없다. 종종 의사는 답을 모른다. 현재의 의료 서비스 제공자에게 이것이 문제이다. 오랫동안 행복하고 건강하며 약을 복용하지 않는 삶을 원한다면, 팀을 이루어 함께 그방법을 강구할 수 있는 다른 사람을 찾아야 한다.

PALEO CARDIOLOGIST

PART

#7

위험하고
불필요한
의료 검사

.

위험하고 불필요한 의료 검사

" 진료실의 식물이 죽어 있는 의사에게는 가지 마라. "

- 에르마 봄벡

어느 방사선 검사 센터에 가 보더라도 긴 줄이 문밖으로까지 나와 있는 걸 볼 수 있다. 여성들은 수많은 CT 스캔과 MRI에 더해서 정기적인 가슴 엑스레이 촬영이 진행되는 동안 걱정스럽게 유방암 검진 차례를 기다린다. 실제로 이러한 검사는 위험하고 일반적으로 불필요하지만 언제나 의사에게 재정적 보상을 제공한다. 유방암 검사를 예로 들어 보겠다. 세계에서 가장 권위 있는 의학 저널인 JAMA의 2014년 연구에 따르면 1,000명의 여성이 매년 유방암 X선 검사를 10년 동안 촬영하면 1명만이 살아남을 것이라고 밝혀졌다.[124] 검사는 결과가 비정상적인 거짓 양성(false-positives)으로 이끌지만, 환자가 암이 있는 것은 아니다. 그러나 환자는 추가 시술과 생체검사를 받아야 해서 엄청난 스트레스와 불안을 초래한다.

그렇다, 누구나 1,000명 중 1명이 될 수 있다. 또는 위험한 후속 테스트에 노출된 수백 명 중 한 사람일 수 있다. 유방암은 정서적으로 민감한 대상이다. 일반적인 믿음과는 달리 실제 원인은 영양 부족과 과도한 화학물질의 사용이다. 여성에게 공포 분위기를 조성하는 전술을 사용하는 방사선과 의사는 그들의 방식을 고집한다.

내 심혈관 교육 및 학습 대부분은 심혈관 검사를 어떻게 수행하고 해석하는지였다. 트레이드 밀, 초음파 심장 진단도, 핵 영상, 혈관 조영 검사 등은 심장 전문의가 되려는 이들에게 굉장히 흥미로운 절차였다. 그러나 내가 대규모 심혈관 그룹에 합류하고서야 이러한 시술의 중요성을 깨달았다. 즉 그들은 돈을 번다는 것이다, 많은 돈을. 심장 검사의 위험과 이점에 대해 자세히 살펴보자.

> **건강하게 살아가는 법**
>
> 유방암 검사는 간신히 생명을 구하고, 엄청난 스트레스와 불안을 초래한다.

🔳 스트레스 테스트

스트레스 테스트는 사람의 증상이 심장과 관련이 있는지를 판단할 수 있는 훌륭한 방법이다. 비침습성 러닝머신은 운동 능력, 혈압 및 심박 수에 대한 정보를 제공한다. 작동량을 낮추었는데도 흉통이나 호흡 곤란을 겪는 사람이라면 폐색이 있을 수 있으며 추가 검사가 필요하다. 침상에서 오래 지낸 사람이 일상적인 운동을 시작하기 전에 러닝머신 스트레스 테스트를 받는 편이 좋다. 이 스트레스 테스트를 받기에 특별히 근거가 약한 경우는 수술 전이다. 수술 전 스트레스 검사는 일반적으로 쓸모가 없어 종종 수술을 지연시킨다(그게 오히려 좋을 수도 있다). 스트레스 검사가 비정상이라면 혈관 촬영으로 인해 스텐트(stent)가 생길 수 있다. 스텐트는 혈액을 희석

(blood thinner)하므로 수술을 받을 수 없다. 이 시나리오는 합리적인 것으로 들릴지 모르지만, 더 깊이 들어가면 스텐트가 심장마비를 예방하지 못한다는 것을 알게 된다(이 문제에 대해서는 다음 몇 페이지에서 더 자세히 설명한다).

건강하게 살아가는 법

스트레스 테스트는 심장 전문의와 병원에 막대한 수익을 가져다 준다.

문제는 수년간 심장 전문의가 이 시스템을 이용해 왔다는 것이다. 이 테스트는 의사의 주머니를 채우기 위해 불필요하게 실시되고 있다. 어떤 이유인지 보험회사는 이 검사를 수행하는 심장 전문의에게 막대한 액수의 돈을 지급했다. 단순한 러닝머신 테스트는 돈이 되지 않지만 핵 영상을 사용하는 테스트로는 돈이 되지 않을까? 그 돈은 은행에 있었다. 나는 몇 년 동안 이 검사를 주문하라는 권유를 받았다. 최근 보험회사와 노인보험 기관에서는 일반적인 스트레스 테스트는 불필요하다고 인식하여 거부하고 있다.

핵 영상은 방사성 물질이 신체에 직접 주입되는 것을 말한다. 이 검사는 일반적으로 탈륨(thallium) 스트레스 테스트로 알려져 있다. 핵 검사는 흔히 거짓 양성이 나오는데 모든 것이 실제로는 정상이지만 검사에서는 비정상으로 잘못 나온다. 이 때문에 보통 위험하기도 하고 불필요한 혈관 조영을 해야 한다. 핵 영상은 대부분의 경우 별로 추가되는 것이 없지만, 비용과 많은 양의 방사선은 확실히 추가된다. 만약 의사가 영상 기술을 강요한다면 스트레스 심장 초음파를 선택하길 바란다. 심장 초음파는 방사선 없이 더 많은 정보를 제공한다.

건강하게 살아가는 법

기준 심전도(ECG)가 정상이고 러닝머신에서 운동할 수 있는 경우에는 핵 영상이 필요하지 않다.

미국 의학협회 저널에 게재된 최신 연구에 따르면, 흉부 통증으로 응급실에 실려 간 환자를 포함하여 핵 스캔을 가장 많이 수행한 병원과(심장발작 환자 또는 사망한 환자) 최소한의 스캔을 한 병원이 같은 결과를 보였다. 스트레스 테스트를 가장 많이 수행하는 병원도 엄청난 혈관조영술 및 스텐트 시술을 하고 있다. 그러나 이 행위가 심장마비를 예방하거나 생명을 구하는 것은 아니다.[125] 이것을 나는 다시 강조하고 싶다: 증상이 있다면 유일하게 필요한 것이 러닝머신 스트레스 테스트이다. 그것은 러닝머신 위에서 시술을 수행할 수 있는지와 기준 심전도가 상대적으로 정상인지를 알려준다. 시술을 강요하는 것이 마음에 들지 않는다면 세컨드 오피니언(second opinion)을 알아보길 권한다.

건강하게 살아가는 법

심장 수술을 고려하고 있다면, 먼저 세컨드 오피니언을 구하도록 한다.

■ CT 스캔

EBCT 또는 관상동맥 칼슘 검사라는 한 검사는 1990년대 후반에 매우 인기가 있었다. 이 검사는 관상동맥에서 석회화 양을 결정하기 위해 엑스레이를 사용한다. 칼슘이 많을수록 관상동맥질환이 많다. 칼슘은 염증과 세포 사멸의 잔재로 남는다. 스캔은 혈관에 침투하지 않는 비침습성이므로 침습성 관상동맥 혈관 조영술보다 더 매력적이다. 관상동맥성 칼슘 점수는 심장마비, 뇌졸중 및 사망과 같은 심혈관계질환의 위험을 결정하는 데 사용된다. 칼슘이 많을수록 점수가 높아지고 위험도가 높아진다.

많은 시험에서 CT 스캔의 부가가치에 대해 조사했다. 연령, 체중, 성별, 지질, 당뇨병, 흡연, 염증, 가족력 등과 같은 다른 위험 인자 이상으로 개인의 위험을 식별하는 데 도움이 되는가? 자료를 기반으로 했을 때 내 대답은 '아니오'이다. CT 스캔이 관상동맥질환이 있거나 없는 사람들을 식별하더라도 치료 전략은 같다. 나는 모든 사람이 관상동맥질환을 앓고 있기 때문에 대부분 사람이 갖고 있는 것이라 생각한다. 나는 일반적으로 뚜렷한 이점이 없다는 것을 표시하는 이 검사는 보험회사들이 보험료를 지급하지 않는다는 사실을 알았다. 이런 형태의 방사선 스캔을 판매하는 사람들이 가격을 상당히 떨어뜨렸으며 어떤 경우에는 99달러 이하로 내려갔다.

예를 들어 높거나 낮은 칼슘 수치가 평균적인 심장 전문의의 치료 방식을 바꿀 것이라 생각하는가? 대답은 '아니오'이다. 의사가 추천하는 유일한 치료제는 스타틴(Statin) 약물이며, CT 스캔 수치의 영향을 받지는 않는다. 2014년 연구에 따르면 칼슘 수치가 높지만 다른 위험 인자가 없는 환자는 스타틴 약물의 혜택을 받지 못했다.[126] 의사들은 팔레오 영양, 신체 활동 및 휴식과 같은 적극적인 생활습관의 변화를 지지해야 한다.

건강하게 살아가는 법

관상동맥 CT 스캔은 환자를 높은 수준의 방사선에 노출시키고 그 위험을 보장
할 수 있는 충분한 정보는 제공하지 않는다.

칼슘 CT 스캔의 결과가 안 좋다면 스트레스 테스트 및 혈관 조
영술과 같은 불필요한 검사를 해야 한다. 환자는 어떠한 증상도 나
타나지 않을 때 관상동맥 스텐트나 심지어 혈관 우회 수술(bypass
surgery)에 직면할 수 있다. 한 가지 일반적인 오해는 막힌 혈관을
열면 심장발작을 예방하거나 사람들을 죽음에서 구해낼 수 있다
는 것이다. 실은 그렇지 않다. 사실 스텐트가 오히려 위험을 증가
시킬 수 있다. 2007년에 영국의학저널 〈New England Journal of
Medicine〉에 실린 COURAGE 임상시험을 확인해 보라. 스텐트는
증상을 위한 것이며 심장마비를 예방하거나 생명을 구하지는 않
는다. 왜 심장 전문의는 여전히 모든 것을 스텐트에 집중해야 하는
가? 돈이 되기 때문이다. 즉 스트레스 테스트, 혈관 조영술, 스텐트
및 혈관 우회로 수술은 수익성이 좋다.

건강하게 살아가는 법

심장마비가 발생하지 않는 한 스텐트는 목숨을 구할 수 없다. 스텐트는 증상을
위한 것이지만 더 좋은 방법이 있다.

물론 의사들은 방사선 위험을 거부할 것이지만(개인적으로 나는 가슴
엑스레이를 원하지 않을 것이다) 살아가는 동안 CT 검사를 많이 할수록 암
위험이 높아지는 것은 사실이다. 방사선은 모든 조직에 피해를 주

는데, 이것이 바로 의료 관계자가 방사선 노출을 제한하기 위해 극도의 예방 조치를 취하는 이유다. 국립 암 연구소(National Cancer Institute)의 연구원은 2007년에 수행된 7,200만 건의 CT 스캔에 2만 9,000건의 암이 발생할 수 있다고 추산했다.[127] 2009년 샌프란시스코만 지역의 의료센터에서 시행한 연구에서는 방사선의 위험성을 계산했다. 즉 400~2,000회에 이르는 일반적인 흉부 CT 검사마다 한 명에게 암을 유발시키는 것이다. 방사선은 DNA 손상을 일으키고 혈관의 완전성을 파괴하며 관상동맥질환의 원인이 될 수 있다.

대부분 성인이 어느 정도 관상동맥질환을 앓고 있는데 CT 검사를 받는 이유는 무엇일까? 자, 당신에게 어떤 상태의 질병이 있는데 그것이 더 진전되는 것을 막으려 노력한다고 가정해 보자. 건강에 가장 좋은 방법은 영양가 있는 음식을 섭취하고 화학물질을 피하는 것이다. 고품질의 보충제를 섭취하고 몸에서 독소를 제거해야 한다. 영양소 및 보충제로 호전시킬 수 있는 위험 마커를 드러내기 위해 첨단 혈액 분석을 해야 한다. 물론 운동을 하고 스트레스는 줄여야 하는 것을 잊지 말자.

CT 또는 핵 주입으로 방사선을 쬐었다면 시술 전후에 항산화 보충제를 섭취해야만 한다. 이러한 보충제가 방사선 손상을 예방한다는 증거는 많이 있다.

건강하게 살아가는 법

방사선은 혈관의 무결성을 파괴하고 관상동맥 질환을 일으킬 수 있다.

🔳 혈관 조영술

혈관 조영술(angiogram) 또는 심장 도관 삽입술(catheter catheterization)은 튜브가 동맥에 삽입되어 폐색이 있는지를 판단하는 침습 과정이다. 모두가 상상할 수 있듯이, 이것은 심장마비, 뇌졸중 또는 사망을 일으킬 가능성이 있는 매우 위험한 검사이다. 나는 환자를 치료하면서 그러한 합병증을 여러 번 목격했다. 몇 년 전 혈관 조영술 흉막 부위에서 출혈로 사망한 여성을 구하기 위해 노력한 적이 있다. 이것은 매우 위험한 검사이다. 혈관 조영술은 환자에게 엄청난 양의 방사선을 노출한다. 많은 환자가 카테터 삽입(catheterization) 실험실에서 등 뒤에 화상 자국을 남긴 채 떠난다. 방사선은 암을 유발한다. 물론 이러한 위험을 포함하는 동의서에 서명하지만, 실제로 그러한 사실을 당신에게 설명하는 사람이 있었는가?

심장마비 상황에서는 혈관 조영술이 훌륭한 검사가 된다. 왜냐하면, 혈관 성형술과 스텐트의 형태로 치료를 제공하기 때문이다. 스텐트가 생명을 구할 수 있는 유일한 상황은 심장마비일 때뿐이다. (심장 좌측 메인의 스텐딩은 예외일 수 있다. 다음 몇 개의 단락에서 논의할 것이다) 불행히도 카테터 삽입은 평생 증상이 한 번도 없었던 환자에게 불필요하게 연간 수천 회 실시된다. 혈관 조영술의 유일한 징후는 비정상적인 스트레스 검사였고, 그 자체로 불필요한 검사이다. 최근 저널 서큘레이션: 뉴욕에 온 인터벤션의 데이터에는 혈관 조영술의 25%를 부적절하다고 결론지었다. 또 다른 40%는 '불확실함'이었다.[128] 이것을 이해하라: 의사는 테스트와 의료 시술을 통해 돈을 벌었다. 이 행위로 인해 매우 부유한 의사가 생겼다. 의심스러운 경우 두 번째 의견 또는 세 번째 의견을 요청하라.

내 경험으로 나는 환자들에게 대안을 제시한다. 환자가 가슴에 가해지는 불편함을 느낀다고 가정해 보자. 전형적인 심장 전문의는 혈관 조영술을 하도록 할 것이다.

그러나 증상을 최소화하기 위해 영양과 보충제로 치료할 수 있다면 어떨까? 대부분 환자는 좋은 영양, 보충제 및 화학물질 회피와 같은 단순한 생활습관 변화로 가슴 통증을 상당히 완화하고 호흡 곤란을 개선한다. 내 환자들은 L-아르기닌, 비트 뿌리 분말 및 산사나무에서 가슴 통증을 완화한다.

위험한 시술 없이 자연치유를 제공할 수 있는 의사를 찾아야 한다. 대체요법 치료사와 상의한 후 최상의 계획을 결정하라.

> **건강하게 살아가는 법**
>
> 혈관 조영술은 종종 불필요하며 방사선 피폭, 뇌졸중, 신부전 및 사망과 같은 건강상의 위험을 수반한다. 영양과 보충제가 더 나은 해결책이다.

■ 스텐트

스텐트에 대한 유일한 징후는 증상이 있는 환자다. 내 경험상 영양과 보충제는 흉통과 호흡이 곤란한 환자에게 매우 유용하여 스텐트를 필요로 하지 않는다. 그러나 환자의 심한 폐색이 심장마비로 이어지지 않을 것이라고 이해하는 것은 매우 어려울 수 있다. 사실은 동맥이 폐색될수록 폐색이 안정적이기 때문에 심장 이상을 유발할 확률은 더욱 낮아진다. 증상을 유발할 수는 있지만 심장마비는 일으키지 않는다. 심장마비는 가벼운 폐색이 갑자기 파열되어 심장의 일부로 혈액이 흐르기 시작하면서 발생한다.

흉통이 있는 모든 환자에게 스텐트가 필요할까? 이것은 2007년 〈New England Journal of Medicine〉에 게재된 COURAGE 임상시험에서 제기된 문제이다.[129] 이 연구는 심장 증상이 있는 환자 집단을 스텐팅과 의약품을 포함하는 그룹과 제약만 있는 그룹으로 나누었다. 그 결과 스텐트 시술은 심장마비나 사망을 방지하지 못했다. 사실 스텐트 그룹이 심장마비가 조금 더 많았다. 의료 치료는 어떤 위험도 없이 스텐트만큼이나 좋았다. 당신은 이것이 어떤 심장 전문의의 행동을 바꾸었다고 생각이 드는가? 전혀 아니다. 심혈관 중재 시술자는 동맥에 금속을 넣을 기회를 거의 거절하지 않는다. 다시 한번 말하지만, 이것은 의사의 주머니에 현금을 넣고 있으며, 보험회사는 의문의 여지 없이 그것을 지급한다. 보험금을 내고 있는 우리에게 비용을 전가하는 것만큼 그들에게 사업을 하는 비용이다.

메디케어 및 메디케이드 환자를 위한 불필요한 절차는 미국 납세자에게 청구된다.

건강하게 살아가는 법

스텐트는 심장발작을 예방하지는 않지만 심장마비를 일으킬 수 있다.

병원 의사는 불필요한 시술로 사람들을 겁주는 것을 좋아하기 때문에 조심해야 한다. 환자는 매우 어려운 상황에 놓이게 된다. 대부분의 경우, 자연 치료 의사와 상의하여 결정을 내리거나, 적어도 다른 그룹 의사의 의견을 구할 시간이 있다. 우리가 물어야 할 질문은 영양과 보충제가 의약품과 스텐트를 능가할 수 있는가 하는 것이다. 나는 그 대답이 '예'라고 단호하게 믿는다. 자연요법 의사는 수년 동안 이것을 해왔다. 몸에 올바른 연료를 공급하면서 독소를 제거하고 피하면 치유된다.

건강하게 살아가는 법

문제의 원인을 제거하면 몸이 스스로 치유된다.

■ 우회 수술

관상동맥 우회술(CABG) 수술은 역사가 오래 되었다. 남용되고 있는 이 시술은 불필요하지만 일 년에 수십만 번 발생한다. 우리는 몇 년 동안 심장 절개 수술이 단지 몇 가지 경우에만 이루어져야 한다는 사실을 수년 동안 알고 있었지만, 이 수술에 많은 돈을 지급하고 있다. 1980년대와 1990년대에 심장외과 의사는 1년에 수백만 달러를 벌어 들였다. 외과 의사는 목숨을 구했던 수백만 명의 미국인에게 '영웅'이었다. 이것은 사실 진실과는 거리가 멀었다.

연구팀은 CASS 실험을 중단해야 했다.[130] 연구진은 심혈관질환자 그룹을 심장병과 함께 두 그룹으로 나누어 수술을 받은 사람들과 수술을 하지 않은 사람들로 나누었다. 이 획기적인 연구에서 수술로 기대수명이 개선된 유일한 사람은 심장 좌측 메인 부위에 질병이 있거나 좌심실 기능장애(심장 펌프가 잘 이루어지지 않음)가 있는 다혈관 질환이 있는 사람들이었다.

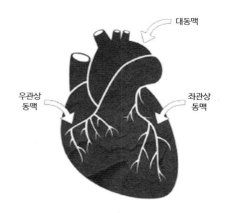

좌측 메인은 심장의 대부분을 공급하는 동맥이다. 막히는 일은 평범한 일이 아니다. 다행히도 매우 흔하지는 않으며 우회술 환자의 일부분이다.

정상적인 심장 기능을 가진 하나 또는 두 개의 혈관질환이 있는 사람(3개의 주요 혈관이 있음)은 수술 없이는 더 이상 살지 못한다. 이 같은 사람들이 과도한 영양, 생활 스타일 및 보충제가 끼어든다고 해서 더 나아질까? 물론 그렇다. 하지만 너무 기대는 하지 마라. 앞에서 언급한 CASS 임상시험과는 달리, 2011년에 시행된 또 다른 임상시험은 심한 관상동맥질환과 좌심실 기능장애가 있는 환자에서 6년 후 매우 적은 이점을 발견했다. 실제로 처음 2년 후에 사망률은 수술 그룹에서 더 높았다. 내 말을 듣고 기사를 찾아 주치의에게 가져 가라.[131] 나의 충고는, 심각한 좌측 메인 관상동맥질환이 있다면 수술이나 스텐트를 고려하라는 것이다. 그렇지 않다면 수술을 피하고 자연치료 의사의 도움을 받는 것을 권장한다.

> **건강하게 살아가는 법**
>
> 심장 절개 수술은 일부 수술 환자에게만 유익하다. 심장 절개 우회술을 하면 심장 절개 수술이 필요 없을 것이다.

CASS 시험의 결과가 진료 패턴을 바꿨다고 생각하는가? 그렇지 않다. 나는 이 수술을 목격했기 때문에 이것을 안다. 심장 전문의는 폐색을 보면, 항상 스텐트 또는 수술로 선택한다. 획기적인 CASS 실험에서 3개의 혈관 차단 및 정상 심장 기능(소량 방출)이 있는 환자에게서 심장 우회로가 기대수명을 향상시키지 못했다는 사실이 입증되었다. 그러나 이 사람들은 너무 일반적으로 수술을 우회하기 위해 보내지는 사람들이다. 아시다시피 외과 의사와 심장 전문의는 모두 좋은 친구이며, 착한 환자의 금이 간 가슴에서 돈을 빼내 호화로운 파티를 즐기고 있다. 흉골이 있어야 하는 곳에 '지퍼'가 있어서 미안하지만 사실이다. 우회 수술은 문헌으로 잘 정리된 복잡한 절차이며, 이에 국한되지는 않는다 :

1. 사망
2. 뇌졸중
3. 심장마비
4. 신부전
5. 기억상실
6. 만성 가슴 통증
7. 폐 손상
8. 성대 손상

때로는 수술이 필요하다. 심장판막이 매우 단단하거나 피가 새는 경우 다른 치료법은 없다. 큰 동맥류 환자는 외과 수술을 받아야 한다. 그러나 환자는 어떤 시술이라도 위험과 이점을 이해해야 한다.

건강하게 살아가는 법

심장 절개 수술은 수술 효과보다는 수술에 따른 위험성이 더 크다.

■ 제거

비정상적으로 빠른 심장 리듬에는 심방세동이나 상심실 빈맥과 같은 여러 가지 유형이 있으며, 종종 자연적으로 치료할 수 있다. 그러나 대부분 사람은 의약품이나 절제 중 하나만 선택할 수 있다. 제약은 일반적으로 효과가 없으며 부작용을 일으킬 수 있으며 심지어 사망 위험을 높일 수도 있다. 절제술은 심장 조직의 연소를 포함한다. 야만적인 소리로 들릴 것이다. 그러나 이 시술은 전 세계에서 매일 행해진다.

심방세동의 경우, 절제는 기껏해야 50%의 효과가 있으며, 종종 두 번째 절차가 필요하다. 형광 투시 시간이 일반적으로 1시간 이상이므로 방사선 노출은 매우 크다. 의사는 심장을 통해 바로 구멍을 태워 심장 탬포 네이드라고 불리는 상황을 만들 수 있다. 이제 환자는 심장 주변의 혈액을 가지고 혈액 흐름을 제한한다. 이 피를 가능한 빨리 배수해야 한다. 그렇지 않으면 환자가 사망할 수 있다.

나는 환자의 심방세동과 기타 심장 리듬 문제를 줄이는 데 성공했다. 카이로프랙틱 치료, 침술 및 요가의 치료 효과가 모두 입증되었다. 밀, 글루텐, 설탕, 옥수수, 유제품, 콩의 섭취를 줄이고, 오메가-3 생선기름, 마그네슘, 비타민 C, E 및 타우린 등의 보충제를 섭취하면 심방세동이 감소한다. 그리고 잠 자는 시간을 늘리고 스트레스를 줄이면 심방세동이 감소한다. 평소 카페인 습관을 버리면 심장 증상을 치료할 수 있다.

건강하게 살아가는 법

절제술은 치료 가능성이 낮은 반면, 자칫 환자의 사망으로 이어질 수 있는 위험
을 초래한다.

제세동기

제세동기 또는 '충격 상자'는 심장 왼쪽 위 구석에 이식된 금속
장치다. 리드로 알려진 와이어는 장치의 두뇌(생성기)에서 심장 근육
으로 연결된다. 장치는 심장 리듬을 모니터링하고 불안정한 상황
을 감지하면 심장에 충격을 주어서 정상으로 되돌릴 수 있으며, 사
람의 생명을 구할 수 있다.

제세동기를 이식하는 것이 많은 이점을 제공하는데 몇 가지 조건
이 있다. 당연히 위험이 있으며, 위험은 유익에 반하여 비중을 두
어야 한다. 그러나 요즘 대부분 장치는 심박동 정지나 불안정한 심
장 리듬이 없었던 환자에게 설치된다. 이들은 심장 기능이 35% 미
만인 환자다. 정상 심장 기능을 못 하는 이 집단 중 제세동기는 5년
동안 사망률이 7% 감소한다고 결론지었다. 즉 14명이 5년 동안 한
번의 생명을 구하기 위한 장치를 얻는다. 13명의 사람들은 아무런
유익도 얻지 못하고 모든 위험을 무릅쓴다.[132] 문제는 우리가 생명
을 구할 사람을 식별할 수 없다는 것이다.

시술의 위험에는 사망, 호흡 부전, 심장 압착이 포함된다. 감염
은 가능하며 장기간의 항생제 치료와 함께 전체 장치를 제거해야
할 수도 있다. 장치를 제거하면 심장에 구멍이 생길 수 있다. 이것
은 위험한 일이다. 환자들은 종종 수술 후 몇 달, 심지어 수년 동안

삽입 부위의 불편함을 호소한다. 안전벨트와 의복도 자극을 줄 수 있다. 마지막으로, 불필요한 충격은 환자에게 불쾌한 놀라움이 될 수 있다. 의사는 이 가능성에 대해 거의 경고하지 않지만 자주 발생한다.

조언하자면, 영구적인 장치가 신체에 설치되기 전에 많은 질문을 하라. 이식된 외부 금속의 장기적인 효과는 아직 알려지지 않았다.

건강하게 살아가는 법

제세동기와 같은 일반적인 시술은 경우에 따라 효과가 있지만 상당한 위험을 초래하기도 한다.

장치가 생명을 구할 수 있다면 이 모든 것이 용인될 수 있다. 하지만 5년 동안 14명 중 1명은? 이것은 스타틴 데이터 또는 대부분 약물에서 예상되는 효과보다 훨씬 좋지만, 여전히 약간의 효과만을 의미한다. 질문은 항상 남아 있다. 자연요법이 더 잘할 수 있을까? 이 연구의 환자들은 패스트푸드와 컵 케이크를 먹고 음료수를 마셔야 한다는 것을 잊지 마라. 한 그룹은 팔레오 식품을 먹고 입증된 보충제를 복용하고 운동을 하고 스트레스를 줄이며 화학물질을 피하는 실험을 하고, 다른 그룹은 제세동기를 갖는 실험을 한다면 누가 더 오래 살 것인가? 이런 유형의 연구는 결코 행해지지 않을 것이다. 여러분이 판단하기 바란다.

건강하게 살아가는 법

조상 전래 방식의 영양 섭취, 입증된 보충제, 운동, 스트레스 감소 및 화학물질 회피 등 팔레오 플랜이 해결 방법이다.

■ 심전도(EKG)

심전도는 100년 전에 독일에서 발명되어서 영어에서 C 대신 K를 사용한다.(약간의 퀴즈) 이 테스트는 매우 저렴하고 환자를 위험에 빠뜨리지 않는다. 어떤 일이 발생하여 응급실에 왔을 때를 대비해 향후 비교를 위해 기준 ECG를 확인하는 것이 좋다. 나는 종종 사람들에게 지갑에 복사본을 가지고 다니라고 조언한다. ECG는 또한 나쁜 결과로 이어질 수 있는 특정 조건을 공개할 수 있는 빠른 선별 검사다.

■ 사례 연구

제프는 44세의 남성으로 고혈압이 있으며 가족력이 있다. 그는 약간의 과체중이었고 격렬한 운동으로 숨을 참을 수 없었다. 심장 전문의는 러닝머신 스트레스 검사를 추천했다. 스트레스 검사를 받는 동안 그는 14분 동안 운동을 하고 '숨이 차' 멈췄다. 검사의 다른 부분은 ECG 추적을 포함하여 정상이었다. 그러나 불행하게도 그는 방사성 화학 테크네튬이 주입되었는데, 이것은 시험에 추가적으로 필요하지 않은 것이었다. 운동 후 얻은 이미지는 심장의 끝부분에 경미한 결함을 보였다. 이것은 운동 전의 이미지와 유사하다. 심장 기능은 정상이었다. 뚜렷하게 낮은 위험 테스트 결과에도 불구하고 의사는 혈관 조영술을 권장했다.

제프는 어머니의 뇌졸중으로 이어진 동일한 침습성 검사를 받고 싶지 않았기에 자신의 사례를 확인하기 위해 나를 찾아 왔다. 제프는 오랫동안 심한 운동을 할 때 숨을 참을 수 없었다. 그는 가슴 통증에 대해 불평하지 않았다. 그의 진료 기록을 검토하고 제프를 진찰한 후에, 그에게 혈관 조영술이 전혀 필요하지 않다고 설명했다. 그는 자신의 스트레스 테스트와 비정상 스캔(위험한 방사선에 노출시키는 불필요한 스캔)을 매우 잘 수행했는데, 이는 거짓 양성의 결과였다. 즉 실제적인 막힘이 없었음을 의미한다.

제프는 나와 오랜 토론 끝에 이 시술에 반대하기로 결정했다. 그는 내 충고를 듣고 팔레오 영양 섭취를 시작하여 그의 집에 대한 화학 조사를 했다. 그는 카펫을 꺼내 친환경 세탁 세제로 바꾸고 향수를 사용하지 않았다. 그리고 3년 후, 제프는 이보다 더 좋을 수가 없었다. 그는 7kg을 줄였고, 최근 그랜드캐니언 하이킹을 다녀왔다.

▪️ 실천 계획

1. 불필요한 테스트를 피한다.
2. 가능할 때마다 방사선 테스트를 건너뛴다.
3. 다른 의견을 구한다.
4. 방사선을 쪼인 경우, 시술 전후에 충분한 항산화 물질을 섭취한다.
5. 약물이나 시술에 대해 치료에 필요한 수 NNT를 요청하고, 의사가 알지 못하면 의사에게 알려 달라고 요청한다.

PALEO CARDIOLOGIST

PART

#8

독성이 넘치는
우리의 세계

독성이 넘치는 우리의 세계

> " 이제 모든 인간은 태어날 때부터 죽을 때까지 "
> 위험한 화학물질과 접촉할 수밖에 없게 되었다.
>
> - 레이첼 카슨

이 장 전체가 화학물질과 그것들을 어떻게 처리해야 하는지에 관한 것이다. 다음 페이지에서 다루는 것들이 우리가 살고 있는 유독한 환경 모두를 포함하는 뜻은 아니다. 내가 여기서 강조하고 싶은 것은 몇몇 독소들의 주요 공급원들을 우리 인체와 생활에서 제거하는 간단한 몇 가지 방법들이다. 눈을 똑바로 뜨고 우리가 먹거나 입는 것, 집에 보관하는 것, 또는 우리의 일터나 이웃과 공유하는 모든 것들을 의심해야 한다. 우리의 하루 일상을 처음부터 끝까지 생각해 보고 우리에게 노출되어 있는 모든 독소를 생각해 봐야 한다. 집 옆에 있는 기지국이나 심한 경우엔 우리 아이의 학교 옆에서 항의할 준비를 하자. (몇 년 전에 우리가 했듯이 말이다. 그 때문에 아이를 집에서 교육하기 시작했다.)

환경 노동단체(EWG.org)에서 진행한 연구에서, 연구자들은 탯줄 혈액 안에서 평균 200개의 공업 화학물질들과 오염물질을 찾아냈다. 적십자회가 10명의 아이들 탯줄 혈액에서는 살충제와 소비재 재료, 타는 석탄, 휘발유, 그리고 쓰레기에서 나오는 폐기물이 들어 있었다. 아기를 이런 유독 수프 안으로 몰아넣는 게 얼마나 슬픈가. 우리 두 아이들은 집에서 조산사의 도움으로 태어났다. 아내는 임신 기간 고생해서 유독물질과 화학물질을 멀리했다. 오염의 바다에서 태어나는 것은 우리 아이들에게 타당하지 않다.

자연 심장 전문의가 되기 위한 진로 초기에 나는 도리스 랩 의학 박사를 만났었다. 그녀는 독소가 우리 건강을 어떻게 해치는지에 관한 연구의 선구자이다. 그녀의 책과 영상을 보는 것이 모든 의과 대학에서 필수 과정이 되어야 한다. "당신은 어떻게 좋은 부모가 되는지에 대해 조금이라도 알고 있나요?"라는 교육 과정 일부로 모든 예비 부모에게 필수 과정이 되어야 한다. 우리의 후원자가 대형 제약, 담배, 가공식품 회사가 아닌 이상 울프슨 박사 부부는 정부가 아닌 우리 아이들을 위한 교육 프로그램을 만들 것이다. 물론 레이첼 카슨이 쓴 《침묵의 봄》은 화학물질과 살충제에 대한 투쟁의 원조였다. 카슨 이전에도 세상을 들춰낸 책으로서 시카고 정육업의 실체를 드러낸 업튼 싱클레어가 쓴 《정글》이 있었다. 살충제는 3장과 4장에서 거론했듯이 중대한 건강 위험 요소이다.

건강하게 살아가는 법

집에서 출산하는 것을 친구와 가족에게 권장하자. 모든 당사자에게 세계 최고의 경험이다.

▚ 오염

우리가 보지 못하는 것이 우리를 죽일 수 있다. 사실, 오염은 아주 분명히 볼 수 있다. 맑은 날에 비행기를 타거나 차를 타고 도시에 들어설 때, 하늘을 뒤덮은 갈색 구름을 볼 수 있다. 이 유독 구름은 화학물질로 가득차 있고, 우리 건강을 해치며 암, 학습장애, 천식, 그 외 다른 병들을 일으키는 큰 요소로 작용한다. 주민들이 오염 때문에 밖에 나가지 말라고 하는 피닉스, LA, 뉴욕, 시카고 같은 도시에서 사는 게 얼마나 슬픈 일인가. 하지만 실외는 흡입되는 자극제들만의 원천이 아니다: 실내 공기는 최대 10배까지 안 좋을 수 있고, 우리 아이들을 가장 취약한 곳에 놓아둔다.

대기오염은 세계적으로 큰 문제이고 심혈관질병 위험을 높이는 것과 관련 있다. 공기는 생명을 주는 산소와 질소를 포함하지만 최근에는 문제가 될만한 독성인 수준의 일산화탄소, 오존, 이산화황 그리고 수천 종류의 입자들(이것들을 모두 총괄해서 미세먼지라 부른다)을 포함한다. 수년 동안 대기오염이 폐질환을 일으키는 것을 알고 있었지만, 심혈관 건강의 악화와 관련이 있다는 것이 새롭게 알려졌다. 또 하나, 정부는 의사들이 종합 비타민제가 건강하다고 주장하는 것을 막았지만, 우리 환경에 관련해서는 슬프게도 조용하다.

건강하게 살아가는 법

실내 공기가 실외 공기보다 더 위험하다.

이 오염이 어디서 오는 것일까? 한 번 주변을 둘러봐라. 도로의 수백만 개의 자동차와 트럭을 확인해 봐라. 트럭이 가속하면서 배기관에서 나오는 어두운 매연의 구름을 봐라. 세계를 오염시키는 공장과 연료 발전소를 보아라. 밖에 나가서 건조기 배출 가스가 당신 이웃집에서 나는 것을 보고 그가 사용하는 유독 세탁 제품 냄새를 맡아봐라. 매번 필 때마다 담배에서 방출되는 수백 개의 화학물질을 보아라. 참고로 새로 나온 전자담배는 아마 크게 다를 게 없을 것이다.

새로운 카펫, 새 페인트, 새 보관장이나 새 차 냄새는 어떤가? 당신은 이것들이 자연의 향이라 생각되는가? 이것들은 암과 심장병의 엄청난 원천이 된다. 촛불, 방향제, 그리고 청정기들은 우리 건강을 망치는 화학물질들이다. 당신은 세차하고 차 안을 청소하는가? 차 내부에 사용되는 제품들은 자연 친화적이라 생각되는가? 다시 한번 생각해 봐라. (그리고 다음에는 당신 생각을 가져와 봐라) 오염물질은 어디에든 존재한다. 우리가 살고 있는 집 안의 모든 물품에 유독성이 있는지 확인해 봐야 한다. 물건을 사기 전에 그것의 건강 위험도를 생각해 보고, 집과 일터에서 독성물질을 제거해야 한다.

화학물질들은 폐를 통해 우리 몸으로 들어오거나, 피부를 통해 흡수되거나, 음식이나 물을 통해 흡입된다. 이런 입장 경로에서 독소들은 혈류로 타고 들어가면 면역계가 이물질이라 인식한다. 그리고 몸의 염증 반응을 일으키고 결국에는 동맥경화, 고혈압, 심장박동 문제 같은 심혈관질환으로 이어진다.

건강하게 살아가는 법

자신의 환경을 바꾸면 삶이 변한다. 집안에서 화학물질과 오염물질을 제거하자.

공기로 운반되는 물질들은 심장마비, 뇌졸중, 심방세동, 당뇨, 그리고 혈관질환과 관련 있다.[133] 세계 질병 부담(GBO)에서 나온 보고서에 의하면, 전 세계적으로 미세먼지 오염으로 1년에 310만 명이 사망하고 허혈성 심장질환에 의한 장애보정 손실연수(DALY)의 22%가 발생한다.[134] 최근에는 영국 의학 학술지(BMJ)에 대기오염에 관한 연구가 게재되었다. 연구 결과는 더 많은 대기오염이 더 많은 심혈관질환을 일으킨다는 이전의 보고서와 일치했다.[135] 최근 덴마크에서 진행된 연구 역시 비슷한 결론을 냈다. 오염을 경험하고 채소와 과일을 아주 적게 먹은 사람들에서 심혈관질환으로 인한 사망률이 높게 나타났다.[136] 대기오염과 화학물질이 심장근육의 약화를 일으키는 원인이라고 추정되는 '특발성' 심근증으로 이어질 수 있을까? 이것은 올바른 질문을 할 줄 모르고 진정한 의학 교육이 부족한 의사들에게만 알려지지 않았을 뿐이다.

오존은 산소의 독특한 형태이다. 이 분자는 우리를 과도한 태양복사열로부터 보호해 주면서 대기 안에서 유익하다. 문제는 오존이 인간이 만든 오염물질과 반응할 때 시작된다. 이 조합은 아주 위험하며, 환경보호국(EPA)에 따르면 질병의 원인이다. 자유 에너지 변환이 형성되고, 염증과 산화 스트레스로 이어지며, 심혈관과 폐질환을 야기한다. 자유 에너지 변환은 암과 치매나 파키슨병 같은 신경질환을 촉진시킨다. 혈관을 오존에 노출시키는 연구에서는 혈관 손상과 동맥의 확장 능력이 감소된 것을 볼 수 있었다.[137] 오존은 저밀도 지단백질(LDL) 입자를 산화시키고(손상시키고), 손상된 입자가 동맥으로 이동해서 궁극적으로는 관상동맥질환을 일으킨다. 우리가 환경을 파괴하면 지상의 오존 수치는 건강 위험 요소로 증가할 것이다.

건강하게 살아가는 법

오존과 공기 중의 다른 오염물질에 노출되면 심장의 근육 조직이 약해진다.

이산화질소, 이황화탄소, 이산화황 같은 대기오염 물질이 심장마비 및 심장 돌연사의 위험 증가와 관련이 있다는 것은 많은 연구 보고서에서 확인된다. 2014년 진행된 연구는 가장 높은 수치의 잔류성 유기 오염물질(POPS)을 가지고 있는 사람들에게서 최악의 피검사 결과가 나왔다고 보고한다.[138] 또 다른 2014년 연구는 대기오염이 심장마비와 폐색전(폐의 혈전)의 위험 요소라고 보고한다. 오염된 대기에 있는 납은 심혈관 기관에 아주 유독하며, 고혈압, 동맥경화 그리고 심장 비대로 이어진다. 자동차나 트럭, 담배 연기, 화석 연료에서 나오는 일산화탄소는 우리 몸에서 산소와 경쟁해서 우리의 세포를 굶주리게 만든다.

저명한 뉴잉글랜드 의학 저널에 게재된 2007년 연구에서는 관상동맥질환이 있는 20명을 설득하여 디젤 연기에 노출시켰다. 여과된 공기와 비교해서 디젤 연기는 심근 허혈증(심장에 공기 부족)의 흔적으로 이어졌고 혈전을 녹이는 조그만한 '팩맨'인, 혈액 섬유소 용해 효소의 감소를 일으켰다. 이것은 대기오염의 유독성을 직접적으로 입증하는 유일무이한 연구이다.[139] 또 다른 연구는 디젤 연기가 혈압을 높인다고 보고했다.[140] 덤프트럭이나 트레일러가 가속할 때 자신의 자동차 창문이 내려가 있으면 어떨지 생각해 봐라. 요즈음에는 오염의 위험에 관련한 연구들이 매우 자주 진행된다. 이제 '연구'는 그만하고 행동을 시작할 때다. 돈과 다른 자원들을 우리 행성을 오염시키는 것들을 막는데 투자하자. 공항의 차도 가장자리 체크인에서 일하는 사람들의 건강에 대해 궁금하지 않은가? 나는 이 남편, 부인, 어머니, 아버지들이 일산화탄소 가스 속에서 온종일 앉아 있는 것을 생각한다. 교통국(DMV)에서 일하는 사람들에게 위험이 있다는 것을 우리는 30년 이상 알고 있었다. 그들은 높은 심혈관 위험도 말고도, 암에 걸릴 확률도 높다. 이 슬픈 역설의 예로는 그들은 그 자신들을 오염으로 사망하게 하는 그 자동차들의 오염을 막기 위해 고용된다는 것이다.[141] 이와 비슷하게 터널 노동자들은 일하는 동안 훨씬 더 높은 심혈관질환 위험에 처해 있다.

다행히 이들의 위험은 독성이 적은 직업으로 바꾼 후에는 감소하기 시작한다.[142]

건강하게 살아가는 법

일산화탄소와 다른 오염물질들은 공기 중의 산소와 경쟁한다. 산소가 없으면 생명도 없다는 것을 기억하라.

울프슨 박사 부부를 아는 사람들은 우리의 첫 번째 열정과 목적은 아이들을 보호하는 것이라는 것을 알고 있다. 어린아이들에게 화학물질의 위험성은 백과사전을 꽉 채울 정도이다. 최근 연구는 오염된 지역에서 태어난 아이들의 자폐증 발병률이 2배인 것을 발견했다. 남자아이들의 경우 생식기 기형이 600% 증가했다.[143] 우리가 우리 자신을 바꾸지 못한다면 우리 아이들을 위해서는 바꿔야 한다.

이 책을 쓰면서 나는 세계보건기구(WHO)의 대기오염 관련 보고서를 보았다. 보고서에 의하면 오염으로 인해 매년 세계적으로 700만 명 이상이 사망한다고 추정한다. 이 중 큰 이유는 전 세계적으로 많은 사람이 실내 난방과 요리하는데 석탄과 불을 사용하기 때문이다. 그럼에도 불구하고 수백만 명의 사망은 실외 오염에 기인한다. 세계보건기구 보고서에 의하면 심장병, 뇌졸중, 폐질환 그리고 폐암은 거의 대부분 사망 원인이라고 나와 있지만, 실제 원인은 부족한 영양과 유독한 화학물질 때문이다.

건강하게 살아가는 법

우리가 마트에서 생수를 살 수 있는 것처럼 쉽게 병에 든 깨끗한 공기를 살 수만 있다면……!

🐾 실천 계획: 먼저 집에서 제어할 수 있는 것부터 시작한다.

1. 공기 여과 장치를 설치한다.[144] 집에서 아무도 유독물질을 맡지 못하게 한다. 아무도 집에서 담배를 피우지 못하게 한다. 중독된 사람들은 나가서 담배를 피우게 한다. 이러한 모든 유독물질은 옷, 가구, 벽 등에 붙어 있다. 유독물질 유발자에게 주의를 주면 그들의 생명을 살릴 수도 있다.

2. 당장 모든 촛불, 방향제, 화학 살균제들을 제거한다. 악취를 만드는 모든 것을 없앤다. 모든 환자는 어떠한 향기 나는 스킨·헤어 제품을 발라선 안 된다.

3. 자연 친화적 세탁 제품을 사용하고 유독성 세제, 섬유유연제, 건조 시트를 피한다. 세븐스 제네레이션(Seventh Generation)이나 브로너 박사의 살 서드스(Dr. Bronner's Sal Suds) 같은 브랜드를 확인한다. 세탁할 때 섬유 유연제나 색깔 보존용, 그리고 달라붙은 것들을 떼어 내기 위해 증류된 흰 식초를 사용한다. 세탁기·건조대가 흰 식초로 충분히 청소가 안 되면 새로운 세트를 구입한다. 곰팡이 형성을 막기 위해 세탁이 끝나면 세탁기 문을 열어 둔다.

4. 카펫을 제거하고 접착제가 없는 목재 바닥을 설치한다. 휘발성 유기 물질(VOC)이 없는 제품으로 페인트칠을 한다. 내 사무실은 우유로 만든 페인트를 사용했는데, 두세 달 동안 바닐라 밀크셰이크 냄새가 났다.

5. 니스 칠이 안 된 자연 친화적 가구를 사거나 이미 가스가 방출된 가구에 익숙해진다. 새로운 제품에서 냄새가 나면, 냄새가 없어질 때까지 집 바깥에 조금 놓아 둔다.

6. 보통 실내 공기가 실외 공기보다 안 좋기 때문에 창문을 계속 열어 둔다.

7. 무취라고 쓰여진 대부분의 제품은 여전히 유해한 화학물질을 내뿜는다. 예를 들면 건조기 시트가 있다. 꼭 자연 친화적인 제품을 사용하고 있는지 확인한다.

모든 사람이 석탄 발전소나 디젤 트럭 앞에 피켓 시위를 하지 않을 것이다. 그러나 세상을 변화시키려고 노력해 보고, 우리 주변에 무엇이 일어나는지 깨달아 보자. 개개인이 노력한다면 세상은 더 좋은 곳이 될 것이다.

건강하게 살아가는 법

오늘 당장 오염물질 없는 환경을 만들기 위해 집에서 실천한다.

▪ 간접 흡연

바위 아래에서 50년 이상 살아온 게 아니라면, 담배가 심장과 폐 질환, 암 그리고 몸에 여러 가지 안 좋은 영향을 준다는 것을 알 것이다. 독일은 1930년대부터 담배의 위험성에 대해 알았고 버스나 기차에서 흡연을 금지하였다. 임신한 여성에게 흡연이 허락되지 않았고 담배 광고는 불법이었다. 히틀러(지옥에서 썩기를 바라며)는 담배가 그의 완벽한 경주에 방해가 될 것을 알았다. 미국은 1960년대까지 흡연의 위험성을 인정하지 않고 1980년대까지 흡연을 줄이려고 노력하지 않았다. 수년 동안 어린이들은 아무 자동판매기에서 담배를 살 수 있었다. 나도 그런 아이들 중 하나였기 때문에 알고 있다.

왜 미국 정부는 아이들 옆에서 흡연하는 것을 막지 않는가? 돈을 추적해 보자. 담배 산업에서 나오는 세금은 표를 의식한 지역 개발 사업을 후원한다. 1년간 2,500만 달러가 담배 로비스트들에 의해 사용한다고 추정된다.

질병관리본부에 의하면, 간접 흡연은 거의 3만 4,000건의 심장병으로 인한 미국의 비흡연자들의 죽음을 앞당긴다. 심장병의 위험도는 간접 흡연에 노출되면 25~30% 증가한다. 뇌졸중의 위험 역시 25~30% 증가하고 추가적으로 연간 8,000명의 죽음으로 이어진다. 간접 흡연으로 인한 심장병으로 정상 생활을 못 하게 되는 수천 명의 사람들이 얼마나 더 발생하고 죽어야 하는가?[145] 2013년에는, CT 스캔 연구 데이터가 간접 흡연이 관상동맥 석회화의 위험도를 간접 흡연에 노출이 안 된 사람들에 비해 2배나 증가시킨다고 보고했다.[146] 가압된 비행 중인 가압된 조종석에서 몇 시간 동안 담배 연기를 흡입한 승무원들에게 더 높은 고혈압 위험도가 나타났듯이, 간접 흡연은 고혈압과 관련이 있다.[147] 폐암과 폐기종 발병률도 간접 흡연에 노출된 사람들에게서 높게 나타난다. 앞에도 말했지만 한 번 더 말하겠다. 어린아이 앞에서 담배를 피우는 것은 어린이를 학대하는 것이며 법에 따라 처벌되어야 한다.

건강하게 살아가는 법

비흡연자의 건강에 영향을 미치는 담배는 불법으로 해야 한다. 어린 아이들 주변에서 흡연하는 것도 불법이어야 한다. 임산부에게 흡연을 허용해서는 안 된다.

옷, 가구 등 담배 연기 물질이 달라붙을 수 있는 곳에 남겨진 화학물질로 정의되는 3차 간접 흡연은 어떤가? 심장병을 일으키는 증거가 있는가? 동물 실험 결과는 존재한다. 3차 간접 흡연에 노출된

쥐들은 여러 기관에 변화를 일으키고, 2차 간접 흡연에 노출된 아이들에게서 발견되는 발암물질들을 가지고 있었다. 지방간의 위험 증가와 지질 수치가 증가했다.

염증 표지물의 상승 역시 발견되었다.[148] 아버지가 혼자 밖에서 흡연하는 것은 아버지 옷에 부착된 화학물질을 집으로 다시 가져오기 때문에 나머지 가족한테도 좋지 않은 것으로 나타났다. 환자들은 질병의 가족력을 탓하지만, 그것은 결국 부모님과 같은 종류의 유독물질에 노출되는 것과 관련 있다.

🔋 비스페놀 A (BPA)

여러분은 플라스틱 병의 물을 마시고 있는가? 왜 플라스틱 병에 "다시 채우지 마시오."라고 적혀 있는지 생각해 보았는가? 일단 BPA의 유독성에 대해 배워 보자. 비스페놀 A는 플라스틱 생성 및 음식과 음료 그릇의 막을 형성하는 에폭시 수지에 사용되는 합성 분자이다. 전 세계적으로 가장 많이 생성되는 화학물질 중 하나이다. BPA는 에스트로겐, 테스토스테론, 그리고 다른 여러 호르몬을 방해하기 때문에 내분비 교란 화학물질(EPC)로 분류되어 있다. 전세계 80~90% 이상 사람들의 소변에서 BPA 대사 산물을 탐지할 수 있는 것을 보았을 때, 거의 모든 사람은 인체 안에 플라스틱을 품고 있다. 무섭게도 환경노동단체(EWG)에 의하면, 10명 중 9명의 유아들은 몸 안에 검출 가능한 양의 BPA를 가지고 태어난다. 이 물질에 대한 노출의 가장 큰 원인은 포장된 음식 및 음료 섭취, 그리고 추가적으로 물을 마시거나 쇼핑 영수증, 비닐봉지, 개인 생활용품 그리고 집안 먼지 흡입을 통해 이루어진다. 실제로 JAMA에 2014년 2월에 게재된 연구에서는, 종이 영수증에서 오는 BPA는 피부를 통해 쉽게 흡수된다고 보고했다.[149] 일회용 커피 컵은 종이로만 만들어지는 게 아니다. 상식적으로 봤을 때, 일회용 컵이 종이만으로 만들어졌다면 커피가 샐 것이다. 이 컵의 핵심 재료는 플라스틱이라는 것이다. 뜨거운 커피가 플라스틱에 어떻게 영향을 주는지 아는가? 샴푸, 세제, 비누, 그리고 비타민 병들도 모두 BPA를 포함한다.

BPA가 없다고 표시된 제품들도 여전히 우리 몸에 들어갈 수 있는 합성 물질들로부터 만들어진다. BPA보다 더 안 좋은 영향을 줄 수 있는 물질들이다. 이것은 백신 제조사가 수은을 주사로부터 없애고 다른 화학물질로 채우는 것과 같은 것이다.

건강하게 살아가는 법

세계 인구의 10명 중 9명은 혈액과 소변에 BPA의 흔적을 가지고 있다.

소변 안의 BPA와 심장병의 연관성을 보여 주는 연구 결과가 많이 있다. 최근에 게재된 시험에서는 가장 높은 양의 BPA는 가장 심각한 관상동맥질환과 연관되어 있다고 보고한다.[150] BPA는 일산화질소(혈관을 확장시키는)를 줄임으로써 심장에 영향을 주고 엔도틸린-1(혈관 수축제), 산화적 스트레스(손상된 저밀도 지단백질:LDL을 혈관으로 끌어옴), 그리고 염증에 대한 혈관 반응성을 변화시켰다. BPA는 또한 혈관 평활근과 호르몬의 상호작용에 영향을 주고 세포 칼슘 채널을 방해할 수 있다. BPA는 또한 토끼에게 당뇨를 일으키는 것으로 보고됐다.

BPA는 식품 접촉 물질(FCM)의 범주 안에 들어간다. 음식은 뚜껑의, 뚜껑과 용기 접촉면의 밀봉 부분, 그리고 용기 자체의 포장 부분과 접촉한다. 우유 상자가 진짜 종이로 만들어졌을 것 같은가? 물이 종이와 만나면 어떻게 되는가? 상자는 종이·플라스틱 복합제로써 유해성이 알려져 있지 않다. 식품 접촉 물질(FCM) 안에는 보통 포름알데하이트가 포함된다. 포장재에 사용되는 4,000개 이상의 알려진 화학물질 중에는 트라이뷰틸린, 트라이클로잔, 프탈레이트가 있다. 이것들은 모두 암, 생식력, 그리고 신경질환과 연관되어 있다. 정부기관이 우리의 안전을 지켜 주고 있다고 생각한다면, 다시 생각해야 한다. 플라스틱이나 다른 식품의 접촉 물질에 대한 노출을 쉽게 어느 정도 줄일 수 있으니 너무 조바심내지 말아야 한다.

여기 몇 개의 검증된 방법들이 있다.

- 플라스틱 물병을 절대 사지 않고 유리병 물만 마신다.
- 플라스틱과 접촉된 모든 음식을 씻는다.(포장된 고기 등)
- 면으로 만들어진 봉투를 사용한다.
- 싱크 내장 물 시스템을 최소한의 플라스틱 배관과 집 전체 여과 장치와 함께 설치한다.
- 캔에 들어 있는 음식은 피한다. 캔 음식을 먹는다면 BPA가 포함되어 있지 않은 캔에 담긴 음식을 먹는다.
- 음식은 유리 용기에 보관한다.
- 견과류(아몬드, 코코넛)와 우유를 신선하게 보관한다. BPA 표시된 팩에 담긴 제품은 사지 않는다.

- 품질 좋은 공기 정화기를 설치한다.
- 창문을 자주 열어 둔다.
- 막대비누를 사용하고 플라스틱 용기 안에 든 개인 생활용품을 최소화한다. 유기농 비누를 사용한다.
- 자연 친화적인 어린이 장난감을 사고, 고무젖꼭지를 포함해서 플라스틱을 입안에 못 넣게 한다.
- 그리고 물론, 밥을 먹기 전에 손을 씻는다.

■ 전자기기 전자파

인간의 역사 중에 우리가 전기에 노출된 적이 없는 것은 당연하다. 우리 몸은, 우리가 전자파에 노출되면서 '나에게 무슨 일이 일어나는 거지?'라고 울부짖는다. 전자파는 전자기기에서 나오는 보이지 않는 오염이다. 무언가가 플러그에 꽂혀 있으면, 켜져 있지 않더라도 우리는 전자파에 노출된다.

가장 흔한 전자파의 원인은 다음과 같다.

- 휴대전화 및 무선 전화기
- 무선 아기 모니터(전자파가 아이한테 무슨 영향을 줄까?)
- 휴대전화 안테나, 탑, 송신기
- 무선 네트워크(밤에는 꺼라.)
- 전자레인지
- 전깃줄이 있는 모든 전자기기
- 스마트 측정기 – 전기 및 수도(집에서 없애 버려라.)

전자기기에서 발생하는 전자파는 '보이지 않는' 오염이다.

이동전화 기지국은 정원 안의 버섯처럼 계속 세워진다. 우리는 유치원에 깃대로 위장한 기지국이 있는 걸 알고 아이를 다른 유치원으로 전학시켰다. 끔찍한 사람들은 돈을 위해선 무엇이든지 할 것이다. Antennasearch.com에 들어가서 당신 지역에 있는 기지국들을 찾아봐라.

우리와 우리 아이들의 건강에 어떻게 영향을 미칠까? 우주의 수천 개의 인공위성들은 지속적으로 전자기 신호를 지구로 보낸다. 나에게 위험성의 증거를 보여 달라고 하지 말고 대신 이것이 안전하다고 증명해 보여라. 스마트 측정기들은 집 바깥에 있고 공익 기업들이 얼마나 사용했는지 볼 수 있게 해준다. 이 장치들은 전기 자극을 당신 집으로 콘크리트 벽 사이로 쏘아서, 우리의 모든 가전제품들과 연결된다. 당신은 스마트 측정기 옆에 너무 오래 서 있기 원하지 않을 것이다. 보통 이 측정기들이 아무것도 모르는 희생자가 자는 방 바깥에 있다는 것은 재앙이다.

어떤 전자파들은 몸 안으로 흡수되어 알려지지 않은 양의 손상을 일으킨다. 모든 신경계는 뇌에서 발끝까지, 그리고 그 사이에 모든 것에 신호를 보내기 위해 전기에 의존한다. 사실 우리 몸의 모든 세포가 세포 안팎 에너지의 섬세한 균형을 지니고 있다. 당신은 1초마다 수억 번 일어나는 미세한 방해들을 상상해 볼 수 있는가?

이동전화 기지국은 '노골적인' 전자파 기지가 되어 가고 있다.

심전도 검사를 하면, 심장 활동의 전기 시스템을 확인할 수 있다. 이 간단한 테스트는 심장박동을 일으키는 심장의 전기 활성도를 측정한다. 하지만 많은 연구 결과[151], 전자기장(EMF)이 심장에 다음과 같은 부정적인 영향을 준다고 알려졌다

1. 심장박동수의 증가 또는 감소
2. 심장박동 변동성의 감소
3. 무정맥 증가
4. 증가된 심장 세포의 자유 에너지 변환
5. 감소된 심장 세포의 글루타티온

전자파는 또한 다음과 같은 증상을 일으킬 수 있다.

• 두통
• 수면 방해
• 만성피로
• 우울증
• 불규칙한 혈압
• 피부질환
• 아이들의 이상한 행동

수년 동안 나는 불규칙한 심장박동에서 심방세동, 그리고 치명적인 심장 리듬인 심실성 빈맥까지, 수천 명의 비정상적인 심장 리듬

을 가진 환자들 보았다. 전자파를 탓하는 게 가능할까? 심장은 전기적 기관이다. 전자기기로부터 복사가 심장의 전기 활동에 영향을 준다는 것은 타당해 보인다.

최근에 나는 유기농 식품 매장 안을 걸어가다가 스포츠브라 왼쪽 고리에 휴대전화를 끼고 다니는 여자에게 다가갔다. 휴대전화가 그녀의 심장 바로 위에 있었다. 양심 있는 의사로서 나는 그 여자에게 다가가 그것의 위험성과 전자기장(EMF) 노출에 연관된 대표적인 증상들을 이야기해 줬다. 그녀는 내 충고에 고마워했다. 몇 년 동안 심장이 두근거리는 것을 느꼈는데, 의사들이 그런 증상에 도움을 주지 않았다고 말했다. 어떤 사람들은 아주 민감해서 전자파의 증상을 피하기 위해 침실이나 집 전체에 전원을 꺼야 한다. 다른 이들은 이동전화 기지국이나 고전압 전깃줄이 없는 먼 곳으로 이사해야 한다.

> **건강하게 살아가는 법**
>
> 집안에서 침실이 전자파의 주요 공급원이다.

▧ 훨씬 더 많아진 화학물질들

여러 연구에서 화학물질이 심혈관계와 그 외 몸을 파괴하는 것이 확인됐다. 과불화옥탄산(PFOA)은 표면 위에 물 구슬을 만드는 합성 화학물질이다(물이나 액체가 옷을 통과하지 못하게 한다). 테플론이나 고어텍스 같은 유명한 소비재들을 만드는 데 사용되어 왔다. 1940년대부터 사용되고 있는 과불화옥탄산(PFOA)은 환경에 무기한으로 남아있고 동물에게는 발암물질이다. 미국 인구의 98%의 혈액에서 발견되고 화학 공장 직원이나 그 주변 거주 사람들에게 높은 수치로 발견된다. PFOA는 산업 폐기물, 얼룩지지 않는 카펫, 카펫 청소 액체, 집 먼지, 전자레인지 팝콘 봉투, 옷, 물, 음식, 그리고 취사도구에서 발견되었다.

미국 내과 학회지 〈Annals of Internal Medicine〉에서 최근 보고된 것과 같이, 연구자들은 PFOA 수치가 높은 사람들은 고혈압과 비정상 콜레스트롤에 더욱 높은 위험성이 있는 것을 알아냈다. 그들은 또한 관상 및 말초 동맥질환의 위험성이 높기도 했다.[152] 어린아이들에게서 당뇨와[153] 지질 이상의 위험성이 증가하는 것으로 PFOA는 나타났다.[154]

> **건강하게 살아가는 법**
>
> 카펫, 카펫 청소 용액, 전자레인지 팝콘 봉투, 옷, 물, 음식, 그리고 테플론 같은 흔한 가정용품에서 화학물질을 조심하자.

2012년 직무와 관련하여 화학물질 노출과 심혈관질환 발생을 조사한 연구가 발표되었다. 남성 근로자 180명으로 이루어진 노출된 그룹은 플라스틱 제품 및 페인트 제조 공장에서 스타이렌, 톨루엔, 자일렌을 포함한 여러 유기 용액에 만성적으로 노출되어 있었다. 대조군은 남성 근로자 135명으로 기계 및 제품 생산 공장에서 이런 유기 용액이나 다른 화학물질에 노출되지 않았던 사람들이었다. 연구의 목적은 같은 산업에 같은 지역에 거주하고 같은 생활 방식을 가지고 있는 비슷한 사람들을 찾는 거였다. 놀랄 것 없이, 노출된 집단은 항산화 능력이 훨씬 낮았고 심혈관질환 위험에 더 노출되어 있었다.[155] 또 다른 연구는 용액들이 높은 혈압과 지방간 변화와 관련 있다는 것을 보여 주었다.[156] 여러 해 전의 사례에서 불규칙 심장박동을 가진 환자가 드라이클리닝 물질인 PERC와 관련되어 있는 것을 다루었다. 그의 증상은 PERC 노출을 없앰으로써 사라졌다.[157] 암과 신경질환은 또한 PERC에 의해 영향을 받을 것이다. PERC는 드라이클리닝 업계에서는 불법화됐지만 경험 많은 고참자들은 이 법에서 예외가 되었다. 마지막으로 '유기농' 드라이클리너는 웃기는 이야기로서 위험할 것이다. 유기농 단어는 음식에게만 적용되는 것이다.

만약에 살충제들이 곤충을 죽이고 제초제들이 식물들을 죽이면, 이 화학물질들은 우릴 죽일 것이다. 이 독성물질과 관련한 건강 문제는 수년 동안 알려졌고 1962년에 출판된 레이첼 카슨의 충격적인 《침묵의 봄》의 주제였다. 이런 경고와 행동 촉구에도 불구하고, 무엇인가 변하고 있는 게 있는가? 살충제 노출과 암, 당뇨, 파킨슨병이나 알츠하이머 같은 신경퇴행성질환, 선천적 장애, 생식 문제의 높은 발병률의 관계에 대한 증거들은 수없이 많다. 또한, 살충제 노출은 호흡계질환, 만성 신장질환, 전신 홍반성 루프스나 류머티즘 관절염 같은 자가면역질환, 만성피로, 그리고 노화를 일으킨다는 증거들이 있다. 가장 기초적인 수준에서 살충제나 다른 화학물질들은 세포 기능에 영향을 준다. 그것들은 유전적 손상과 호르몬 방해 그리고 에너지를 생산하는 미토콘드리아를 손상시킨다.[158]

건강하게 살아가는 법

살충제가 곤충을 죽이고 제초제가 식물을 죽이면, 이 화학물질은 우리를 죽일 것이다.

■ 사례 연구

젊은 여성 앤지는 편두통과 수면 장애 문제로 나를 찾아 왔다. 내력을 파악해 보니, 최근 개조된 집으로 이사하고 새로 구매한 메트리스에서 자고 난 후에 그녀의 문제가 시작되었다는 것이 분명해졌다. 나는 그녀가 유독한 수프 안에서 살고 있다는 것과 다를 바 없다고 설명해 줬고 무언가가 바뀌어야 한다고 했다. 나는 그녀에게 방화 방지나 합성물질 같은 화학물질로 범벅된 메트리스를 버리라고 확신시켰다. 어쨌든 그녀는 하루에 10시간을 그 매트리스에서 이리저리 뒤척이면서 시간을 보냈다. 그리고 Lifekind.com에서 유기농 메트리스를 샀다. 나는 그녀에게 공기 정화기를 사라고 했고, 낮에는 창문을 열어 두라고 조언했다. 마지막으로 앤지는 그녀의 침실에서 램프를 제외한 모든 전자기기를 치웠고, 램프는 잘 때 플러그를 뽑았다.

2달 후 안지는 새로운 여성으로 내 사무실로 왔다. 그녀는 더는 두통을 느끼지 않으며 8시간 동안 방해 없이 잘 자고 있었다. 그녀의 활력이 돌아왔고 알러지 또한 사라졌다. 보너스로 앤지는 자신의 임신에 대해서 아주 기뻐했다. 의사와 치유자의 직업이란 이런 것이다.

■ 실천 계획

1. 실외 오염을 가능하면 피한다.
2. 플라스틱이나 캔에 담긴 음식이나 음료를 섭취하지 않는다.
3. 담배 연기나 그 주변에 가지 않는다.
4. 개인 생활용품에 있는 화학물질을 배척한다.
5. 침실과 우리 신체에서 전자장치를 최소화한다.
6. 전자레인지 코드를 뽑는다. 절대 테플론으로 데우거나 알루 미늄 냄비나 프라이팬을 쓰지 않는다.
7. 집에서 스마트 측정기를 제거한다.
8. 옷을 드라이클리닝 하지 않는다.
9. 세탁하고 다리미질할 수 있는 면 옷을 입는다.
10. 살충제와 제초제를 사용하지 않는다. 살충제와 제초제가 우 리 행성을 파괴하고 있다!

PALEO CARDIOLOGIST

PART

#9

우리 주변의
유독한 중금속

우리 주변의 유독한 중금속

> " 자연을 깊이 들여다보면,
> 모든 것을 더 잘 이해하게 된다. "
>
> - 알버트 아인슈타인

헤비메탈(중금속, Heavy Metal)이라고 얘기하면, 헤비메탈 밴드를 연상할지도 모르겠다. 여기서 얘기하는 헤비메탈, 즉 중금속은 납, 알루미늄, 수은, 카드뮴, 그리고 비소와 같은 느슨하게 정의된 금속원소 그룹을 말한다. 불행히도 건강에 이르는 길은 이러한 독소로 가득 차 있으며, 의사는 이런 위험에 관해서는 문외한이다. 일반적인 의사들은 신체 금속 수치 상승에 대해 어떻게 대응해야 하는지 모른다. 이 책을 계속 읽으면 우리가 이들에 어떻게 노출되고, 전형적인 증상은 무엇이고, 치료를 위해 무엇을 해야 하는지 배울 수 있다.

고등학교 때 주기율표를 무덤덤한 얼굴로 쳐다보던 때를 기억해보자. 그 표는 나트륨, 칼륨, 아연 등 의학에서 논의하는 대부분의 기본 원소들 또는 원자들을 알려준다. 사실 100가지 이상의 원소들이 있다. 중금속은 지구의 지각에서 자연적으로 발생하는 원소이지만, 인위적인 오염 때문에 우리 생태계를 침범했다. 중금속에 사람이 노출되는 원인으로는 석탄 및 기타 화석 연료, 치과용 충전제, 예방 접종, 비료, 식품 가공, 오염된 물, 담배, 바디 케어 제품, 통조림 등등이 있다. 사실 유기농 제품이라 할지라도 쌀과 닭고기는 비소의 중요한 공급원이다.

수은, 알루미늄, 납은 인체의 건강이나 기능에 역할을 하지 않는다. 이것들은 어떤 장기나 인체 구조에서 일어나는 자연적 과정의 일부가 아니다. 인체 내 중금속의 독성은 효소를 차단시키고, 항산화 물질을 손상시키고, 산화를 일으키는 스트레스를 증가시킬 수 있다.[159] 이 모든 과정은 우리가 질병이라고 부르는 증상들로 귀결된다. 다시 한번 강조하는데, 치료를 얻기 위해 원인을 규명해야 한다.

기본적으로 금속의 존재는 굴러가는 바퀴에 쇠막대기를 집어넣는 것과 같다. 이 경우 바퀴는 단백질 A가 단백질 B로 변환되는 신체의 효소 경로에 비유된다. 예를 들면 납은 마그네슘이 그 기능을 하는 것을 차단한다. 중금속은 또한 활성산소를 형성시키며, 이는 DNA와 저밀도 리포단백질(LDL)같은 지질(Lipids)을 손상시킬 수 있고, 궁극적으로는 인체 내의 주요 항산화제인 글루타티온(glutathione)을 파괴시킨다. 인체가 글루타티온을 만들지 않는다면 질병을 부르게 된다. 글루타티온은 스펙트라셀(Spectracell)이라는 회사나 이런 류의 테스트를 시행하는 회사들에서 쉽게 측정해 볼 수 있다.

모든 사람은 유전학, 영양 상태 및 다른 화학물질의 총체적 내성에 근거하여 중금속을 포함한 모든 독소들에 대해 사람마다 다른 수준의 허용치를 가지고 있다. 체내의 중금속 검사는 혈청, 모발, 소변, 세포를 통한 다양한 방법으로 할 수 있다. 각 방법은 나름의 장단점이 있다. 12가지가 넘는 금속들을 테스트할 수 있음을 기억하면서 가장 일반적인 금속들을 좀 더 심층적으로 살펴보자. 이들은 건강을 해치고 고혈압, 뇌졸중, 심장마비, 암, 그리고 다른 건강 문제들을 일으킨다.[160]

> **건강하게 살아가는 법**
>
> 중금속은 지구의 지각에서 자연적으로 발생하지만, 오염과 인공물을 통해 우리 생태계와 우리의 몸에 침범했다.

🔲 납(Lead)

고대 로마 시대는 물론, 현대 사회에서도 납은 여전히 질병의 원천이다. 로마의 수도 시스템은 납 파이프를 사용했으며 그 유독성은 곧 알려졌다. 오늘날 환경의 모든 곳에서 납을 발견할 수 있다. 납이 들어 있는 페인트와 휘발유는 주요 오염원으로 현재 미국에서 사용이 금지되어 있지만, 오늘날에도 여전히 영향을 미치고 있다. 납이 함유된 연료의 연소로 인해 납 성분이 포함된 비가 내려 토양을 오염시켰고, 토양은 아직도 오염되어 있다. 납은 결코 사라지지 않을 것이다. 납은 화석 연료, 탄약 및 배터리들에서 여전히 발견된다. 나는 많은 환자에게서 납을 테스트하고 있고 모든 사람이 검출 가능한 수준을 가지고 있다. 이것이 내가 모든 사람이 구강 킬레이터(chelator)를 매일 해야 하는 이유다. (몇 장 뒤에 이에 대해 더 자세히 서술하겠다.)

혈압이 높다면 납이 주된 이유일 수 있다. 연구 결과들은 혈청에 있는 납 성분이 고혈압의 위험과 관련이 있다는 것을 보여 준다. 납은 산화질소의 효용성을 방해하고, 레닌(rennin)과 앤지오텐신(angiotensin)의 생성을 증가시킴으로써 고혈압을 유발시킬 수 있다. 납은 혈압을 조정하는(수백 가지의 다른 신체 기능과 함께) 영양소인 칼슘의 작용을 방해한다. 신체의 세포와 분자에게 납은 마그네슘과 칼륨과 매우 유사해 보이므로 이 생기를 불러일으키는 두 요소의 작용을 방해한다. 마그네슘과 칼륨이 각자의 역할을 할 수 없다면, 건강상의 문제가 발생할 것이다. 열쇠 구멍 안에 검이 붙어 있다면 열쇠가 자물쇠에 들어가지 않는 것과 같다. 당신의 몸은 고혈압을 일으키는 약학상 부족은 없다고 해도 납으로 인해 합병증을 겪을 수도 있다.

건강하게 살아가는 법

납은 모든 사람의 몸속에 있으며, 고혈압을 일으킬 수 있다.

만성적으로 납에 노출되는 것은 지질대사와 산화 스트레스에 영향을 미치고, 이것은 동맥경화와 심혈관계 이상으로 인한 사망률을 증가시킨다. 우리는 동물 연구에서 납 노출은 동맥경화증을 촉진한다는 것을 안다. C 반응성 단백질(hs-CRP)과 같은 높은 염증 지표는 높은 레벨의 납과 연관이 있다. CRP가 높을수록 심장질환 위험이 높아진다. 높아진 납 레벨은 호모시스테인(homocysteine)과 관

런이 있는데, 이것은 심장병, 혈전, 암, 그리고 치매를 가진 사람에게서 발견되는 아미노산이다. 이제 좀 이해가 되는가? 심장병에 관련해서는 납은 정말 나쁜 인자이다.[161]

흥미로운 사실은, 여성은 폐경기 이후에 혈압이 증가하는 경향이 있다는 것이다. 이러한 여성들에게 고혈압을 일으키는 원인 중 하나가 몸속에 돌아다니는 증가된 납 성분 때문일 수 있을까? 납은 뼈에 저장되어 있다. 폐경기 여성에게 골다공증으로 뼈가 약해진다면, 납은 방출되고 신체의 원활한 기능을 방해한다. 여성들은 납 노출로부터 심장마비의 위험성이 높아진다. 골다공증은 팔레오 영양 섭취, 적절한 운동, 그리고 양질의 보충제로 예방할 수 있다.

건강하게 살아가는 법

납은 폐경기 여성의 고혈압 증가를 유발할 수 있다.

내가 직접 경험한 사실은 납이 신경계 질환을 유발한다는 것이다. 나의 아버지가 뇌질환인 진행성 핵상안근 마비(Progressive Supranuclear Palsy)로 돌아가셨기 때문이다. 납은 내 몸에 있어서는 안되며, 나는 이것을 지키기 위해 최선을 다하고 있다. 이 금속은 알츠하이머병과 같은 치매의 잘 알려진 원인이다. 납은 또한 발달 중인 유아의 뇌를 손상시키고, 학습장애를 초래하는 원인이기도 하다. 뇌 속에 납 성분이 많을수록 IQ는 낮다. 납은 ALS(루게릭병으로 잘 알려진 근위축성 측색 경화증)와 파킨슨병의 원인 인자이기도 하다. 유감스럽게도 당시에는 아버지의 중금속 수치를 검사해 볼 생각을 아무도 하지 못하였다. 아버지가 병이 났을 때 나는 병을 치료하는 마법의 약을 찾는 전형적인 의사였다.

🔲 알루미늄(Aluminum)

알루미늄은 비교적 부드럽고, 내구성이 있으며, 가벼운 금속이다. 현대 사회에서 수백 가지 용도로 사용된다. 가장 흔하게 볼 수 있는 조리기구이다. 냄비와 프라이팬은 스테인리스 스틸이나 구리로 만들어졌을 수 있지만, 알루미늄도 들어가 있다. '주석 포일(Tin foil)'은 알루미늄으로 음식을 오염시킬 수 있다. 사용하지 말자. 베이킹파우더와 식품 착색제는 알루미늄 성분을 함유하고 있으며, 이 두 가지는 대부분의 포장된 제품에 들어 있다. 알루미늄은 발한 억제제의 주요 성분이며, 슬프게도 신생아에게 주입되는 대부분의 백신에 첨가된다. 소다 캔만으로도 전 세계적으로 질병이 창궐하게 만들 수 있다. 당신은 이 금속이 심장병을 유발할 수 있음을 알고 있는가?[162]

몇 년 전 6,000명이 넘는 남성을 고용한 알루미늄 제련 회사에서 관상동맥질환 위험에 관한 연구가 행해졌다. 이 연구 결과는 화이트칼라 근로자는 알루미늄에 노출되는 블루칼라 근로자에 비해 심장병 발병 위험이 반 정도라는 것을 보여 준다. 사무직 직원은 온종일 회의를 하거나 책상 앞에 앉아 있기 때문에 공장의 알루미늄에 덜 노출이 된다. 우리는 두 집단이 일반 인구보다는 더 위험할 것이라고 추측할 수 있다.[163] 제련은 발견된 암석과 금속을 분리하는 과정이다. 이 방법으로 금속을 정제하여 더 많은 건물, 더 많은 자동차 그리고 더 많은 백신에 사용된다. 2014년 연구에 따르면 일반인에 비해 알루미늄 공장 근로자에게 심장 관련 질병(심장마비, 뇌졸증, 심장부전) 위험이 50%나 증가한다.[164] 알루미늄은 알츠하이머 침해 및 골다공증의 원인으로 알려져 있다.[165] 대부분 사람이 겨드랑이에 바르고 있는 알루미늄이 포함된 발한 억제제가 유방암을 유발할 수 있을까? 현재 남성의 유방암 발병 사례가 폭발적으로 증가하고 있다.

> **건강하게 살아가는 법**
>
> 알루미늄 성분이 들어 있는 발한 억제제는 바르지 않는 것이 좋다.

■ 수은(Mercury)

수은은 실온에서 액체인 금속원소이다. 대부분 노인에게 수은에 대해 물어 보면 그들이 어렸을 때 과학 수업 시간에 어떻게 수은(퀵실버라는 이름으로 알려진)을 가지고 놀았는지 이야기할 것이다. 그것은 큰 실수였다. 나는 끔찍하게 떨던 고등학교 화학 교사를 분명히 기억한다. 이 교사의 증상이 수은에 자주 노출되었기 때문에 일어났을까? 영국의 'Mad Hatters'는 모자 제조 산업에서 수은에 노출되어 뇌 손상을 입은 사람들로 유명해졌다.

수은 오염의 주요 원인은 석탄 연소 때문이다. 금 생산이 수은 오염의 11%를 차지한다. 다음에 보석을 살 때 이 사실을 생각해 보라. 수은은 우리의 토양과 물, 그리고 많은 가정용품까지도 오염시킨다. 슬프게도 해양에는 오염물질로 가득 차 있다. 오염물질은 먹이사슬 위에 있는 더 큰 물고기에 집중되어 있다. 그러므로 황새치,

참치, 상어 또는 다른 큰 물고기는 먹지 말자. 수은은 유리 온도계 및 혈압계(혈압 측정 띠)에 원소 수은으로 사용되었고, 여전히 치과용 아말감 충전제에 사용된다. 유기수은은 주로 메틸수은으로서 어류에서 발견되고, 에틸수은으로서 일부 백신에서 발견된다(혈청, 살균 소독제). 실제로 많은 독감 예방 주사에는 수십억 개의 수은 원자가 함유되어 있다. 수십억 개의 수은 원자가 할 수 있는 손상을 상상할 수 있을까? 불행하게도 대부분 전구에는 수은이 포함되어 있다. 기껏해야 공공 용수 시스템은 폐수에서 불과 90%의 수은을 제거한다. 나머지는 수돗물과 강, 호수 및 개울로 되돌아간다.

건강하게 살아가는 법

수은은 생선, 물, 토양, 심지어 전구까지 오염시킨다.

몇 년 전, 체온계와 혈압 측정 띠 제조업체는 안전상의 이유로 독성 요소의 사용을 포기했지만, 치과 업계와 백신 제조업체 대부분은 여전히 우리의 신체에 수은을 주입하는 것이 안전하다고 생각한다. 미국 환경보호국(Environmental Protection Agency)에 따르면, 형광 전구가 파손된 경우 적절한 처분을 위해 여러 단계를 따라야 한다. 사실 환경보호국(EPA)는 수은 폐기물 처분에 관한 환경 친화적인 관행을 개발하기 위해 76쪽 분량의 가이드라인을 냈다. 금속 아말감의 처분은 심각한 사업이다. 그러나 의사들은 같은 수은을 입속에 넣거나 혈류에 주입하는 것은 괜찮다고 생각하는 듯하다. 수은을 저장하기에 가장 안전할 수 있는 장소는 인체인 듯하다. 이 모두가 미친 짓이라는 것이 보이는가?

건강하게 살아가는 법

의사가 뭐라고 하든, 수은이 우리의 몸에 있어서는 안 된다.

수은 노출은 아테롬성 동맥경화증을 유발한다. 이것의 좋은 예가 치과 의사가 다른 사람들보다 심장 발작 위험이 높다는 사실이다. 그들은 온종일 금속 아말감을 이식하고 대체하면서 수은 증기를 호흡을 통해 마신다. 생선에 있는 높은 수은 함유량은 심혈관 건강에 유익한 해산물의 효과를 감소시킬 수 있다. 일부 연구에서는 수은 함량이 높은 사람들에게서 고혈압과 당뇨병 발병률이 높았다. 임산부가 참치를 먹지 말도록 권고하는 데에는 충분한 이유가 있다.

야생 연어, 멸치 그리고 정어리를 먹는 것을 추천한다. 3장에서 논의했듯이 해산물을 먹은 후에 클로렐라를 섭취하는 것이 좋다. 헤더와 나는 클로렐라와 스피룰리나(spirulina)가 포함된 'Cardio Superfood'라는 제품을 만들었다. 더 자세한 내용은 16장에서 다룬다.

수은은 비타민 C와 E의 재생에 결정적인 역할을 하는 항산화제인 글루타티온(glutathione)과 결합한다. 이로 인해 지질을 포함한 분자가 손상되어 혈관 퇴적물(plaque)이 생기거나 혈관이 막히는 현상이 일어난다. 수은은 모든 세포에서 에너지 생성에 중요한 작은 용광로 역할을 하는 미토콘드리아(mitochondria)를 손상시키고 동맥에 주요 팽창 장치인 산화 질소 생산을 억제한다. 마지막으로 수은은 혈소판을 방해함으로써 혈액 응고를 방해한다. 이것은 정말 안 좋은 입자이기 때문에 몸에 주입할 때는 다시 생각해야 한다.

물고기의 수은 함량은 우리의 식단에서 물고기의 기능을 다시 생각하게 한다.

■ 비소(Arsenic)

비소는 뉴스에서 한 사람이 다른 사람을 영구히 제거하고자 할 때 사용되는 독소로 많이 등장한다. 많은 양을 투여하면 사람이 빨리 죽을 수 있다. 그러나 이 책의 목적을 위해, 우리는 만성적인 소량의 섭취에 대해 이야기할 것이다. 오염된 식수는 전 세계적으로 비소 노출의 가장 큰 원인이다. 닭과 돼지의 사료는 체중 증가를 유도하고, 색을 개선하며 기생충을 죽이기 위해 비소를 함유하기 때문에 닭과 돼지는 비소를 많이 가지고 있다. 대형 제약회사들은 종종 이러한 사료 생산에 참여한다. 유기농 닭고기에는 약간의 비소가 들어 있지만, 기존의 고문당하듯이 사육된 닭보다는 훨씬 낮다. 쌀은 비소에 노출된 또 하나의 중요한 식량 공급원이다. 이는 지하수에 비소가 들어 있고, 쌀은 열성적으로 이를 흡수하기 때문이다. 덧붙여 말하면, 요리는 중금속의 양을 줄이지는 않지만, 요리하기 전에 쌀을 씻는 것은 도움이 될 수 있다. 어쨌든 쌀은 팔레오 식단에 포함되지 않는다.

관상동맥질환은 대조군과 비교하여 식수로부터 비소에 노출된 사람들에게서 더 일반적이다.[166] 유사하게 고혈압은 비소 레벨이 낮은 지역보다 높은 지역의 주민들에게서 더 많이 나타난다. 또한, 식수로부터의 비소 오염은 2형 진성당뇨병(type-2 diabetes mellitus), 경동맥질환, 그리고 뇌졸중이 발생할 위험을 증가시킨다.[167] 칠레에서는 마시는 물에 비소가 노출된 후 심장발작으로 인한 사망자가 증가했다. 비소 오염의 근원이 제거된 후에 심장마비 사망률이 감소했다. 마찬가지로 대만 남서부 지역에서도 비소를 다량 함유한 우물의 사용을 중단한 후 심장질환으로 인한 사망률이 감소했다.[168]

건강하게 살아가는 법

요리는 식품에 들어 있는 비소 같은 금속을 제거하지 못한다.

비소는 심혈관계를 어떻게 손상시키는가? 이 유독한 금속은 확장 또는 수축하는 혈관의 기능을 방해할 수 있다. 비소는 내피산화질소 합성 효소(endothelial nitric oxide synthase : eNOS)라고 불리는 효소를 손상시킬 가능성이 있다. 이 효소는 혈관의 주요 확장기인 산화질소를 생성한다. 니트로 글리세린 알약은 심장 동맥 흐름을 증가시켜 가슴 통증을 치료할 목적으로 사용된다.

납과 마찬가지로 높은 비소 레벨은 고혈압, 관상동맥질환, 혈전, 그리고 치매 환자에게서 보여지는 높은 호모시스테인(homocysteine)의 증가와 관련이 있다. 간에서 비소를 해독하면 비타민 B가 고갈되어 호모시스테인을 처리할 수 없으므로 이 아미노산의 수치가 높아진다. 한 가지 해결책은 메틸화된 비타민 B를 충분히 섭취하는 것이다. 마지막으로, 비소는 피부, 간, 폐, 방광 등에서 암을 유발하는 발암물질로 알려져 있다.

심장병 전문의는 가슴 통증, 고혈압 또는 심장병 환자의 비소 레벨을 얼마나 자주 확인할까? 아마 전혀 확인하지 않을 것이다. 심장병 전문의는 금속과 다른 독소에 대해 신경을 쓰지 않는다. 중금속 문제를 치료하는 약도 없고, 의사에게 돈을 벌게 해 줄 검사도 없기 때문이다. 만약 우리가 비소나 다른 금속들 그리고 다른 독소들을 피하면 어떻게 될까? 만약 우리 모두 팔레오 식이요법을 하면 어떨까? 우리는 심장 전문의가 더 이상 필요하지 않을 수도 있다.

건강하게 살아가는 법

비소는 체내에서 많은 양의 비타민 B를 소모하며 암이나 심장질환을 유발할 수 있지만, 심장 전문의는 신체 내의 비소 존재를 거의 확인하지 않고 있다.

카드뮴(Cadmium)

카드뮴은 아연과 유사한 금속이긴 해도 후자는 건강하게 하지만, 전자는 생물학적 기능이 없다. 담배는 토양과 비료에서 이 금속을 흡수하기 때문에 흡연자는 비흡연자보다 두 배의 카드뮴을 몸에 축적하고 있다. 간접 흡연에 노출된 사람들도 카드뮴 독성으로 고통받고 있다. 수년 동안 카드뮴은 배터리 및 금속 제품에 사용되었다. 우리 아이들이 뛰어 노는 지구의 공기와 토양은 광물 채취와 공해로 오염되어 있다. 우리의 식량과 물 공급은 비료, 제초제 및 살충제의 사용으로 인한 카드뮴으로 오염되어 있다.

만성적인 카드뮴 노출은 고혈압과 당뇨병에 관련되어 있다.[169]

이는 아테롬성 동맥경화증(atherosclerosis)을 촉진시키는 것으로 보이며, 독립적으로 심근경색과 연관되어 있고, 내막 중막 두께 비율(intima-media thickness ratio)로 측정되는 혈관 두께를 증가시킨다.[170] 이 금속은 세포의 칼슘 채널을 방해함으로 큰 혼란을 야기하고, 이는 심장과 혈관 문제를 일으킬 수 있다. 카드뮴은 직접적인 혈관 수축 물질이며 산화질소와 같은 혈관 확장 물질을 억제한다. 카드뮴은 항산화제, 글루타티온을 몸에서 고갈시킨다. 나는 자주 글루타티온을 증가시키는 보충제를 환자에게 권한다. 불행하게도, 카드뮴을 킬레이트화(chelation) 하더라도 체외로 배출하기는 어렵다. 크로렐라, 신선한 마늘, 그리고 마늘 보충제는 카드뮴을 제거하는 가장 좋은 방법이다.(클로렐라와 마늘에 대해서는 16장에서 더 많이 다루겠다.)

건강하게 살아가는 법

클로렐라와 마늘은 심장을 건강하게 한다.

🔳 다른 금속들(Other Metals)

위에서 언급한 중금속들만이 걱정할 대상이 아니다. 주석, 텅스텐, 탈륨, 토륨, 안티몬, 바륨, 가돌리늄은 혈액에서 발견되는 주기율표의 원소들이다. 바륨은 흔히 중금속을 위한 혈액이나 소변검사에서 발견된다. 어떻게 바륨이 몸 안에 있을까? 우리가 호흡하는 공기 속에서일 것이다. MRI 촬영 경험이 있는가? 가돌리늄은 여전히 우리 몸 주위를 떠돌고 있을 것이다. 디젤 트럭, 현지 공장, 또는 베이징올림픽 그림들에서 나오는 연기를 보라. 이 배기가스는 인간의 생리 기능에 어떤 작용을 하는지 모르는 금속들로 차 있다. 연구는 제한적이고, 건강에 대한 악영향은 사실상 무한하다.

> **건강하게 살아가는 법**
>
> 중금속이 건강에 끼치는 악영향은 끝이 없다.

🔳 내 몸에 금속이 많은지 어떻게 알 수 있을까?

신체에서 금속을 식별하는 데는 여러 가지 방법이 있다. 우선, 혈액 검사가 있다. 하지만 이것은 최근 노출만을 반영한다. 어느 날 밤 스시를 먹고 오면 혈액검사에서 수은 레벨은 높게 나올 것이다. 나는 적혈구에서 세포 내에 있는 금속을 보는 혈액검사를 선호한다. 이 검사는 골수에 있는 것은 무엇인지, 즉 적혈구가 태어난 곳을 알려준다. 뼛속의 금속 레벨이 높으면 심장, 혈액, 그리고 뇌를 포함한 다른 장기들에서도 높다는 것을 나타낸다. 수년간 모발 샘플을 이용해 중금속을 측정했지만, 단순히 신체가 금속을 잘 배출하지 않는다면 어떻게 될까? 수은은 모발에서 나타나지 않을 수 있다. 그러나 뇌 속에는 여전히 남아 있을 수 있다. 분명한 것은 모발 샘플에서 중금속량이 많으면 몸에 독성을 가지고 있다는 것이다. 이것은 중요한 사실을 강조한다. 어떤 방법의 검사에서라도 높은 중금속량이 검출된다면 우리 몸에 독성 금속을 가지고 있는 것이다. 반면에 검사 결과, 낮은 수준으로 나온다고 해서 독성 금속에서 안전하다는 것은 아니다.

대부분의 전인적 치료 의사(holistic doctor)가 신체 금속 오염 정도를 평가할 때 쓰는 방법은 소변검사이다. 일반적으로 24시간 소변을 검사한 후 자극적인 약물이나 킬레이터 처방이 따른다. 킬레이터는 몸에서 중금속을 제거하는 데 도움을 준다. 이 약제는 DMSA, EDTA, 또는 DMPS일 수 있으며, 이들은 긴 화학명의 약자들이다. 일단 이것이 주어지면 소변은 6~24시간 동안 더 수집된다. 그다음 의사는 금속 상태의 전후를 비교하여 신체의 '체내 축적 유해물질'을 결정한다. 킬레이션 후에도 상당한 양의 금속을 배출한다면 킬레이션(Chelation)을 계속하는 것이 좋다. 특히 금속 독성 증상을 겪고 있는 경우라면 더욱 그렇다.

> **건강하게 살아가는 법**
>
> 금속의 과도한 축적과 관련된 증상에는 킬레이션을 한다. 동맥 폐쇄는 그러한 징후 중 하나일 수 있다.

■ 중금속 오염 시 해야 할 일들

높은 금속 수치를 가진 것으로 진단받았다면, 가장 먼저 해야 할 것은 노출을 줄이는 것이다. 각 금속에 대하여 배우고, 언제 어디서 노출되었는지 알아야 한다. 유년기를 돌이켜 보고, 직장들, 살았던 곳들 등등을 떠올려 보자. 지금 집과 직장에서 노출되고 있는지 생각하자. 환자 자신이 이러한 노출원을 찾기 위해서 스스로 선언해야 한다. 여기에는 페인트, 조리기, 화장품, 그리고 세탁 관련 제품들이 포함된다. 우리의 건강관리 제공자가 이를 도울 수 있어야 한다.

집에서의 노출원을 찾았다면, 작업장을 찾아보자. 광부 또는 금속 주조 공장에서 일한다면 할 수 있는 일은 많지 않다. 그러나 그 외의 사람들은 영향력을 행사하기 위해 노력해야 한다. 내가 병원에서 힘들게 일할 때 나는 관리부서가 독성이 없는 청소 제품을 쓰도록 노력했다. 지갑으로 투표하자. 독성물질을 쓰는 회사들의 물건을 사지 말자.

입 안에 금속 아말감이 있다면, 자격을 갖춘 전인치료 치과의사를 찾아서 제거하자. 일반적인 치과의사에게 그들의 의견을 묻지 말자. 그들은 그들이 환자들을 중독시키는 것으로 믿기를 거부한다. 아말감 추출과 관련해서 해야 할 것과 하지 말아야 할 것을 보여 주는 훌륭한 유투브 동영상이 있다. 다음으로, 금속이 있는 백신을 피하자. 음식이나 물속에 있는 금속을 섭취하는 것은 몸에서 독소를 흡수하지 않을 수 있는 기회를 준다. 금속이나 다른 화학물질을 몸속에 직접 주입하는 일은 모든 자연적 방어를 무력화시킨다.

우리 몸에서 독소를 제거하는 가장 좋은 방법은 규칙적인 배변과 많은 소변량을 배출하는 것이다. 우리는 개와 같이 하루에 2~3번 배변을 해야 이상적이다. 섬유질과 액체가 많이 있어야 우리는 이 목표를 달성할 수 있다. 온스로 체중의 절반에 해당하는 양의 깨끗한 물을 마시자. 예를 들면 70kg 체중의 사람은 매일 적어도 2kg의 물을 마셔야 한다. 그것은 약 2L에 해당하는 양이다.

우리 몸에서 금속을 빼내는 또 다른 놀라운 방법은 땀을 통해서이다. 운동이든 사우나든 땀은 금속을 함유하고 있는 것으로 입증되었다. 이 책이 인쇄되고 있을 때, JAMA에서 연구 결과가 나왔었다: 매일 사우나를 사용하는 남성이 심혈관계 이상으로 사망할 확률이 63%나 낮다. 내 아내의 할아버지는 95세이다. 그의 식습관은 나빠서 가능한 모든 화학물질에 노출되었고, 그중 많은 부분은 군복무 중에 일어났었다. 나의 아내는 그가 살아 있는 것은 그가 수년간 플로리다의 뜨거운 태양 아래서 셔츠가 흠뻑 젖을 정도로 테니스를 쳤기 때문이라고 믿는다. 뜨거운 요가는 많은 땀을 흘리게 함으로 큰 해독작용을 한다. 그러나 빼낸 독소가 다시 돌아오지 않도록 운동 환경을 잘 점검해야 한다. 나는 독성 세탁 세제를 사용하고, 고열에서 공기를 오염시키는 접착제를 사용한 나무 바닥이 있는 뜨거운 요가 스튜디오에서 요가를 했었다. 그것은 땀으로 인한 독소 배출을 무의미한 일로 만들었다.

건강하게 살아가는 법

규칙적인 배변, 충분한 소변 그리고 많은 땀을 배출하여 우리 몸속에서 금속 등 다른 독소들을 제거한다.

🍴 킬레이터(Chelators)

킬레이트(chelate)란 단어는 그리스어 '발톱(claw)'으로부터 왔다. 킬레이터는 금속원소에 닿거나 결합할 수 있는 모든 종류의 분자로, 이는 금속원소의 체외 배출을 돕는다. 미국 식품의약국(FDA)은 급성 중독 또는 철과 구리의 과다 체내 유입 시에는 특정 킬레이트제를 인정한다. 킬레이터는 1차 세계대전 중 화학전을 이기기 위해서 개발되었다.

금속을 묶고 체내 축적 유해물질을 줄이는 나의 첫 번째 선택은 놀라운 음식 클로렐라이다. 식물성 생리 활성 물질과 단백질과 같은 청녹색 조류가 주는 수많은 건강상 혜택 외에도 클로렐라는 금속을 묶어 체외로 배출시키는 능력이 있다. 동물 연구에 따르면, 클로렐라는 수은과 카드뮴에 결합하여 몸 밖으로 빠져나올 수 있다.[171]

> **건강하게 살아가는 법**
>
> 클로렐라(chlorella)와 같은 킬레이터는 금속에 붙어 독성물질을 배출하는 데 도움을 준다.

또 다른 킬레이트는 제올라이트(zeolite)로, 축적된 금속 배출을 돕는 화산재이다. 이것은 수십 년간 폐수에서 금속을 제거하는 데 사용되어 왔다. 제올라이트는 수은, 납, 비소 및 카드뮴과 같은 양으로 하전된 이온에 대하여 높은 친화성을 갖는다. 하지만 제올라이트는 칼슘, 칼륨, 아연, 그리고 마그네슘과 같은 유익한 이온도 결합할 수 있기 때문에 주의하여야 한다. 이상적으로 제올라이트는 의료진의 지도로 사용해야 한다.

최근에는 EDTA 및 DMSA와 같은 킬레이터가 뉴스에 나온다. 이것들은 1980년대 후반에 몇 명의 환자들이 사용 중 사망에 이르면서 많은 정밀검사를 받았다. 이 격리된 사례를 가지고 이들의 킬레이션 기능을 무효화해서는 안 된다: 그러나 이런한 사건으로 의료업계는 적절한 킬레이터의 사용을 위한 프로토콜을 개발하였다. 많은 의사가 심혈관질환에서부터 자폐아에 이르기까지 다양한 조건에서 정맥 내(IV) 킬레이션을 계속하고 있다. 경험이 많은 의사가 IV 킬레이션을 시행할 때 안전성에 문제가 없는 듯하다.

일부 의사들(나 자신을 포함)은 EDTA와 DMSA를 사용한 구강 킬레이트의 지지자들이다. 모든 사람이 독성에 노출되어 있으므로 매일 킬레이트를 해야 한다는 것이다. 이들 약제들은 안전하며, 금속 제거에 효과가 있다는 것이 입증되었다. 사실 수많은 연구가 구강 킬레이션의 유용성을 뒷받침한다.

획기적인 TACT 시험은 2013년에 헤드라인을 장식했다. 이 연구는 1,700명이 넘는 심장마비 병력이 있는 환자를 대상으로 했다. 환자들은 두 그룹으로 나뉘었다: EDTA IV 킬레이션을 받는 환자와 IV 위약을 투여받은 환자의 두 그룹으로 나뉘었다. 그 결과 사망률, 심장마비, 뇌졸중, 그리고 혈관 재생을 포함한 심혈관 계통의 문제가 18%나 줄었다. 가장 큰 효과는 심장박동의 전벽 경색의 병력이 있는 사람에게 나타났다.[172]

아직 이런 유형의 치료를 위해 심장 전문의에게 즉시 도움을 청하지 말자. 이러한 시도는 회의적인 반응과 논쟁을 부를 것이다. 의사들은 매우 완고하며 콜레스트롤 저하제 및 스텐트(stents)와 같은 심장질환에 대한 오래된 주먹구구식의 치료법을 포기하지 않는다. 우리는 금속이 우리 몸에서 배출되었을 때 이점을 보여주는 더 많은 데이터가 나오기를 바랄 뿐이다. 그동안 킬레이트에 대해 의사와 상의하자.

건강하게 살아가는 법

구강 킬레이션은 우리 몸에서 금속을 꺼내기 위한 최선의 방법이다.

■ 백신의 위험성(Vaccine Dangers)

미국의 백신 스케줄은 아이가 18세가 될 때까지 69가지 백신을 접종할 것을 요구한다. 대대적인 예방접종 캠페인의 장기적인 영향은 알려지지 않았지만, 백신 안전성을 문서화한 연구는 거의 없다. 대형 제약회사는 모든 질병에 대해 더 많은 백신을 개발하려고 미친 듯이 노력하고 있다. 의료계가 어린이와 성인에게 수십 종의 백신을 권장함에 따라 대형 제약회사들이 받는 재정적인 횡재를 상상해 보라. 우리는 수십억 달러를 말하고 있다. 모두 수두(양성 소아기 질환)와 같은 질병을 퇴치하기 위한 것이다. 인간은 화학물질 주입 없이 수백만 년 동안 진화했다. 의사가 대자연을 개선할 수 있다고 생각하는가?

독감 예방주사는 매년 권장되지만 바이러스가 돌연변이를 하기 때문에 거의 효과가 없다. 백신 제조업체들은 작년의 바이러스를 사용하여 독감을 예방하는 목적을 놓쳐 버린다. 나는 독감에 걸리는 것이 실제로 좋다고 생각한다. 물론 안 좋은 상태로 침대에 며칠 누워 있지만, 그것은 위대한 정화 해독작용을 한다. 땀을 흘리고 많이 먹지 않아 위장관에 휴식을 준다. 두려움을 일으키는 전술이 당신의 삶을 움직이지 않게 하는 것이 좋다. 나는 18년 동안 병원에서 일했다. 독감으로 인한 사망은 드물다. 그런 사망은 항상 오랜 기간의 병력이 수반된다. 돼지독감, 조류 인플루엔자 및 사스를 기억하는가? 그 바이러스는 수백만 명의 사람들을 죽일 것처럼 보였지만 갑자기 사라졌다. 2014년 에볼라 바이러스도 그와 같았다. 미국 정부는 이 바이러스를 죽이기 위해 수십억 달러를 투자했다. 그러나 이 바이러스는 1970년대 이후로 죽 주변에 있었고, 아프리카에서조차 사람들이 거의 죽지 않았다. 그 지역은 빈약한 위생시설, 열악한 음식의 질, 그리고 더러운 물과 뒤떨어진 의료시설이 있었다. 선진국에서는 사람들이 에볼라 바이러스에 감염되어 파리처럼 떨어지지 않을 것이다. 이런 과장된 광고에 빠지지 말고 건강하게 먹고 질병을 피하기 위해 화학약품을 피하자. 자연 치유 의사의 도움을 받아 최고의 비타민과 정맥 치료를 하여 면역 체계를 강화하자.

10장 '우리 몸은 저항한다'에서 면역 자극과 심혈관질환의 연관성에 대해 논의한다. 이것은 정확히 백신이 하도록 설계된 것이다. 면역 세포를 증가시키는 것 말이다. 다시 한번 백신이 장기적으로 무엇을 할 것인지 알려진 것이 없다. 우리는 발열, 신부전, 신경계 이상 및 스티븐슨-존슨 증후군(3도 화상이 몸 전체에 형성되는 증상)과 같이 많은 부작용을 알고 있다. 스티븐슨-존슨 증후군을 구글에서 찾아본다면 당신은 몹시 당황할 것이다.

건강하게 살아가는 법

18세까지 70번의 백신을 접종을 하는 것이 심장에 가장 좋은 방법은 아니다.

알루미늄, 수은, 포름알데히드, 폴리에틸렌 글리콜, 그리고 그루타민산 나트륨(MSG)과 같은 백신 속의 '기타' 성분을 확인하자. 백신은 인간 배아세포, 유산된 태아 조직 및 동물성 단백질과 같은 매개체 위에서 배양된다. 나는 이것들이 건강한 동물이라고 생각하지 않으며, 유산된 태아 조직은 내 몸(또는 내 아이들의 몸)에 주입하기를 원하는 것이라고 생각하지 않는다. 그러나 이것은 아이들에게 18세까지 69번이나 일어나는 일이다. 이것이 안전하다고 하는 어떤 연구원이 있을 것이라는 믿음을 1초도 갖지 말자. 화학물질은 결코 안전하지 않다. 마지막으로, B형 간염은 정맥을 통한 약물을 통해서나 매춘부와의 잠자리를 통해서 감염된다. 내 아내가 지적했듯이 B형 간염 백신이 신생아에게 제공된다는 사실은 우리가 전체 백신 산업에 의문을 제기하게 만든다.

팔레오 식이요법 및 화학물질 회피는 건강한 신체를 가지는 방법이다. 의약품이나 백신으로 건강을 얻지는 못한다. 가끔 감기나 독감에 걸리는 것도 괜찮다: 그것이 우리의 면역 체계의 목적이다. 이 감염으로 인해 우리의 면역 시스템이 강해지고 다음 전투에 대비하게 한다.

건강하게 살아가는 법

팔레오 식이요법과 화학물질 회피는 가장 좋은 약이다.

🔳 사례 연구

마가렛은 61세의 여성으로 염증 혈액 지표가 높아지면서 나에게 찾아왔다. 그녀는 또한 나쁜 기억력과 '두뇌 안개(Brain Fog)'에 시달렸다. 그녀의 주치의는 높아진 hs-CRP에 대해 콜레스테롤 저하제를 처방하기 원했다. 나는 마가렛에게 염증을 일으키는 원인이 무엇인지 설명하고 원인을 찾아야 했다. 나는 그녀에게 두 가지 테스트, 즉 식품 민감성 패널 그리고 세포 내 중금속 테스트를 수행했다. 그녀는 유제품과 콩에 매우 민감하다는 것을 알게 되었다. 그녀는 또한 수은과 알루미늄이 매우 높았다. 다음으로 우리는 이 금속들에 대한 그녀의 노출에 대해 논의했고, 스시(수은), 소다 팝(알루미늄 캔) 및 조리기구가 확률 높은 원인들이라고 판단했다.

마가렛은 모든 유제품과 콩 제품을 포기했다. 스시와 소다를 먹는 것도 그만했다. 내 추천으로 그녀는 샐러드마스터에서 스테인레스 스틸 조리기구를 구매했다. 알루미늄이 많은 백신에서도 발견되기 때문에 더는 백신주사를 맞지 말도록 조언했다. 나는 그녀가 클로렐라, 마늘, 그리고 제올라리트 등의 많은 킬레이터를 섭취할 것을 추천했다. 그녀는 매일 대변을 보았고, 깨끗한 물을 많이 마셨다. 3개월 후, 우리는 그녀의 혈액 염증 검사를 반복했다. 정상 범위였다. 우리는 그 사실을 1년 후, 금속에 대한 검사는 수은과 알루미늄이 훨씬 낮아졌다는 것을 알려줬다. 그녀의 딸은 어머니의 기억이 정상으로 돌아왔고, 두뇌 안개가 사라졌다고 느꼈다.

■ 실천 계획

1. 중금속을 피한다. 특히 조리기구에 주의한다.
2. 체내 금속 물질 발견에 전문적인 자연주의 의사에게 테스트를 받는다.
3. 소변을 보거나 대변, 또는 땀을 흘리면서 신체를 정화하고 있는지 확인한다.
4. 매일 클로렐라를 섭취한다. 특히 해산물은 먹은 후에는 반드시 섭취한다.
5. 제올라이트를 사용한다.
6. 금속 아말감을 제거한다.
7. 구강 또는 정맥 내 킬레이트를 고려해 본다.

PALEO CARDIOLOGIST

PART

#10

우리 몸은
저항한다

우리 몸은 저항한다

" 나는 세상을 개선하려는 열망과 세상을 즐기려는 열망을 품고 "
아침에 일어난다. 이 때문에 하루를 계획하는 것이 어렵다.

- E. B. 화이트

　의사들은 증상의 무리에 대한 라벨을 작성하고 질병이라 부르는 데에 능숙하다. 예를 들어 파킨슨병은 안면 운동, 근육의 강직 및 떨림을 동반한 비정상적인 걷기이다. 루푸스는 이 진단의 기준을 충족시키는 10가지 이상의 징후와 증상의 묶음이다. 울혈성 심부전은 호흡이 곤란하고 다리가 부어 오르는 증상이다. 수년 동안 의사들은 수많은 불평 사항들과 질병의 징후들을 식별하고 그것들에 오만하게 꼬리표 붙였다. 하지만 그 이름들은 원인을 알려 주지 않으며 라벨만을 제공할 뿐이다. 빈약한 영양 상태와 화학물질이 그 원인이다. 질병은 나쁜 것이 너무 많거나 좋은 것이 충분하지 못하는 경우, 즉 과잉 또는 결핍으로 인해 발생한다.

　원인과 라벨의 사이에는 염증, 산화 스트레스 및 면역 과도 자극이 있다. 이 개념은 마크 휴스턴 박사의 저서 《의사가 심장질환에 대해 말하지 않을 수도 있는 것》에 등장한다. 휴스턴 박사는 신체에 무한한 개수의 모욕으로부터 세 개의 한정된 반응만을 한다고 가르친다. 이 개념을 이해하면 왜 영양과 보조제가 작용을 하는지, 독소가 해로운지에 대한 이해력을 향상시킨다. 이 장은 꽤 기술적인 면이 있으므로 견뎌 내도록 하자.

> **건강하게 살아가는 법**
>
> 질병은 나쁜 것이 너무 많거나 좋은 것이 충분하지 않은 경우에 발생한다.

몸은 적절한 기관과 세포 기능을 유지하기 위해 끊임없이 노력하고 있다. 이는 좋은 분자를 생산하여 악성 세포에 대항한다. 거의 모든 세포에서 발견되는 에너지 공장인 미토콘드리아에선 세포 손상을 일으킨다. 형편없는 음식, 화학물질, 금속, 열악한 정신 건강 및 신체 활동은 활성산소로 알려진 잠재적으로 유해한 재생 장치가 생성된다. 검사를 하지 않으면 활성산소는 세포 기능 저하 및 사망으로 이어질 것이다. 나쁜 녀석들을 물리치기 위해선 몸에 연료를 주는 것이 해결 방법이다.

◼️ 염증

만성 통증으로 고생하고 있는가? 이는 직장(直腸)에서의 염증 증상이다. 염증은 라틴 어원인 inflamma에서 비롯된다. 이는 점화를 의미한다. 몸속의 염증은 신체가 화재를 당하는 것과 같다. 이는 심장병, 암, 당뇨병, 또는 알츠하이머병에서 발견된다. 우리가 겪는 가장 흔한 질환은 통증이다. 통증은 우리가 의사를 찾는 가장 큰 이

유이다. 성인의 대다수는 신체의 어느 부분에서 고통을 겪고 있고, 또 대부분은 심혈관질환의 증거를 가지고 있다. 더 많은 통증이 있을수록 심혈관질환 위험이 높아진다. 의사의 99.9%는 욱신거리는 요통과 심장마비를 동일시하지 않는다. 내 진료실에서 환자를 진찰할 때, 그들에게 자신의 전반적인 통증을 1~10점으로 평가하도록 요청한다. 최악의 경우는 10점으로 평가하며, 가슴 통증, 허리 통증, 두통, 근육 통증, 복통 및 기타 모든 통증을 포함하여 평가한다. 점수는 대부분 5점이었고, 종종 9점 또는 10점이었다. 신체의 어느 부위에서든 통증이 있다면 심장 위험이 있을 거라고 생각한다.

건강하게 살아가는 법

염증, 신체 통증 및 심장질환은 서로 밀접한 관련이 있다.

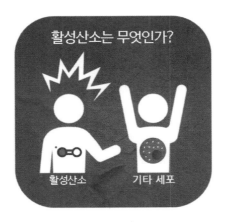

활성산소는 에너지를 필요로 하는 강도와 같다.
활성산소는 자신을 만족시키기 위해 다른 세포의 에너지를 공격하고 빼앗아 간다.

만성 통증은 항상 염증과 관련이 있다. 염증은 좋은 것일 수 있다. 박테리아를 파괴하고 부상당한 부위를 치료하기 위해 세포를 끌어들여 감염을 막아 낸다. 이런 자연적인 반응은 종이에 베인 상처나 골절된 다리 등 손상된 조직의 치유 과정에서 중요하다. 그러나 이러한 예는 단기간의 치유 반응을 나타내며, 매우 위험한 만성 또는 장기 염증과는 달리 질병의 증상을 호소한다. 최악의 상황은 염증이 통증을 유발하지 않을 때다. 우리는 증상이 없으면 의사를 찾거나 적절한 진단 검사를 받지 못할 수도 있다. 혈액검사에서 확인된 염증 지표는 매우 심각하게 받아들여야 한다.

▪️ 경고음 듣기

시토카인(cytokine)은 면역세포에 의한 염증 부위에서 생성되는 작은 전달자이다. 대식세포, 단핵구, 림프구와 같은 이 세포들은 다른 면역세포와 분자가 필요로 하는 영역으로 이동하도록 신호하기 위해 시토키닌을 방출한다. 부대를 소집하는 것과 같은 것이다. 인터루킨(IL), 종양 괴사 인자(TNF) 및 인터페론과 같은 이름을 가진 이 메신저는 대부분의 상업 실험실에서 쉽게 검사할 수 있다. 혈중 농도가 높을수록 염증이 많으며 심장 혈관 위험이 더 커진다. 여러분은 이 위험한 메신저들을 검사하고 있는가?

폐색이 형성되는 과정

관상동맥 폐색은 어떻게 형성되는가?

내피세포는 혈관을 구분하는 혈류와 혈관 사이의 장벽이다. 건강한 내피는 원하지 않는 물질을 밖으로 내보내어 혈관을 개방 상태로 유지시키는 혈관 확장 분자를 생성하고, 혈관의 겉 부분이 정상적으로 기능하도록 한다.

우리가 해로운 음식을 먹거나 화학물질에 노출되면 내피세포가 '새는 상태'가 된다. 그러면 원하지 않는 분자가 혈액에서 동맥벽으로 흘러 들어간다. 이렇게 해서 사람들이 관상동맥질환에 걸리는 것이다. 이는 실제로 질병이 아니라 오히려 독소로 인한 손상에 대한 반응이다. 다시 한번 말하자면, 질병은 우리를 진정한 원인으로부터 방해하는 라벨에 불과하다. 일반적으로 작고 손상된 다양한 LDL 입자가 매우 선택적인 내피 장벽이 되어야 한다. 면역세포가 손상에 반응을 하고 시토키닌 전달자를 방출하면 차례로 더 많은 면역세포를 모집하여 악순환이 발생한다. 이 사태의 정점은 치유된 폐색(안정된 판) 또는 치유되지 않은 폐색(불안정한 판)이다. 안정적인 상태에는 운동하면 가슴이 불편하거나 호흡이 곤란할 수 있으며, 불안정한 상태에는 속박에서 벗어나 심장마비로 이어지고 죽음에 다다를 수 있다.

건강하게 살아가는 법

신체의 자연스러운 반응은 항상 치유하는 과정을 나타낸다.

다음 내용은 다소 기술적이므로 천천히 읽어 보자. 혈관 세포 접착 분자를 나타내는 VCAM이라는 단백질이 있다. VCAM은 혈관 세포의 표면에 있는 작은 포수의 장갑과 같다.(p.249 그림 참조) 이 장갑은 단핵구와 림프구와 같은 면역세포를 잡아 손상된 부위로 끌어당긴다. VCAM 단백질을 만드는 유전자는 기존의 면역세포에서 생산되는 TNF-α와 IL-1 전달 인자에 의해 활성화된다. 이는 신체가 손상된 혈관을 치유하는 방법의 일부이며 단지 흉터에 불과한 폐색을 일으킨다. 대부분의 실험실에서는 TNF-α와 IL-1을 테스트한다. 멋지지 않은가?

건강하게 살아가는 법

막힌 동맥은 피부 상처와 유사하다. 상처는 그 부분을 손상시키는 것이 아니라 손상에 따른 반응이다. 자신의 몸을 손상시키지 않아야 한다.

염증의 수준을 결정하기 위해 역사적으로 사용된 두 가지 검사는 ESR과 CRP이다. 인체는 실수를 하지 않으며 CRP가 만들어진 데에는 이유가 있다. 조직 손상이 있을 때마다 CRP가 간에서 방출되어 부상 지역으로 이동하며, 청소 및 수리를 돕는다. Hs-CRP로 알려진 더 나은 검사는 심혈관질환 결과와 높은 상관관계가 있다. Hs-CRP는 심장발작, 뇌졸중 및 당뇨병을 예측하는 것으로 알려져 있다. 주피터(JUPITER)의 임상시험에서 Hs-CRP 수치가 상승한 12명 중 1명이 4년 내에 심혈관질환을 앓게 된다. Hs-CRP 수치가 높은 20명 중 1명은 사망한다.[173] 우리는 Hs-CRP가 상승된 원인을 찾아내서 빨리 제거해야 한다. 염증의 또 다른 지표는 PLA2, 혹은 포스포리파아제 A2로 알려져 있다. 이 효소는 활동성 관상동맥질환이 있는 환자에게서 상승하며, 여러 면에서 손상에 기여한다. PLA2는 관상동맥판에 앉아 활성산소를 생성한다. 이는 심장 염증에 매우 특효가 있다. 숫자가 높으면 심장 폐색이 형성될 수 있다.[174] PLA2의 상승은 미래의 울혈성 심부전과 관련된다.[175] 2014년도의 한 기사는 이 효소가 실제로 HDL 분자를 분해하는 방법에 대해 설명했다. 즉 PLA2는 질병의 지표가 아니지만 항상 중요한 HDL을 파괴하여 위험을 증가시킨다. 나는 주기적으로 환자들의 PLA2를 검사하고 있다. 아마도 일반 심장 전문의는 이를 들어본 적이 없을 것이다.

건강하게 살아가는 법

심장을 검사하여 건강에 해로운 CRP와 PLA2를 제거한다.

염증을 줄이는 데에는 많은 방법이 있다. 팔레오 영양 섭취가 설탕, 유제품, 곡물 및 카페인과 같은 염증을 유발하는 음식을 피하기 때문에 최선의 방법이다. ALCAT 또는 US Biotek과 같은 회사의 식품 민감성 패널을 고려하여 특별히 강조된 문제가 있는 식품들을 고려할 수도 있다. 화학물질과 독소를 피하면 염증을 소진할 수 있다. 헬리코박터 파이올리, 클라미디아 및 바이러스와 같은 특정 감염은 혈관 염증을 유발할 수 있으며 (의약품이 아닌)자연적으로 치료해야 한다.

제16장에서 보충제에 대해 논의할 예정이지만, 레스베라트롤 심황, 비타민 C와 E, n-아세틸시스테인, 오메가-3, 어유와 같은 특정 영양소는 염증을 줄이는 천연 방법 중 일부일 뿐이다. 운동은 CRP를 낮추는 것으로 입증되었지만, 시간을 늘려서 운동하면 역효과가 나기 때문에 1시간 미만으로 유지하는 것이 좋다.[176] 양호한 치아 위생을 유지하고, 치아의 근관 치료(root canal)를 피하며, 매일 치실로 염증을 줄인다. 제15장의 치아 건강의 중요성에 대해 참조하자.

■ 산화 스트레스와 활성산소

우리는 일상생활에서 산화의 증거를 발견한다. 철분이 산화되면 녹이 발생한다. 자른 사과 또는 아보카도의 갈변은 산화작용이다. 인체도 비슷한 과정을 거친다. 산소는 신체의 가장 중요한 요소 중 하나이며, 생명에는 필수적이라는 것을 모두 알고 있다. 산소가 없으면 몇 분 안에 인간은 죽는다. 그러나 산소가 치명적으로 변하는 이유는 세포 반응에서 활성산소가 자연적으로 발생하기 때문이다. 활성산소는 전자를 빼앗은 원자이며, 반응성이 높고 불안정하여 조직을 손상시키는 연쇄반응을 일으키고 세포 사멸을 일으킬 수 있다. 활성산소는 박테리아 및 바이러스 침입자를 죽이는 목적(신체가 생성하는 모든 것)을 수행한다. 다행히도 건강한 신체는 무모한 활성산소를 퇴치하기 위해 설계된 평화 유지군인 항산화 물질을 생성한다.

건강하게 살아가는 법

우리의 신체는 최고의 약국이다.

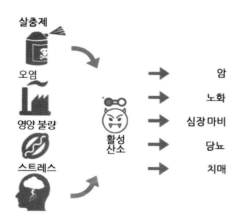

산화 스트레스는 활성산소가 항산화 물질보다 많았을 때로 정의된다. 이 상황은 나쁜 음식, 화학물질 및 중금속으로 인해 야기된다. 고혈당은 산화 스트레스를 유발한다. 산화 스트레스는 심혈관 질환, 암, 당뇨병, 치매 및 파킨슨병의 주범으로 여겨진다. 노화 과정 자체는 산화 스트레스에 의한 손상의 축적으로 생각된다. 한 세포가 처리하기에 산화 스트레스가 너무 많은 경우엔 세포는 죽게 된다.

건강하게 살아가는 법

산소는 우리 몸에 필수적이지만 활성산소를 생성할 수 있다. 우리 몸에서 활성
산소가 항산화제보다 많아지면 산화 스트레스를 유발한다.

LDL의 산화는 이를 변화시키고 이러한 입자가 혈관벽을 통해 쉽게 이동할 수 있도록 한다. 이 손상된 LDL은 간에 의해 쉽게 인식되지 않고 혈류에서 더 오래 순환한다. 연구에 따르면 산화된 LDL 수치가 높은 사람들은 판의 위험이 훨씬 더 높다.[177] 산화 스트레스는 혈소판 활동을 증가시켜 끈적거리는 혈액을 유발하고 염증세포를 해당 지역으로 보낸다. 활성산소 종으로 알려진 일부 활성산소는 산화질소를 묶어 혈관이 확장되는 것을 억제한다. 이는 심장마비를 일으키는 동맥 경련이나 적어도 가슴의 불편한 느낌과 호흡곤란의 증상을 유발할 수 있다.

산화 스트레스를 측정하는 두 가지 혈액검사는 지질 과산화물과 골수세포형 과산화효소이다. 호모시스테인의 수준을 확인하는 것도 산화 스트레스의 부담을 결정하는 데에 도움이 된다. 호모시스테인이 많을수록 더 많은 산화가 일어난다. 당신의 의사가 이런 지표들을 테스트하고 있는가?

우리는 산화된 지질이 관상동맥질환과 관련되어 있음을 알고 있지만, 최근에는 산화 스트레스가 불규칙적인 심장 고동인 심방세동의 원인으로 밝혀졌다.[178] 한 연구에선 개심술 수술 전에 비타민 C가 수술 후 심방세동을 크게 감소시킴을 알아냈다. 비슷한 결과가 비타민 E에서도 나타난다.[179]

N-아세틸시스테인(NAC: 항산화 특성을 지닌 화합물)을 나타내는 8가지 무작위 임상시험은 수술 후 심방세동을 감소시킨다.[180] 이러한 단순 요법은 심장 외과의사가 결코 사용하지 않는다. 낮은 수준의 비타민 E는 심방세동에서 정상적인 고동수를 회복시키는 절차인 심박 정상화 성공의 감소와 관련이 있다.[181] 마지막으로 L-아르기닌은 혈관 확장기인 산화질소를 형성하는 아미노산이다. L-아르기닌 보충은 동맥을 이완시키는 데에 도움을 줘서 활성산소의 축적의 영향을 막는다.[182] 다시 말하자면, 이런 치료법은 일반 병원에서는 고려되지 않고 있다.

항산화 보충제는 신체의 주요 산화방지제인 글루타티온을 강화시키는 역할을 한다. 동물성 단백질이 풍부한 팔레오 식단으로 먹으면 글루타티온이 증가한다. 확연한 팔레오 식단은 아니지만, 초식동물의 유청 단백질은 유청에 민감하지 않다면 이러한 목적을 달성하고자 할 때 탁월한 보충제다. 내가 선호하는 단백질 공급원은 팔레오 퓨얼 파우더(Paleo Fuel Powder)의 소고기에서 비롯된다. N-아세틸시스테인은 글루타티온을 형성한다. 알파 리포산, 레스베라트롤, 비타민 C, COQ 10은 우수한 항산화제다. 비타민 E는 산화적 손상을 방지하기 위해 LDL로 이동한다. 포화지방은 산화적 손상에 매우 강하며 요리하기에 좋다. 옥수수와 콩과 같은 고도의 불포화 식물성 기름은 산화되기 쉽다. 이들은 질병을 증가시킨다. 오래전 1960년대에 시도된 임상시험에선 삶과 죽음이라는 측면에서 보면 동물성 기름으로 조리하는 것이 옥수수유나 심지어 올리브유보다 더 우수하다는 것이 입증됐다.[183]

▪️ 자가면역

자가면역은 문자 그대로 신체가 스스로를 공격하고 있음을 말한다. 루푸스, 류머티즘 관절염, 건선 및 하시모토와 같은 잘 알려진 자가면역질환은 심혈관질환 위험이 훨씬 높다. 이 환자들은 다량의 염증을 일으키고, 운동 능력이 감소하고, 꽤 독성이 강한 의약품을 복용한다. 우리의 면역세포는 중요하다. 우리는 면역 체계가 없으면 살 수 없지만, 활성화될 때 외부 침략자로부터 몸을 보호하는 것과 같은 좋은 이유가 동반되어야 한다. 역사적으로 이들은 박테리아, 바이러스 및 기타 감염성 병원균을 포함한다. 불행히도 오늘날의 면역 체계는 다른 자극으로부터 높은 경계 태세를 취하며, 대부분은 부자연스러운 식품과 화학물질에서 발생한다. 알레르기, 습진 및 천식을 앓고 있는 사람들이 늘어나는 것이 면역계가 활동하고 있다는 좋은 예다.

> **건강하게 살아가는 법**
>
> 현재 인구 중에서 자가면역 상태가 폭발적으로 증가하고 있다. 진통제와 면역 억제 약물에 대한 모든 TV 광고를 주목하자.

인체에는 선천적 면역과 적응 면역이 있다. 선천 면역 부대는 침입자가 있을 때 즉각적인 행동을 요구하는 첫 번째 방어선이다. 호중구(neutrophils), 비만세포 및 대식세포와 같은 세포는 이 군대의 일부다. 그들은 검색과 파괴를 할 뿐만 아니라 장기 면역 보호를 위해 외부 침입자들을 적응 면역계에 '보낸다'. 대식세포는 죽경화판(atherosclerotic plague)에서 발견된다. 그들은 IL-6 및 TNF-α와 같은 염증 매개체를 방출하고 많은 산화적 손상을 유발한다. 이 중재자들은 평판을 강화하기 위해 평활근 세포를 그 지역에 보충한다. 이는 모든 영양 부족과 화학물질에 대한 반응으로 신체의 회복 메커니즘의 일부이다.

적응 면역계는 대부분 메모리가 있는 림프구이므로 동일한 감염을 두 번 받지 못한다. 예를 들면 수두는 당신의 인생에서 한 번 증상을 유발하는 바이러스다. 다음에 신체가 그 바이러스를 만날 때, 기억 림프구가 행동을 취하게 되고, 증상이 발생하지 않게 된다. 흥미롭게도 수두 바이러스에 노출되면 우리의 면역계가 증진되고 대상포진으로 알려진 질병을 예방할 수 있다. 성인은 이 양성 질환에 대한 집단 예방접종으로 인해 수두에 더는 노출되지 않는다. 결과적으로 건강이 좋지 못한 성인은 대상포진으로 알려진 재활성에 대해 보호받지 못한다. 머크(Merck) 제약회사는 이 현상에 매우 만족하며 대상포진 주사를 기꺼이 판매한다. 제조업체에 따르면 백신은 대상포진의 위험을 3%에서 2%로 줄인다. 엄청난 혜택은 아닌 것이다. 나는 좋은 영양과 화학물질의 회피에 맡길 것이며, 야생 수두에 재노출될 수 있는 아미시(Amish) 거주 지역으로 여행을 하겠다.

건강하게 살아가는 법

선천적 면역계는 우리 몸에 들어온 외부 침략자를 공격한다. 적응 면역계는 메모리 스틱이 포함되어 있어 두 번째 수두를 피할 수 있게 한다.

백신에 관해서 말한다면, 이러한 면역 자극제의 끊임없는 일제

엄호가 부정적인 심혈관질환을 유발할 수 있는가? 나는 독감 예방 주사를 맞은 지 6시간 만에 심장마비로 고통받은 환자를 진찰했었다. 다른 의사들은 이 상관관계를 발견하지 않았고, 심장발작이 우연히 일어난 사건이라고 생각했다. 인체에는 무작위적인 일이 일어나지 않으며, 모든 것에는 이유가 있다. 의학 서적에는 백신의 심장 합병증에 대한 많은 사례 보고가 포함되어 있으며, 연방정부의 백신 유해 사례 보고 시스템(VAERS)에는 수천 건의 백신 유발 심혈관 질환 보고서가 포함되어 있다. 부작용에 대한 장기간의 후속 연구는 없다.

🪣 글루텐

소아지방변증(celiac desease)은 혈액이 포함된 배변 활동과 심한 위장 손상으로 이어지는 글루텐 소비에 대한 극적인 면역 반응이다. 글루텐은 밀, 보리, 호밀에서 발견되는 작은 단백질로서 일반적인 식품첨가물이다. 심장 문제는 소아지방 환자에게서 자주 발생하지만, 종종 심장은 글루텐을 피함으로써 스스로 치유된다.[184] 대부분 사람들은 글루텐을 먹을 때 신체가 외부 침입자를 공격하면서 자가면역이 연속 단계로 움직인다. 면역 · 침략자 조합이 신체에 매우 자극적인 상황으로 발생한다. 이는 위에서 설명한 대로 염증과 산화 스트레스를 구성한다. 면역 · 침략자의 결합은 신체 주위를 떠돌면서 관절, 동맥, 뇌 등에 침착될 수 있다. 면역계는 시선을 끄는 세포와 신체 부위를 찾아낸다. 이렇게 대부분의 사람들이 류머티즘 관절염, 1형 당뇨병, 갑상샘 기능 저하와 같은 자가면역질환을 발생시키는 것이다. 그렇다. 갑상샘 기능부전은 영양 부족과 화학물질에 대한 면역 반응으로 인해 발생한다. 면역 반응은 증상을 유발하지는 않지만 관상동맥질환을 유발할 수 있다. 다시 한번 말하지만, 신체는 부상으로 인한 반응으로 혈관판을 형성한다. 수백만 년의 진화를 거친 후에도 우리 몸은 실수하지 않는다. 류머티즘성 심장질환, 심낭염, 심근염 및 심장내막염과 같은 심장내과에서 다른 자가면역 상태가 존재한다. 이 모든 것은 감염이나 화학물질에 노출되었을 때 발현한다.

■ 장누수증후군

글루텐, 빈약한 영양, 화학물질, 의약품, 중금속, 살충제, 염소 및 불소가 염증, 산화 및 면역 자극을 어떻게 일어나게 하는가? 누출성 장 중후군을 유발하면서 일어나게 한다. 장누수증후군은 보통의 의료 종사자들은 알지 못하는 새로이 인정된 상태다. 이 진단은 의대, 레지던트나 전문의에게선 논의되지 않는다. 2014년에는 증가된 창자 투과성으로 알려진 장누수가 마침내 그럴 만한 주목을 받고 있다. pubmed.gov에서 창자 투과성을 검색하면 1만 개가 넘

장누수증후군

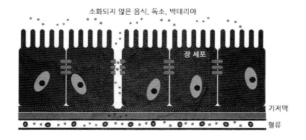

소화되지 않은 음식, 독소, 박테리아

장 세포

기저막

혈류

는 글들을 찾을 수 있다.

위장 내벽은 영양 부족과 화학약품으로 인해 손상되어 매우 구멍이 많게 되며, 소화되지 않은 식품 입자와 박테리아가 혈류에 침투할 수 있게 한다. 인간의 면역계는 이들을 외부 침입자로 인식하여 대량의 염증 및 자가면역 반응을 일으킨다. 나는 누출성 장이 누출성 심장 증후군으로 이어진다고 생각한다. 내피세포는 혈관을 관통한다. 누출이 될 때, 내피는 더 이상 손상된 LDL 및 다른 염증 자극제를 혈관벽 밖으로 유지하는 역할을 하지 않는다. 최종적으론 관상동맥 폐색이 일어난다.

증상이나 질병의 징후가 있는 사람은 장누수가 보인다. 피닉스의 싸이렉스 실험실(Cyrex Labs)에서는 장 투과성 패널을 수행한다. 박테리아 입자와 항체를 점검하는 이 혈액검사는 장의 세포관벽과 조누린(zonulin) 및 오클루딘(occludin) 사이의 교차점을 관리하는 두 가지 단백질도 점검한다. 항체가 존재하는 경우 장이 누출되고 원하지 않는 음식물 입자, 박테리아 및 기타 병원체가 몸으로 들어가게 된다.

▚ 사례 연구

에밀리 G는 임신했을 때 혈압이 조금 높아서 나를 찾아 왔다. 처음 방문했을 때 그녀는 잦은 근육통과 관절통에 시달린다고 하였다. 그녀는 아침에 활동을 시작하기까지 시간이 걸렸다. 혈액검사 결과, 그녀는 약간의 높은 염증 지표가 있으며 갑상샘 항체의 존재를 드러냈다. 그녀는 빵과 파스타를 좋아했다. 그때 나는 모든 음식의 밀, 글루텐, 그리고 마늘에 대한 문제점을 밝혀낸 식품 민감성 패널을 지시했다.

에밀리는 3주 동안 밀과 모든 글루텐 함유 식품을 포기했다. 다음 방문에서 그녀는 근육과 관절 통증이 90% 향상되었음을 보고했다. 그것보다 더 중요한 것은 그녀의 혈압이 정상 범위였다는 것이다. 그녀는 편안하게 임신하여 성공적인 가정 분만으로 사랑스런 딸을 얻었다.

■ 실천 계획

1. 빈약한 영양과 화학물질은 염증, 산화 및 면역 체계를 활성화시킨다.
2. 활성산소는 몸에 많은 손상을 입힐 수 있다.
3. 검사를 받고 자신의 수치를 알고 있는지 확인한다.
4. 비정상적인 검사 결과의 원인을 찾는다.
5. 팔레오(구석기식) 식습관을 가진다. 유기농 식품을 먹고 화학물질을 피한다. 비정상적인 혈액검사가 정상으로 돌아왔는지 관찰한다.

PALEO CARDIOLOGIST

PART

#11

잠을 충분히
자라

잠을 충분히 자라

> " 즐거운 웃음과 충분한 수면은 가장 좋은 두 가지 치료법이다. "
> - 아일랜드 속담

우리는 평생을 깨어 있는 동안 이런저런 근심 걱정이 끊이지 않는다. 대부분 사람은 잠의 중요성을 깨닫지 못한다. 약 6,000만 명의 미국인이 수면장애 또는 수면 부족으로 고통받는다. 수면은 그날의 정신적인, 그리고 육체적인 스트레스로부터 우리의 신체를 보수하는 시간이다. 취침 시간 동안 호르몬은 분비되고, 피부 지질이 형성되며, 단백질이 합성된다. 수백만 년 동안 인간은 저물녘에 잠을 자고 해가 뜰 때 깨어 왔다. 인공적인 조명을 켤 스위치는 없었다. 모든 동물들은 자야 한다. 우리는 우리의 조상들의 발자취를 따르는 것이 현명하다.

2013년의 한 연구는 우리가 깨어 있거나 자고 있을 때, 다르게 작동하는 2,000개가 넘는 유전자들이 있음을 보고했다.[185] 근육 회복과 기억을 위한 DNA 코드 영역은 야간에 활성화되며, 아드레날린 호르몬과 같은 다른 DNA 부분들은 낮에 작동을 한다. 우리의 신체는 수면과 깨어 있는 시간 동안 완전히 다른 방식으로 기능을 한다.

세포 분열, 세포조직 회복 및 성장호르몬은 수면 중에 일어나거나 배출된다. 안타깝게도 대부분 미국인이 잠자리에 드는 평균 시간대는 자정에 가깝다.

최근 연구에 따르면, 밤에 잠을 충분히 자면 학습 능력이 향상된다는 것이 밝혀졌다. 새로운 언어, 기타 연주 방법, 또는 골프 스윙을 완벽하게 하는 방법과 같이 수면은 학습 및 문제 해결 기술을 향상시키는 데 도움이 된다. 또한, 수면은 주의를 기울이고 결정을 내리며 창의력을 발휘하도록 도와준다. 좋은 배우자, 부모, 조부모, 자녀, 상사, 또는 직원이 되기 위해선 충분한 수면을 취해라.

건강하게 살아가는 법

충분한 수면은 활발한 삶을 위한 좋은 파트너이다. 두 가지 모두 심장 건강을 위해 필요하다.

한 흥미로운 연구에선 수면과 심장마비 및 뇌졸중과 같은 심혈관 사례들을 조사했다. 10~15년의 추적 조사 기간 짧은 수면자(6시간 미만)는 다른 모든 요인에 대한 조정 후 정상 수면자(7시간 이상)에 비해 관상동맥질환 위험이 23% 높았다. 수면의 질이 나쁜 짧은 수면자는 수면의 질이 좋은 정상 수면자들과 비교했을 때 심장질환 위험이 79% 높다. 한편 9시간 이상 자면 아무런 이점이 없었다.[186] 1964년에 3년간 추적한 데이터에 따르면 7~8시간 동안 잠을 자면 사망할 확률이 가장 낮았다.

과학자들은 오래전부터 심장마비가 아침 시간대에 더 자주 발생한다는 것을 알고 있었다. 시끄러운 자명종 시계와 그날의 스트레스로 인해 사람들은 불안정한 심장 상태에 빠지게 된다. 그러나 이 다음 문제는 변경하기가 매우 쉽다. 일광 절약 시간제로 알려진 관행은 현대에는 전혀 쓸모가 없으며, 우리의 24시간 리듬을 방해한다. 이 오래된 관습에 따라 수면 주기를 바꾸는 것은 정상이 아니다. 2013년 연구에 따르면, 시간을 변경 후 남성의 심장발작 위험이 70%가 증가했으며, 첫 주에는 20% 더 증가하는 것으로 나타났다. 이는 엄청난 일이다.[187]

건강하게 살아가는 법

아침 심장발작을 피하려면 매일 8~9시간의 잠을 자야 한다.

수면 부족으로 생기는 해로운 결과 목록에 고혈압을 추가하라. 그렇다. 수면을 취하지 않으면 고혈압으로 이어질 수 있다. 일반적인 심장 전문의로 여러 해를 지내 오면서, 5가지 항고혈압제를 사용하였으나 여전히 그들의 혈압이 조절되지 않는 걸 보며 나는 좌절해야 했다. 나는 한 번도 좋지 못한 수면의 질이 요인일 것임을 생각하지 못했었다. 확실히 나는 환자에게 잠의 필요성에 관해 조언한 적이 전혀 없었다. 나는 매일 밤 5~6시간의 수면을 취했고, 더 적게 잘 수 있는 의사들을 부러워했다. 하지만 지금은 수면 부족 생활을 하는 의사들을 불쌍하게 생각한다. 어쨌든 다시 고혈압으로 돌아가자.

2006년의 한 연구에 따르면, 고혈압의 위험이 수면 부족에 의해 두 배로 증가했다. 이 연구는 질 나쁜 수면자들이 더 스트레스를 받는다거나 흡연자가 될 가능성이 있다는 다른 요인들을 지적하기도 했다. 2013년의 비슷한 기사에 따르면, 수면 패턴이 불량한 중년 간호사들의 고혈압 위험이 더 높았다.[188] 2014년 초, 수면장애가 여성의 뇌졸중 위험을 더 높이는지에 대한 기사가 크게 보도되었다. 사실 젊은 여성의 경우, 5시간 이하의 수면을 취하는 사람들의 뇌졸중 위험이 8배 더 높았다. 이 연구는 65세 이상 여성의 10%가 수면의 질이 나쁠 때 4년 이내에 뇌졸중이 발생한다는 것을 발견했다. 또 다른 연구에 따르면 낮에 졸았던 여성들은 이 증상을 거의 경험하지 못하는 여성들과 비교하여 심장질환 위험이 58%가 더 높았다.[189]

질 나쁜 수면은 또한 CRP, TNF-α, 피브리노겐 및 인터루킨과 같은 증가된 염증 지표와 관련이 있다. 논의한 바와 같이 염증은 영양과 화학물질에서부터 질 나쁜 수면에 이르기까지 우리 삶의 모든 건강에 해로운 것들로 인해 발생한다. 염증이 많을수록 심장질환의 위험이 높아진다.[190] 이는 주요 뉴스이며 여성이 더 많은 수면을 취할 수 있도록 하는 행동 촉구다.

건강하게 살아가는 법

혈압과 염증을 정상화하려면 매일 8시간의 잠을 자야 한다.

몇 kg의 무게를 줄이려고 고생하고 있는가? 질 나쁜 수면이 문제일 수 있다. 최근 연구는 수면 시간과 체중 증가 사이의 연관성을 제시했다. 수면을 5시간 미만 또는 9시간 이상 취하는 사람은 체중 증가 가능성이 높아진다. 한 연구에서 남성의 반복적인 수면 박탈은 고칼로리 식품 및 전반적인 칼로리 섭취에 대한 선호도를 증가시켰다. 또 다른 연구에서 밤에 6시간 미만으로 자는 여성은 7시간 잔 여성과 비교하여 5kg이 증가하는 경향이 있었다. 한 가지 설명으로는 수면 기간이 그렐린과 렙틴과 같은 배고픔을 조절하는 호르몬에 영향을 미치고 식욕을 자극한다는 것이다. 또 다른 요인으로는 수면 부족이 피로감을 유발하고 신체 활동을 감소시킬 수 있다는 것이다. 분명히 더 오래 깨어 있을수록 먹는 시간이 더 많다는 것이다.[191]

> **건강하게 살아가는 법**
>
> 매일 밤 8~9시간 잠을 자면 맑은 정신 상태를 유지하고 체중을 줄일 수 있다.

■ 잠이 부족하면 다음과 같은 증상이 나타난다.

1. 기억 부족과 알츠하이머[192]
2. 면역 체계 기능 저하[193]
3. 불안감과 과민 반응
4. 수명 단축, 한 연구에 따르면 수면 시간이 짧고 수면 상태가 좋지 않은 여성의 경우 7시간 이상 잤던 사람에 비해 사망 위험이 3배 이상 높았다.[194]

수면장애의 원인을 해결해야 한다. 이는 신체적이거나 정신적이거나, 또는 둘 다일 수도 있다. 직장에서 나쁜 관계에 있거나 문제가 있을 경우, 마음속으로 숫자를 세는 것도 효과가 없을 것이다.

팔레오 플랜에 없는 음식들은 수면의 질에 부정적인 영향을 미칠 수 있다. 커피를 언제 마셨는지는 중요하지 않다. 카페인의 영향은 24시간 동안 지속될 수 있다. 한밤중에 일어나는 이유는 혈당이 떨어져서 몸에서 더 많은 음식을 갈구하기 때문일 수 있다.

🐾 실천 계획: 숙면을 취하기 위한 20가지 방법

1. 해가 지면 잠을 자고 해가 뜨면 일어난다. 에디슨은 125년 전에 전기를 발명했다. 우리 몸은 결코 이에 적응되지 않을 것이다.

2. 침실에서 전자 장치를 제거한다. 휴대전화, 무선전화기, Wi-Fi 및 컴퓨터는 전자기장을 생성한다. 헤드 보드 벽의 다른 편에 있는 전차 장치에 주의한다. 스마트 계량기를 제거한다.

3. 밤에는 침대에서 TV를 보지 않고 책이나 잡지를 읽는다.

4. 자신만의 동굴을 찾는다. 모든 조명을 끄고 좋은 창문 덮개에 투자한다.

5. 서늘함을 유지한다. 대부분의 사람들은 너무 덥거나 추운 곳에서 잠자는 것이 어렵다.

6. 팔레오 방식으로 체중을 감량한다. 비만인 사람들은 심혈관 및 정신질환과 관련된 수면 무호흡증에 걸리기 쉽다.

7. 자명종 시계를 제거한다. 일찍 일어날 필요가 있다면 일찍 자러 가야 한다.

8. 유기농 매트리스를 구매한다. 합성발포(systheric foam) 매트리스는 가스 상태의 석유화학 제품, 난연제 및 기타 POP(잔류성 유

기 오염 물질)가 포함되어 있다. 이런 평범한 매트리스는 알레르기 및 염증의 원인인 집먼지 진드기를 품고 있다.

9. 천연 세탁 세제를 사용하고, 섬유 유연제와 건조기 시트를 버린다. 몸은 화학물질이 아니라 공기를 들이마셔야 한다. 이러한 품목들에서 비롯된 알레르기로 인한 비강, 부비강 및 기도의 막힘은 환자의 수면을 방해할 수 있다. 대신 Seventh Generation, Bronner의 Sal Suds 또는 기타 친환경 브랜드를 구매한다.

10. 약용 수면 보조 기구를 사용하지 않는다. 연구에 의하면 심장발작, 대동맥 박리 및 암의 위험이 증가한다.[195]

11. 밤에는 샤워를 하면 몸과 마음을 편안하게 하는 데 도움이 된다. 샤워나 목욕은 온종일 피부에 쌓인 화학물질을 씻어준다.

12. 카페인을 피한다. 카페인은 최대 48시간 동안 당신의 시스템에서 지속될 수 있다.

13. 설탕을 피한다. 설탕은 주요 자극제이므로 침대 앞에서 아이스크림을 없앤다.

14. Saagara의 무료 앱을 통해 호흡 기법을 숙지한다. 나의 환자들은 이 방법을 실천하고 있다.

15. 운동을 한다. 많은 연구에서 운동이 수면을 향상시킴을 증명했다. 다만, 너무 취침 시간에 근접해서 하진 않는다.[196] 요가와 필라테스를 한다. 요가의 장점은 더 질 좋은 수면을 포함하여 계속해서 돌진하게 하는 것이다.[197]

16. 스트레스를 해소한다. 인생의 문제는 침대에서 해결할 수 없다. 수면이 부족하면 스트레스에 대처하지 못한다.
17. 햇볕을 받아라. 이는 내부의 수면 시간을 설정하는 데에 도움이 된다.
18. 술을 마시지 않는다. 이는 수면의 주요 억제제이다. 술에 취해 곤드라지는 건 잠자는 것이 아니다.
19. 혼자 잠을 잔다. 파트너가 밤마다 코를 골거나 뒤척이면 당신의 건강을 내줘야 한다.
20. 아래와 같은 천연 보조제를 섭취한다.

■ 자연 수면 보충제

1. 마그네슘

몇몇 연구에 따르면 마그네슘은 수면의 질을 향상시키고 밤에 깨어나는 것을 방지한다고 한다. 숙면을 취하는 것과 함께 이 영양소는 정상적인 근육과 신경 기능을 관리하고, 심장 리듬을 일정하게 유지하며, 건강한 면역 체계를 구축하고, 뼈를 튼튼하게 유지하는 역할을 한다.

2. 멜라토닌

정상적인 수면·호흡 주기를 조절하는 호르몬인 멜라토닌은 때때로 수면 보조제로 유용하며 시차로 인한 피로에 특히 효과적이다. 연구에 따르면, 몸은 일몰 후에 자연스럽게 멜라토닌을 생산해 수면 시간임을 알린다. 보충제인 멜라토닌은 이 과정을 돕는다. 체리는 멜라토닌을 촉진한다. 잠자기 60~90분 전에 복용한다.

3. L-테아닌

녹차에서 발견되는 아미노산 유도체인 테아닌은 진정작용을 보이는 신경전달물질인 뇌에서의 GABA를 방출하여 이완을 촉진하고 불안을 감소시키는 것으로 알려져 있다. 불행히도 몸은 GABA를 흡수하는 데에 어려움이 있다. 이것이 바로 전문가들이 테아닌을 권장하는 이유다. 이는 쉽게 흡수되며 GABA의 수준을 향상시킨다. 오후 3시 이후에는 녹차를 마시지 않는다.

4. 발레리안

많은 전문가들이 잠이 드는 데에 걸리는 시간을 줄이는 이 허브를 권장했다. NIH에 의하면 발레리아는 진정작용이 있으며 GABA의 양을 증가시킬 수 있다.

5. 5-HTP

아미노산 L-트립토판, 5-HTP로부터 유래된 화합물은 좋은 야간 수면에 필수적인 신경전달물질인 세로토닌의 전구체로서 작용한다. 2009년에 실시된 18명의 연구는 5-HTP가 함유된 제품을 복용한 사람은 잠에 드는 시간이 짧고 오래 자는 등, 수면의 질이 향상되는 것을 알아냈다.

6. 라벤더

몇 가지 라벤더 오일 스프레이가 있는 아로마테라피는 많은 사람이 제안한다. 나의 환자들 중 몇몇은 이 허브의 팬이다.

7. 캐모마일 차

대부분의 사람이 허브차 종류는 모두 취침 시간에 진정시키는 효과가 있는 것을 알고 있지만, 캐모마일은 그 효능이 매우 뛰어나다.

8. 레몬 밤

사소한 수면장애가 있는 사람들을 대상으로 한 연구에서, 발레리아와 레몬 밤의 허브 배합을 복용한 사람들의 81%는 위약을 복용한 사람들보다 훨씬 숙면한다는 보고가 있다.

9. 페니벗(ß-페닐기-γ-아미노부티르산)

페니벗(Phenibut)은 GABA와 유사하지만 혈액뇌관문을 쉽게 넘어서 더 나은 효능을 발휘한다. 이는 러시아의 처방약이다. 페니벗은 중독성이 있을 수 있으므로 의사의 안내에 따라 사용해야 한다.

10. 비타민 B 복합체

메틸코발라민인 B_{12}와 메틸엽산인 엽산 B_9는 신경전달물질 형성(및 기타 많은 기능)에 중요하다. 대다수 비타민에는 시아노코발라민과 엽산 같은 저렴한 형태의 B_{12}가 함유되어 있다. 이 합성 변이형은 인구의 50%가 메틸화의 유전적 결함을 포함하고 있기에 잘 듣지 않는다. 메틸화 유전학을 확실히 알고 있는지 확인한다. 비타민B의 복용에 관해서는 의사와 상담한다.

가장 좋은 방법은 자연 치유 의사와 상담하여 보충제가 자신에게 적합한지를 확인하는 것이다. 한밤중에 이 책을 읽고 있다면, 책을 덮고 잠을 자기 바란다.

PALEO CARDIOLOGIST

PART

#12

당장 운동을
시작하라

당장 운동을 시작하라

> " 그냥 하라, 그리고 다시 하라. "
> - 나이키 슬로건

운동이란 단어는 많은 사람을 움츠리게 한다. 몸을 움직이게 하는 에너지와 노력을 쏟아붓는 것만으로도 심장박동과 혈압을 상승시킬 수 있다. 스트레스가 심하고 운동에 스트레스를 받는다면, 논리상 운동은 나쁘다고 한다. 결과적으로, 나는 '신체 활동'이나 '구석기적 생활 방식'과 같은 용어를 사용할 것이다. 신체 활동은 골격근을 사용하여 앉아 있거나 누워 있는 것 이상의 신체적인 움직임이라고 정의한다.

구석기인들이 책을 읽거나 TV를 보면서 런닝머신에서 45분 동안 뛰지 않은 것은 분명하다. 구석기인들은 무리지어 식량을 구하거나 자신들의 안전한 피난처를 찾아 새로운 지역으로 걸어 다니녔으므로 활동적일 수밖에 없었다. 황혼부터 새벽까지 그들은 다리, 등, 팔, 어깨의 힘만을 사용하여 그들의 재산을 걸머지고 어린 자식들을 함께 데리고 다녔다. 가지나 바위, 그리고 먼지를 치우는 건 그들 일상의 일부였다. 이러한 활동은 그들의 생존과 부족의 생존을 위해 필수적이었다. 온종일 채소를 채집하거나 사냥을 할 때 먹이를 따라다니는 것이 쉬운 일일까? 언젠가 한 번 시도해 보자.

구석기 시대에는 오로지 건강한 선택만 했다. 말할 나위도 없이 태양이나 비 아래서 때로는 비가 내릴 때 활동을 했다. 이는 같은 목표를 위해 함께 일하는 공동의 즐거움이었다. 필리핀에서 현대의 구석기인들과 함께 살았던 예전의 의대생들에 의하면, 그들은 그런 노력을 즐겼다고 한다.

우리가 언제 어떻게 활동적인 상태를 유지하는지는 이 장의 주제이지만, 일단 특히 심혈관 건강에 관련하여 왜 활동적인 상태를 유지해야 하는지부터 시작하고자 한다. 신체 활동의 건강상 이점에 관한 증거는 무궁무진하다. 이는 관상동맥질환 및 울혈성 심부전, 고혈압, 부정맥과 같은 심혈관계질환의 예방 및 재발에 중요한 역할을 한다. 여러 연구에 의하면, 규칙적인 운동과 신체 활동으로 1, 2차적인 심장질환을 예방할 수 있다. 어느 유명한 연구에서, 심혈관질환(CVD)의 병력이 없는 하버드대학교 남성 졸업생들을 16년간 추적 조사를 했다. 주당 2,000kcal 이상의 운동 에너지 소비를 한 피실험자들은 심혈관계 이환율이 39% 감소하고 심혈관계 사망률이 24% 감소했다.[198] 1시간씩 조깅할 필요가 없다. 2014년 7월 연구에 따르면 5~10분 정도의 조깅만으로도 심장마비로 사망할 확률이 1/3으로 줄어들 수 있다고 한다.[199]

건강하게 살아가는 법

규칙적인 운동과 신체 활동은 1차 · 2차 심장질환을 예방한다.

일단 관상동맥질환으로 진단받으면 힘을 쓰는 훈련이 그 결과를 개선하고, 급사의 위험을 줄임으로써 전반적인 사망률을 낮출 수 있다. 올드리지(Oldridge) 외 연구자들은 심근경색(MI) 후 심장 재활의 효과에 관한 10가지 임상시험에 대한 메타 분석을 수행했다. 재활 환자의 경우 대조군에 비해 심혈관 사망자가 25% 감소했다.[200]

심장 재활의 주요 이점 중 하나는 환자가 유사한 진단을 받는 다른 사람들과 운동을 한다는 사실이라고 생각한다. 회복에 관한 이야기를 나눔으로써 위로가 된다. 정신적인 건강은 육체적인 건강만큼이나 중요하다. 특히 사회적으로 고립되어 있는 사람들에겐 더욱 그렇다.

건강하게 살아가는 법

심장 강화 운동과 재활은 관상동맥질환으로 고통받는 사람들에게 도움이 되는 것으로 입증되었다.

심장 및 혈관 시스템에 대한 신체 활동의 이점은 혈압 감소, 지질 개선 및 혈당 강하와 같은 위험 요인의 개선으로 인해 발생할 수 있다. 혈관 내피 기능이 향상되어 혈류를 원활하게 하며 혈액 응고 활동이 건강 상태에 이른다.[201] 신체 활동은 울혈성 심부전, 심장 기능 부전의 마커를 개선하며, 끈적거림으로 알려진 혈액 점도의 향상된 마커와 관련되어 있다.[202] 혈류가 느릴수록 혈관에 손상 위험이 높아진다. 비슷한 연구가 비만 여성들에게 행해졌고, 운동은 혈액 응고 활동을 감소시키는 것으로 나타났다. 마지막으로, 신체적인 노력은 염증의 마커를 낮춤으로써 심장병의 위험을 낮춘다.

자신의 건강에 대한 책임을 지고, 심장 위험을 낮추는 매우 효과적이고 안전하며 저렴한 방법으로 신체 활동을 하는 것은 모든 개인에게 이득임이 분명하다. 그러나 나는 이것이 쉽지 않다는 것을 처음으로 인정한다. 세상은 우리를 등지고 있다. 우리 모두는 일과 가족의 스트레스를 받고 있으며, 이는 우리를 다른 방향으로 이끈다. 이 책을 쓰고 있는 순간도 나 자신의 건강을 향상시킬 수 있는 시간이다. 아, 내가 세상을 바꾸기 위해 하는 희생이다. 당신은 걷고, 수영하고, 조깅하고, 자전거를 타고, 하이킹을 하며 근육의 힘을 증가시키는 시간을 내야 한다는 것이다. 사용하지 않으면 사라진다. 너무 오래 기다리지 마라. 나이가 들수록 근육을 만드는 것은 더 어려워진다.

건강하게 살아가는 법

규칙적인 운동은 심장의 건강에 선택 사항이 아니라 필수 사항이다.

　가장 좋은 신체 활동에 대해서 많은 혼동이 있다. 일반적으로 '심장 강화 운동'으로 알려진 조깅과 사이클링, 두 가지 노력이 근육 만들기 운동보다 나은가? 의견은 다양하지만, 가장 중요하는 것은 뭔가를 해야 하는 것이다. 처음 몇 주간은 매우 힘들지만, 일단 당신이 시작하면 멈출 수가 없다. 운동은 중독성이 있어서 너무 오래 운동하면 위험하고 건강에 좋지 않으므로 주의를 기울여야 한다.

　신체 활동에는 심장 강화 운동과 저항성 운동이라는 두 가지 범주가 있다. 심장 강화 운동은 걷기, 조깅, 하이킹, 자전거 타기, 수영, 기타 여러 가지의 유산소 운동이 포함된다. 저항성 훈련은 웨이트를 사용하거나 신체의 체중을 사용하여 근육을 만든다. 물론 100개의 팔굽혀펴기를 하면 근육과 심장이 작동하므로 상당히 중복되는 부분이 있다. 요가는 종종 정적인 활동으로 간주되지만, 훈련 중 심장박동수는 분당 120회 이상으로 증가할 수 있다.

나의 개인적인 운동 순서는 매일 20분간의 웨이트 훈련과 20분간의 심장 강화 운동을 하는 것이다. 예를 들면 월요일에는 야외 등산 이후에 가슴과 삼두근 운동을 한다. 화요일은 전력 질주 후에 허리와 팔뚝 운동을 한다. 수요일에는 야외 혹은 실내 자전거 후에 다리 근육 운동을 한다. 목요일은 가벼운 달리기와 함께 복근 운동을 한다. 금요일은 자전거를 타고 어깨 운동을 하는 날이다. 주말에는 계절이 맞으면 가족 등산, 산책, 자전거 타기 및 수영을 하곤 한다. 날씨가 좋을 때에는 밖에서 자전거를 타기도 하지만, 안타깝게도 야외 자전거 타기는 위험한 편이다.

계속해서 활동하면서 힘껏 노력하는 것은 인생의 모든 스트레스에서 벗어날 시간이며 재미가 있어야 한다. 정신적으로나 신체적으로 더 건강한 몸에 다가간다는 것을 알고서 운동을 기대해야 한다. 자신이 즐기는 활동을 하라. 나에게는 가족과 함께 산을 타는 등산만큼 더 좋은 운동이 없다. 카약과 수상 스포츠는 물 근처에 사는 사람들에겐 매우 좋은 선택이다. 레슨을 들어서 올바른 기술을 배우고 익숙해지도록 하자.

건강하게 살아가는 법

정기적인 운동은 밖에서 자신이 즐기는 활동을 통해서 하는 것이 가장 좋다.

야외에서 운동하면, 헬스장에 가입하거나 값비싼 운동 기구를 살 필요가 없기 때문에 이 절약되는 비용으로 유기농 영양과 보충제를 구매할 수도 있다. 팔굽혀펴기, 턱걸이, 스쿼트 및 런지와 같은 운동을 할 때에는 자신의 체중을 사용한다. 아령으로 근육을 만들거나 3~4L 물통이나 책꾸러미와 같은 장비를 집 주변에서 구한다. 가정용 헬스장 장비는 꽤 쉽게 마련할 수 있다.

가능한 한 자주 옥외로 나가는 것이 중요하다. 나는 한겨울에 시카고 시내를 돌아다니며 달리는 데에 익숙해져 있다. 몇 겹으로 옷을 껴입고 필요에 따라 벗어라. 신선한 야외 공기와 끊임없이 변화하는 풍경은 우리의 마음과 몸에 매우 좋다. 천천히 시작하라. 30년 전에 축구를 했다고 해서 지금 운동선수처럼 하는 것은 적합하지 않다. 갑작스러운 사망 사고는 운동할 때 발생하는데, 통상 사람들이 너무 많이 하거나 너무 빨리 하려고 할 때 발생한다. 요컨대 지난 25년간의 주 운동이 냉장고를 향해 걷는 정도였다면 산을 오르지 마라. 의심이 된다면 운동요법을 시작하기 전에 러닝머신 스트레스 테스트를 받아라. 심장박동과 심전도검사를 할 의사와 일상적인 신체검사를 하는 것이 좋다.

좋은 일이 너무 지나칠 수 있다. 마라톤 선수가 실제로 달리지 않는 사람들보다 관상동맥질환을 더 많이 일으킨다는 증거가 늘어나고 있다. 연구 결과, 심한 지구력 활동은 염증의 지표를 증가시킨다. 운동의 연장은 서맥, 심방세동, 심실성 빈맥으로 알려진 느린 심장박동과 같은 심장 리듬 장애의 위험을 증가시킬 수 있다.[203] 요약하면, 운동은 J자 모양으로 곡선을 나타낸다. 활동을 적게 하는 사람은 심장질환의 위험이 크지만, 지나치게 하는 사람 또한 위험이 증가한다. 무엇이든 적당히 해야 한다.

건강하게 살아가는 법

운동은 극단적으로 힘을 쓰는 것보다는 일상적으로 적당히 하는 것이 가장 좋다.

■ 요가

요가는 오랫동안 우리 주변에 있었지만 갈수록 사람들이 이 유행에 편승하고 있다. 요가의 기원은 수천 년 전으로 거슬러 올라간다. 다양한 형태와 스타일이 있으므로 자신에게 맞고 위치가 편리한 곳에 있는 요가원을 찾아라. 특정 브랜드에 정착하기 전에 다양한 시도를 하기를 권장한다.

요가의 세 가지 주요 목표인 운동·호흡·명상은 심장질환으로 고통받는 사람들이나 심장질환을 예방하려는 사람들에게 유익하다. 2014년의 리뷰는 요가의 심혈관질환 위험 요인에 미치는 영향에 대해 조사했다. 그들의 발견은 놀랍다고 할 수밖에 없다. 수축기 혈압이 호전되었고 이완기 혈압도 증가했다. 심박수는 호흡률과 마찬가지로 감소했다. 체중 감량은 엄청났다. 흥미롭게도 총콜레스테롤, HDL, VLDL 및 트리글리세라이드가 현저히 향상되었다. 마지막으로 Hgb A1C 및 인슐린 저항성과 같은 당뇨병 지표는 긍정적인 방향으로 움직였다.[204] 2011년에는 요가가 심방세동의 발생을 감소시키고 불안과 우울을 낮추며 심방세동 환자의 삶의 질을 향상시키는 것으로 보고된 또 다른 연구가 있다.[205]

요가를 사용하는 한 프로그램은 그 지시 사항을 따랐던 사람들이 매년 8.5일보다 더 적은 근무 일수만을 빠진 것을 알게 되었다.[206] 보스턴대학 의대의 연구 그룹은 요가가 요통에 미치는 영향을 별도의 연구로 테스트했다. 12주 동안 자원자들 중 한 그룹은 요통을 치료하기 위해 요가를 수행했고, 통제 그룹은 표준적인 치료를 받았다. 표준 치료 그룹은 요통이 5%로 감소하는 동안 요가 참가자들의 통증은 3분의 1로 줄었다. 요가 참가자들은 또한 진통제 복용으로 통증이 80% 감소했다.[207]

건강하게 살아가는 법

요가의 운동, 호흡 및 명상은 심장을 건강하게 한다.

여러 해 동안 나는 환자들에게 요가를 권했지만, 안타깝게도 내 스스로 요가를 해보지 않았다. 미시건주에 있는 심장병 전문의인 친구가 환자들과 함께 요가를 하면서 내게도 한번 해보기를 권했다. 그래서 마침 한번 해봤는데, 지금은 완전히 요가에 푹 빠져 있다. 나는 요가 중에서 핫요가(hot yoga)를 선택했다. 핫요가는 강렬한 땀 반응을 일으키고 화학물질을 해독한다. 열은 또한 스트레칭과 유연성을 향상하고 균형과 근력을 향상시킨다. 땀을 흘린 후에는 미네랄이 피부를 통해 손실되기 때문에 미네랄을 충전하는 것이 좋다. 천연 크리닝 제품을 사용하는 요가 스튜디오를 찾아보기 바란다.

복장에 대해 간단하게 말하자면, 무엇을 입으라고 말하지 않을 것이다. 솔직히 벌거벗고 운동한다 해도 상관없다. 내가 신경 쓰는 것은 사람의 몸에서 어떤 냄새가 나느냐는 것이다. 내가 불쾌함을 느끼는 것은 아름다운 길을 달려가면서 향수나 콜론, 세탁 세제, 섬유 유연제, 또는 건조기 시트 냄새가 나는 사람을 지나치는 것이다. 여기 멋진 야외에서 건강을 유지하려고 노력하는 내가 독소를 들이켜야 한다. 더 문제는 화학 냄새가 있는 사람이 옆에서 하는 실내 운동이다. 이는 건강에 좋지 않다. 모든 피트니스 클럽과 헬스장에선 화학물질로 기구를 청소한다.

부탁하건대, 천연 향이 아닌 인공적인 향이 나는 제품은 사용하지 말자. 운동은 보통 땀샘을 열고 땀을 흘리는 것이므로, 모든 독소를 흡수할 준비가 되어 있다는 말도 된다. 화학물질을 사용하는 사람들을 알고 있다면, 이를 멈추라고 말하라. 우리가 말하지 않으면 세상을 바꿀 수 없다.

건강하게 살아가는 법

요가나 다른 운동을 할 때 화학물질과 기타 인공적인 독소를 피하고, 자연스런 상태를 유지한다.

▪ 실천 계획: 신체 활동 유지 방법

1. 가능한 한 밖에서 활동한다. 추운 날씨에도 옷을 껴입고 나간다. 나는 시카고의 서쪽 교외에서 사이클링 그룹과 함께 자전거를 타곤 했다. 그 그룹의 모토는 "악천후 같은 것은 없으며, 안 좋은 복장만 있을 뿐이다."였다. 우리는 눈 속에서 자전거를 탄 경우가 무수히 많았다. 더울 때에는 아침이나 저녁 늦

게 나갔다. 안전 문제가 있는 경우에는 그룹에 가입하거나 파트너와 동행하며, 햇볕을 가급적 많이 쐬는 것이 좋다.

2. 걷기, 하이킹, 조깅, 스프린트, 수영, 카약, 등산 등을 권한다.

3. 건강을 유지하는 가장 좋은 활동은 버스트(burst) 운동이다. 버스트는 잠시 열심히 한 후에 천천히 하거나 휴식을 취하는 것을 의미한다. 반복하고, 반복하고, 반복하라. 이는 가장 구석기적인 방법이다. 우리의 조상들은 마라톤을 뛰지 않았다.

4. 근육을 만든다. 팔굽혀펴기, 턱걸이, 플랭크, 스쿼트, 런지, 물구나무서기 등을 한다. 고급 장비 또는 값비싼 헬스장 멤버십이 필요하지 않다. 근육을 만들면 염증을 낮추고, 테스토스테론 수치를 높이고, 지방 연소를 증가시키고, 혈당을 낮추고, 심혈관 위험을 낮추는 것으로 나타났다. 구석기인들은 암석, 통나무, 음식, 아기 등을 들면서 온종일 동일한 활동을 했다. 실제로 근육을 만들고 건강을 진전시키기 위해서 어느 시점에선 웨이트를 구매해야 할 수도 있다. 근육 만들기를 위한 버스트 운동의 비율은 시간이 흐를수록 1:1이 되어야 한다. 좋은 운동은 20~30분 정도 소요된다.

5. 천천히 시작하라. 고등학교 시절 스타 운동 선수였다고 할지라도, 지금은 원기왕성한 학생이 아니다. 이 책을 읽는 많은 독자들도 고등학교 시절이 30~40년 전 또는 그보다 더 오래된 일이 되었을 것이다. 핵심을 파악해야 한다. 규칙적으로 천천히 운동을 시작하고, 점차적으로 강도를 높인다.

6. '지구가 들려주는 음악'을 듣는다. 밖에 있을 때는 새와 나무,

바람 소리를 들으면 자연과 교감하게 된다. 음악 때문에 주의가 산만해지지 않는다면 호흡과 자세에 집중할 수 있으며 훨씬 안전해진다. 가끔 좋아하는 노래를 듣는 것은 괜찮지만, 전자파의 노출을 최소화한다.

7. 자동차 대신 자전거를 타거나 걷는다.

8. 앉지 말고 서라. 스탠딩 책장에서 서서 책을 읽고, 서서 전화를 한다.

9. (가능한 한) 맨발로 생활한다. 우리 조상들은 종일 이렇게 살아왔다. 다른 동물들은 신발을 신지 않는다. 신발을 신는 경우 얇은 밑창을 착용하고, 클린트 오버가 대중화한 '흙밟기(Earthing)' 개념을 받아들인다.

PALEO CARDIOLOGIST

#13

건강에 좋은
음료

PART 13

건강에 좋은 음료

" 물이 없어지면 그 중요성을 알게 된다. "

- 무명

이제는 무엇을 먹어야 하는지 알았으니 무엇을 마셔야 하는지 보자. 인간은 음식 없이 몇 주 동안 살 수 있지만 수분 없이는 며칠밖에 살 수 없다. 우리의 몸은 주로 물로 이루어져 있는데, 모든 생명이 활동할 수 있는 실질적인 바다로 이루어져 있다. 모든 음료 - 우유, 와인, 커피, 소다수 등을 막론하고 물이 주요 성분이다. 물이 없으면 생명이 없다는 뜻이다.

몸에는 폐기물과 독소를 배출하는 여러 가지 방법이 있다. 등뼈 아래 양쪽에 있는 콩 모양의 기관인 신장을 통해서 배출하는 것보다 더 중요한 것은 없다. 수분을 잘 섭취하면 신장이 폐기물을 소변으로 배출시키기 때문에 많은 양의 혈액이 신장으로 흐르게 된다. 또한, 수분을 많이 마실수록 변비가 발생할 가능성이 적다. 대장에서 음식을 썩히는 것은 확실한 질병 발생 요인이다. 매일 배변을 보면 주요 독성의 원인을 예방한다. 몸의 폐기물은 몸 밖으로 나와야 한다.

수분 섭취는 다른 방식으로 건강을 증진시킨다. 수분을 잘 섭취하면 쉽게 땀을 흘릴 수 있다. 땀 내는 것은 중금속과 같은 독소를 제거하는 추가 경로이다. 폐가 점액질을 만들 때 폐기물을 운반한다. 수분 공급은 또한 점액 분비의 열쇠이다. 적절한 수분 섭취는 위산을 생성해서 음식물을 소화시킬 수 있도록 한다. 소장은 또한 폐기물의 손쉬운 통로를 만들어서 수분을 분비하게 한다. 수분이 부족하면 이러한 중요한 과정이 일어나지 않게 된다.

건강하게 살아가는 법

물이 없으면 생명도 없다. 수분이 많다는 것은 심장, 폐 및 신장이 건강하다는 것을 의미한다.

음료에 관해서 말하자면, 분명히 많은 선택이 있다. 커피와 차에서 탄산음료, 술에 이르기까지 각 선택의 장단점을 이해해야 한다. 확실히 맑고 깨끗한 물보다 더 중요한 것은 없다. 우리의 구석기(Paleo) 조상들은 평범한 아구아(agua)만을 마셨다. 그들은 모든 필요한 모든 미네랄을 함유한 깨끗한 물을 마셨기에 행운아들이다. 특정 음료 제조사들에 대한 모든 건강 관련 배상 요구에도 불구하고 물은 우리의 으뜸 수분 공급원이며 신체 정화제이다.

🔖 물의 중요성

물은 인체의 75%를 차지하며 생명을 유지하는 데 필요하다. 나이가 들어 갈수록 더 많은 양의 물이 필요하므로 우리 몸에 있는 수십억 개의 세포가 물을 보존하기 위해서 투쟁하고 있다. 두텁고 팽팽한 피부를 가진 아기들과 헐렁한 피부를 지닌 노인들을 생각해 보라. 이 차이점의 주요 요인은 물의 손실이다. 이 주제에 관한 훌륭한 책은 《물을 간절히 원하는 당신의 몸》이라는 책이다. 이 책을 저술한 의사인 F. 뱃맨겔리지(F. Batmanghelidj)는 우리에게 갈증과 입 마름 증상을 기다리지 말라고 경고한다. 그 지점이 오면 너무 늦게 된다. 그때는 이미 탈수된 상태가 되기 때문이다. 노인들에게 증상이 나타나지 않을 수도 있고 물을 들이키게 만들 수도 있다. 나를 믿어도 좋다. 16년간 나는 탈수 때문에 많은 노인이 신부전으로 병원에 오는 것을 보았다. 여름의 열파 때문에 노인들에게서 많은 사상자가 발생하는 것은 잘 알려진 사실이다.

물 섭취가 심장 건강에 중요하다는 것을 알고 있는가? 고혈압은 탈수증의 또 다른 징후이다. 몸에 물이 부족하면 혈액량이 줄어들고 혈압을 유지하는 메커니즘이 작동된다. 호르몬은 신장에서 방출되고 나트륨은 유지된다. 혈관은 글자 그대로 꽉 조여진다. 해결책은 물을 더 많이 마시거나 약을 복용하는 것이다. 당신의 선택은 무엇인가? 많은 환자가 물의 섭취량을 늘리면 약의 복용을 중단할 수 있다. 미네랄 워터가 고혈압 환자의 혈압을 낮춘다는 데이터가 있다.[208] 물의 섭취량을 늘리면 과다한 지질 입자를 제거하는 데 도움이 될 수 있다.[209]

건강하게 살아가는 법

수분을 유지하라. 탈수증은 피부를 거칠게 하고 고혈압과 심부전을 유발한다.

주변에 가슴 쓰림 증상으로 약을 복용하는 사람이 있는가? 이것은 실제로 바보 같은 질문이다. 왜냐하면, 수백만 명의 사람들이 새로이 명명된 위 – 식도 역류 질환(GERD)때문에 이러한 약물을 섭취하기 때문이다. 대중적인 믿음과는 반대로, 가슴 쓰림은 위산과다에서 오는 것이 아니라 오히려 위산 부족에서 온다. 불행히도 잘못된 부위에 산을 한 방울 떨구면 통증, 가스 참 및 복부 팽창과 같은 끔찍한 증상이 나타날 수 있다. 위산이 부족할 때는 음식을 적절하게 소화하지 못한다. 이것은 하부 식도 괄약근의 기능장애로 이어지며, 그것은 위의 내용물이 역류하는 것을 제어하는 근육이다. 사과 사이다 식초, 소화효소 및 산 보충제를 포함하여 소화를 개선하는 많은 방법이 있지만, 이 중 어느 것도 물보다 중요하지 않다. 탈수될 경우 위장을 포함하여 신체의 모든 부위가 탈수된다. 물은 위산과 효소 생산에 중요하다. 이제 여러분은 역류 질환에 대한 치료법을 알게 됐다.

건강하게 살아가는 법

액체는 위장의 소화효소를 희석시키므로 식사 중에는 물을 너무 마시지 않도록 한다.

이제 우리는 물이 건강상 좋다는 것과 물을 많이 마셔야 한다는 것을 알게 되었으므로 확실히 토론할 여지가 있다. 물에 돈을 지급한다는 생각은 우리 조부모 세대에게는 어리석게 보일 것이다. 그러나 오늘날 질 높은 삶을 원한다면, 물에 돈을 지급해야 한다. 대부분 사람은 도시 또는 도시의 물이 표준 이하이며 금속, 화학물질,

호르몬 및 약품이 함유되어 있음을 알고 있다. 내 생각에는 물에 관한 가장 중요한 요소는 위에서 언급한 오염물질을 포함하고 있지 않아야 한다는 것이다. 가능한 가장 깨끗한 물을 찾아야 한다.

많은 공공기관에서는 미네랄이 제거되어 '죽은' 물이 되는 과정에서 물의 에너지가 소실된다고 주장한다. 구석기 시대(Paleo) 조상이 산속의 시냇물이나 신선한 샘물을 마셨기 때문에 나는 이 관점을 이해할 수 있다. 역삼투(RO - 淨水)는 모든 미네랄이 제거되고 종종 산성화된다고 간주되기 때문에 비판을 받는다. 그러나 역삼투가 아름다운 것은 화학물질이 완전히 사라지게 하기 때문이다. 그냥 평범한 H₂O를 내게 주면 나는 음식물과 그 보충물에서 미네랄과 영양소를 얻을 수 있다. 나는 역삼투가 특히 채소를 씻고 음식을 요리할 때 비용 효율적인 선택이라고 생각한다.

누가 내게 묻는다면, 가장 좋은 물은 땅에서 솟는 샘물이라고 답할 것이다. 지구의 깊은 곳에서 오는 이 자원은 청결하고, '살아 있고', 미네랄의 기운으로 가득 차 있다. 내 개인적인 선택은 가능할 때마다 유리병에 담긴 샘물을 사는 것이다.

건강하게 살아가는 법

가장 좋은 물은 샘물이다. 샘물에는 미네랄이 가득하며 화학물질이 없다.

우리는 집안 전체(whole-house) 여과 시스템을 구매해서 사용하고 있다. 이렇게 하면 깨끗한 음용수와 더불어 욕조, 샤워기, 세탁기 및 식기 세척기의 물 품질이 동일해진다. 식기 세척기를 열 때마다 몇 번이나 수증기를 흡입했는가? 여기에는 염소, 불소, 금속 및 의

약 물질이 가득 차 있다. 조사를 해서 자신에게 가장 적합한 집안 전체 여과 시스템을 제공하는 회사를 찾아보라. 수년 동안 주변에 있었던 회사를 찾아보면 그 회사에 관한 고객들의 사용 후기를 참고할 수 있을 것이다.

▪️ 물을 얼마나 마셔야 될까?

보통 사람의 경우 일상적으로 하루 동안 자기 체중의 절반 정도를 온스로 생각하여 시작하는 것이 좋다. (70kg의 체중이 나가는 경우에는 약 1,200ml - 역자 주) 매우 뜨겁거나 운동을 하는 날에는 마시는 양을 늘려야 한다. 나는 항상 1/2 갤런(약 1900ml - 역자 주)의 유리병을 가지고 다닌다. 소변 색이 짙으면 더 많은 물이 필요하다. 비타민을 복용한 후를 제외하고는 소변은 옅은 노란색이어야 한다.

▪️ 병에 든 물과 플라스틱에 관한 진실

병에 든 생수가 언제나 안전하다고 생각하는가? 다시 생각해 보라. 병에 든 물이 모두 당신이 원하는 만큼 깨끗한 것은 아니다. 전에 이 문제를 논의했지만, 나는 플라스틱병이 위험한 화학물질을 포함하고 있어서 그것이 물속에 스며든다는 것을 반복해서 말하고 싶다. 트럭 트레일러에 실려 있는 얇은 플라스틱병이 전국에 배송되는 것을 상상해 보라. 그런 조건에서는 기온이 매우 높은 여름에는 말 그대로 플라스틱이 구워져서 음식과 음료 속으로 녹아든다. 마지막으로, 병에 든 물은 단순히 수돗물인 경우가 흔하다. 왜 돈을 내고 자신의 몸을 쓰레기로 만드는가?

건강하게 살아가는 법

매일 최소한 몸무게의 절반에 해당하는 온수(ounce)의 물을 유리병에 담아서 마신다.

내가 좋아하는 저녁 식사 후 먹는 간식 중 하나는 탄산수 또는 클럽 소다이다. 이것은 특히 기분을 상쾌하게 만들기 때문에 여름에 좋다. 허브 티는 맛을 내려면 탄산수로 끓이면 좋다. 이것이 식후에 단 것을 억제한다는 데 내 환자들은 동의한다. 위산과 소화효소가 희석되지 않도록 식후 최소 30분이 지난 후에 마셔야 한다. 탄산염화(소화를 방해하고 골다공증을 유발함) 때문에 너무 자주 마시지 않는 편이 좋다.

■ 커피

지금 커피를 마시면서 이 책을 읽고 있는가? 만일 그렇다면 유기농 식품이 아닌 경우에는 특히 다시 생각해 보라. 많은 사람이 즐기는 각성 물질의 건강상의 이점과 위험에 대한 격렬한 토론을 해보라. 알다시피 나는 시카고에서 자랐다. 아버지가 직장에 출근하기 전에 나는 부엌 식탁 맞은편에 앉아 있던 것을 기억한다. 아버지는 커피를 마셨고 물론 나도 마셨다. 나는 열 살인데도 커피를 마셨는데, 그것은 좋지 않은 습관이었다.

내가 커피에 대해 싫어하는 한 가지 이유는 중독 때문이다. 어린 시절 아침에 나는 끔찍한 기상을 하곤 했다. 내 친구 중 한 명이 나와서 놀자고 하면 나의 대답은 "커피 먼저 한잔하고 나서"였다. 그

말이 그 친구에게는 어떻게 들렸을까? 나는 내 아이들이 무엇에든 중독되는 것을 원하지 않는다. 커피의 장점과 단점을 살펴보자.

커피는 여러 종류의 상록관목의 열매를 볶거나 구워서 양조된다. 커피는 주로 라틴아메리카, 남아메리카, 동남아시아 및 아프리카의 70개국 이상에서 재배된다. 일단 잘 익은 커피콩을 골라내고, 가공하고, 건조시켜 콩 안의 씨앗을 생산한다. 커피를 생산하기 위해 원하는 향에 따라 다양한 온도로 씨앗을 볶은 후에 갈아서 양조한다. 커피 마시는 관습은 1500년대에 시작되었다. 그 전의 수백만 년 동안 우리는 결코 그 물건에 손대지 않았다.

건강하게 살아가는 법

커피는 중독이며, 모든 중독은 해롭다.

나의 가장 친한 친구 중 한 명은 유명 대학의 종양학 과장이다. 그는 내가 커피를 마시는 것에 반대한다는 것을 알고 있기 때문에 그가 '검은 황금'이라고 부르는 커피의 이점을 옹호하는 기사와 논문을 내게 보낸다. 당신의 '모닝 조(아침 친구 Joe)'의 미덕을 찬양하는 많은 연구가 있지만, 아주 간단하게 말하면 구석기인들이 먹던 음식이 아니다. 우리의 조상은 결코 그것을 마시지 않았고 우리도 그래야 한다. 설탕, 곡물, 옥수수, 콩, 유제품 등 건강에 나쁜 음식 목록이 있다. 커피는 그 목록의 어딘가에 있으며 사람에 따라 더 높거나 더 낮은 순위에 위치한다. 커피 소비와 건강에 관한 많은 논란이 있다. 1988년 행해진 어떤 연구에 따르면, 하루에 10잔 이상의 커피를 마신 사람들은 심장발작의 위험이 300% 증가했다. 웃지 마라. 그 정도에 도달하기 위해서는 단지 몇 잔의 스타벅스 커피가 필요할 뿐이다. 같은 연구에서, 하루에 1~2컵을 더 마시면 40%까지 위험성이 증대한다.[210] 비슷한 연구가 그러한 결과를 뒷받침했다.[211] 커피 및 심장질환의 위험은 당신의 유전자에 달려 있을지도 모른다. 어떤 사람들은 카페인을 빠르게 분해하기 때문에 커피의 혜택을 볼 수도 있다. 카페인을 잘 분해시키지 못하는 사람들은 카페인으로 인한 위험이 증가할 수 있다. 하지만 이것은 단순한 혈액 검사의 결과일 뿐이다. 마지막으로 2013년에 4만 3,000명 이상의 환자를 대상으로 실시한 연구에 따르면 하루 4잔 이상의 커피 소비로 인해 55세 이하의 사망 위험률이 50% 이상 증가됐다.[212]

건강하게 살아가는 법

일부 연구에 의하면, 커피 마시는 사람에게서 심근경색의 위험이 증가하는 것으로 밝혀졌다.

커피를 마신 후 처음 몇 시간 동안은 혈압이 증가한다. 평균 몇 년 동안 커피를 마셔 온 사람들에게 고혈압 위험은 증가하지 않는다.[213] 카페인 자체는 분명히 혈압을 상승시키지만, 커피에 있는 다른 생물학적 활성 성분이 부정적인 효과를 상쇄시키는 것 같다. 다시 개인으로 돌아가 보자. 커피가 건강에 문제가 될 수도 있다. 만일 고혈압이 있다면 커피 중독을 끊고 그것이 혈압과 몸의 다른 부분에 대해 어떤 영향을 미치는지를 확인해야 한다.

커피에 대한 많은 긍정적인 연구가 있다. 커피가 고밀도 리포 단백질(HDL) 제거 기능을 향상시켜 콜레스테롤을 플라크에서 제거하는 것으로 나타났다.[214] 커피는 또한 저밀도 리포 단백질(LDL) 산화를 감소시키는 것으로도 나타났다.[215] 몇 가지 증거에서 커피는 당뇨병, 통풍, 치매 및 파킨슨병의 위험을 감소시키는 것을 보여 준다. 커피는 암에 걸릴 위험을 감소시킬 수도 있다. 커피콩에는 몸의 급격한 손상을 방지하는 산화 방지제가 여러 가지 있는데, 이는 신체 보호 효과의 원인일 가능성이 높다. 마지막으로, 장기적으로 결론을 산출하는 실험은 무작위로 하지 않는데, 한 그룹이 커피를 마시면 다른 그룹은 커피를 마시지 않는 식이다. 커피를 마시는 사람들은 건강에 도움을 주는 다른 습관(운동을 더 하고, 설탕이 적게 먹고, 칼로리 적게 섭취하고, 담배를 덜 피우는 등)이 있지 않을까?

건강하게 살아가는 법

건강에 문제가 있다면 커피와 카페인이 원인일 수 있다.

커피는 화학물질을 많이 살포하는 작물 중 하나인데 특히 화학적인 위험을 인식하기 힘든 제삼세계 국가에서 그렇다. 환경보호청에 따르면 유기농법으로 키우지 않은 커피에는 암, 피부 또는 눈 자극, 신경계 이상이나 호르몬 불균형을 일으킬 수 있는 잔류 농약 및 화학 비료가 포함되어 있다. 커피를 마시려면 유기농으로 만들어야 한다. 미국 농무부(USDA)의 엄격한 기준에 따라 농장에서 생산되는 유기농 커피는 화학 농약 및 비료가 없다. 유기 농장은 석유와 같이 재생 불가능한 자원을 거의 사용하지 않으며 일꾼들은 유해한 화학물질에 노출되지 않는다. 근처의 토양, 음료수 또는 공기로 전달되는 화학물질이 누출되지 않는다. 농장을 유기농으로 인증 받으려면 3년 동안 유기농 방식을 적용해야 한다. 벌레를 죽이면 그것이 결국 우리를 죽인다는 것을 기억하라.

이 시점에서 나는 명확한 것을 언급하고 싶다. 사람들은 매년 수십억 달러를 라테와 카푸치노에 소비한다. 매일 5달러 음료수를 마시면 1년에 2,000달러(원화 220만 원)가 된다. 그러나 많은 사람이 유기농 및 풀로 사육하는 고기에 대한 비용을 불평하면서 현지 커피숍에서 돈을 낭비하고 있다. 일반적으로 정크푸드에 얼마나 돈을 낭비할까? 거기에 자신이 포함된다면 놀랄 것이다.

모든 데이터와 연구가 검토되고 있을 때 심사위원은 커피에 취해 있다. 다시 말하지만 커피는 우리 팔레오(Paleo) 조상들이 마시지 않았기 때문에, 우리는 그것을 마시지 말아야 한다. 나는 빠른 심장박동과 심계항진에서 불안과 피로까지 호소하는 환자들을 만났는데, 커피를 끊으면 모두 개선되는 것을 보았다. 나는 아직 커피를 끊고서 좋아지지 않은 사람을 찾지 못했다. 어떤 건강 문제로 고통받고 있는 경우에는 카페인과 커피 소비를 포함하여 자신의 모든 생활습관을 살펴보라. 커피를 마신다면 유기농 커피를 마시도록 하며, 너무 많이 마시지 않고 설탕은 타지 않는 것이 좋다. 특별한 경우, 나는 유기농의 디카페인 프렌치 로스트(decaf French Roast) 커피를 마신다.

건강하게 살아가는 법

심계항진이나 심장이 두근거리는 고통을 받고 있다면 카페인 때문일 수 있다.

《독물학 저널》(Journal of Toxicology)에 발표된 한 연구에서는 유독 성분 테스트를 통해 기성품인 검정, 녹색, 흰색 및 우롱차 티백을 조사했다. 모두 합쳐서 30가지의 차가 실험되었다. 모든 차에는 납이 함유되어 있는 것으로 밝혀졌으며, 그중 일부는 임신과 수유 중인 여성에게 안전하지 않은 수준이었다. 양조한 차의 20%에서 알루미늄 기준치가 권장 지침을 초과했으며, 홍차의 일부에서는 망간 기준치가 초과되었다. 전반적으로 독성 오염은 대부분의 차 종류에서 발견되었으며, 일부 차 종류는 안전하지 않은 것으로 간주되었다. 차에는 불소가 많이 함유되어 있을 수 있다. 불행히도 차에 대한 정기적인 표준 검사는 시행된 적이 없다.[216] 유기농 차조차도 금속이 포함될 수 있다.

2014년 1월호는 동물과 인간 모두에서 차의 효과에 관한 실험적인 연구를 살펴보았다. 홍차와 녹차는 심혈관 건강에 도움을 주며 뇌졸중의 위험을 줄일 수 있다. 차가 내피 기능과 저밀도 리포 단백질(LDL) 콜레스테롤에 미치는 긍정적인 효과에 대한 강력한 증거가 있다.[217]

건강하게 살아가는 법

홍차나 녹차를 마시는 것이 커피보다 더 좋지만, 유기농 제품을 마셔야 한다.

■ 홍차

홍차를 마시면 많은 이점이 있다. 홍차를 양조하는 식물은 녹차와 동일하지만, 이 품종만이 더 강한 향과 더 많은 카페인을 만드는 과정에서 산화된다. 2013년 리뷰에서는 홍차가 혈압, 콜레스테롤 및 염증의 표식을 감소시키는 것을 발견했다.[218] 여러 연구 결과에 따르면 차를 마시는 사람의 뇌졸중 위험이 감소한 것으로 나타났다. 2013년 실시된 메타 분석 결과 뇌졸중으로 인한 발병률과 사망률 모두 차를 많이 마시는 사람들이 차를 적게 마시는 사람들과 비교할 때 21% 낮았다.[219]

홍차에는 커피와 같은 양의 카페인이 들어 있으므로 민감한 분은 조심해야 한다. 나는 어떤 치료의 부수적인 효과가 그것이 합성 치료든 자연치료든 어떤 혜택이 될만한 가치가 있다고 생각하지 않는다. 그래서 어떤 음식이나 보조 음식에 대해서도 기분이 좋지 않으면 섭취하지 말아야 한다. 얼그레이(earl gray)는 베르가모트(bergamot)를 첨가한 홍차의 한 종류이다. 오렌지 같은 열매에서 추출한 이 기름에는 지질 개선과 혈압 효과에 관한 데이터가 있다.[220]

■ 녹차

《스트로크》(Stroke, 뇌졸증) 지에 발표된 연구에서 8만 2,369명의 일본인 참가자가 녹차 음용 빈도에 대한 식생활 설문지를 작성했다. 대상자들은 평균 13년 동안 추적 관찰되었다. 드물게 차를 마시는 사람과 비교했을 때, 하루 2~3잔의 녹차를 마시는 사람들은 뇌졸중의 위험이 14% 낮았으며, 하루에 4잔 이상 마시는 경우 20% 낮았다.[221] 녹차를 식후에 마시면 혈압을 낮출 수 있다. 녹차는 트리글리세리드를 낮추고 심장과 혈관을 보호하는 항산화 물질을 함유하고 있다.

녹차에는 카페인이 들어 있지만 홍차나 커피보다 적다. 수면 문제, 불안 또는 심장박동을 느끼는 경우, 카페인을 함유한 녹차나 음료를 마시지 않으면 좋아질 수 있다.

건강하게 살아가는 법

홍차나 녹차를 마시면 혈압이 낮아지고 뇌졸중의 위험이 감소하며 항산화제가 증가한다.

▪ 알코올 섭취: 건강의 적신호

술은 팔레오 식품이 아니다. 우리의 조상은 맥주, 와인 또는 보드카를 마신 적이 없다. 흡연과 비만과 함께 과도한 음주는 미국에서 조기 사망의 주요 원인이다. 이 책에서 종종 논점을 뒷받침하거나 요점을 지적하기 위해 연구 결과가 사용된다는 것을 안다. 솔직히 연구에 따르면 알코올을 섭취하는 사람들의 건강이 개선되는 경우가 종종 있다. 그러나 문제는 여전히 남는다. 술을 마시는 사람을 더 건강하게 만드는 다른 요인이 있지 않을까? (돈이 많다든지, 운동을 많이 한다든지, 더 좋은 음식을 먹는다든지.)

'마요 임상 과정(Mayo Clinic Proceedings)'에 발표된 연구에 따르면 알코올 섭취량이 적당하거나 적으면 관상동맥질환, 울혈성 심부전, 당뇨병, 뇌졸중 및 사망의 위험이 감소한다고 한다. 적당하거나 적다는 말의 의미는 여성의 경우 하루에 한 잔, 남성의 경우 하루에 두 잔 정도를 마시는 것을 말한다. 일단 적절 기준치가 초과되면 알코올 섭취 수준이 높을수록 심혈관 위험이 커진다.[222]

간에 대한 알코올의 독성 영향은 잘 알려져 있지만 심장에 대한 문제는 거의 알려지지 않았다. 알코올을 많이 섭취하면 심방세동, 고혈압, 비허혈성 확장형 심근병증 및 뇌졸중으로 이어질 수 있다. 이 위험은 젊은 음주자들에게 특히 높다. 젊은 음주자들은 나이가 든 사람들보다 과음이나 폭음을 많이 하는 경향이 있다. 15세에서 59세 사이의 남성의 경우, 알코올 오남용은 흡연과 비만에 이은 조기 사망의 세 번째 위험 요소이다.[223]

건강하게 살아가는 법

알코올에 대해서는 여러 가지 연구 결과가 있지만, 팔레오 식품이 아니며 본질적으로 설탕이나 다름없다. '맥주 배'라는 말은 적절히 붙여진 이름이다.

알코올은 순수한 설탕이다. 많은 경우에 알코올 중독은 곧 설탕 중독이라고 믿는다. 개인적으로, 내가 엄격하게 팔레오 식단을 따를 때는 모든 설탕과 녹말 탄수화물을 피하면서 술을 갈망하게 된다. 작은 주류 캐비닛을 지나면서, 나는 데킬라(물론 유기농) 한 잔을 마시고 싶었다. 많은 보건 당국이 건강에 유익한 공급원으로 적포도주에 함유된 항산화 수치를 지적한다. 그러나 그같은 유익한 영양소는 포도 자체 또는 채소에서 발견될 수 있다. 의사는 환자가 술을 마시기를 권장해서는 안 되지만 때로는 그렇게 함으로써 자신의 알코올 중독을 정당화하기도 한다.

🦴 탄산음료

나는 어린 시절부터 34세가 될 때까지 마신 탄산음료의 양을 짐작할 수조차 없다. 어렸을 때 우리는 '팝 맨'의 도착을 간절하게 기대하면서 형제 자매와 나란히 앉아 있었다. 그는 우리 문 앞에 설탕 용액을 떨어뜨릴 것이고 우리는 중독성을 충족하면서 게걸스럽게 마실 것이다. 나는 헤더와의 두 번째 데이트에서 다이어트 마운틴 듀(Mountain Dew) 캔을 가지고 나타났다. 헤더는 내가 그 독을 다시 마시면 3번째 데이트는 없을 것이라고 경고했다. 여러분은 탄산음료 캔 하나에 열 스푼의 설탕이 함유되어 있다는 것을 믿을 수 있겠는가? 이로 인해 혈당 스파이크가 발생하고 췌장에서 인슐린이 배출된다. 이렇게 말하는 것도 그 시스템에 대한 전례 없는 충격을 주는 것을 총체적으로 삼가면서 말하는 것이다. 자신들의 둔덕 집이 짓밟힌 개미와 비슷한 방식으로 우리의 몸이 이 독약에 반응해야 한다. 즉 우리 세포가 말을 할 수 있다면, 그들은 "망할 무슨 일이 진행되고 있는 거야?"라고 말할 것이다. 실제로 우리 세포는 그것을 심장병과 암이라고 부른다고 말한다.

> **건강하게 살아가는 법**
>
> 캔 하나의 탄산음료는 설탕 열 스푼과 같다!

시간이 지남에 따라 연구 결과는 설탕 음료가 당뇨병과 인슐린 저항을 일으키는 것으로 나타났고, 체중 증가 및 기타 건강 문제가 발생하는 것은 말할 것도 없다.[224] 하버드의 연구자들은 최근 청량

음료를 비만(그 똑똑한 아이비 리그 사람들)과 연결지었다. 이 연구는 탄산음료를 마시는 12세의 아이들이 그렇지 않은 아이들보다 비만일 가능성이 높고, 소다를 매일 마시는 경우에는 비만 위험이 1.6배 증가한다는 것을 발견했다.[225] 탄산음료 안에 들어 있는 설탕은 또한 고혈압으로 이어진다.[226]

탄산음료는 암 발병 위험을 증가시킬 수 있다. 췌장암은 탄산음료를 규칙적으로 마시는 여성에게서 더 높게 나타났다.[227] 자궁내막 암 위험성은 탄산음료를 마시는 사람들에게서 두 배가 되었다.[228] 탄산음료는 신체의 칼슘 흡수 능력을 저해하고 골다공증, 충치 및 뼈 연화로 이어질 수 있는 인산을 함유하고 있다. 인산은 위산과 상호작용하여 소화 속도를 늦추고 영양 흡수를 차단한다. 탄산염화는 또한 뼈의 칼슘을 빠져나가게 한다. 콜라는 골밀도를 낮춘다.[229]

건강하게 살아가는 법

탄산음료를 과도하게 마시면 당뇨병, 비만, 고혈압, 심지어 암을 유발할 수 있다.

탄산음료는 몸속에 산화질소를 낮추어 혈관 수축을 유발하고 혈압을 상승시킨다. 또한, 탄산음료 제조업체가 음료에 소금을 충분히 넣어서 소비자의 갈증을 유발하여 더 많이 마시게 한다는 사실은 잘 알려져 있다. 음료수에서 소금은 맛을 느낄 수 없으므로 짠맛을 은폐하기 위해 설탕을 첨가한다. 몸 안의 마그네슘은 설탕을 대사하는 데에 사용돼야 하기 때문에 수백 가지의 다른 활동에는 사용될 수 없다. 이것은 몸이 생명 활동을 번성시키기 위해 자신의 자원을 사용하는 대신 독소, 화학물질 및 나쁜 음식을 제거하는 데에 사용할 수밖에 없는 또 다른 예이다.

탄산음료는 고과당 옥수수 시럽을 함유하고 있다. 이 옥수수의 대부분은 유전자 변형되었으며, 유전자 변형된(GMO)작물의 안전성을 보여 주는 장기간의 연구는 없다. GMO 옥수수는 벌레의 창자를 파괴하며 작동한다. 그것이 벌레의 내장을 손상한다면, 인간에게는 어떻게 작용할까? 가슴앓이, 가스 참, 또는 복부 팽창 증상을 가진 사람을 아는가? 또한, 고과당 옥수수 시럽을 만드는 과정에는 미량의 수은이 관련되는데, 그것이 건강에 미치는 영향에 대해서는 '중금속 광기(Heravy Metal Madness)' 장에서 논의된다.

건강하게 살아가는 법

탄산음료에는 과당과 인산이 많이 함유되어 있어 우리의 장·위·뼈를 손상시킨다.

대학 시절 어느 시점에서 나는 다이어트 탄산음료가 일반 콜라보다 건전한 선택이라고 생각했다. 수백만 명의 다른 미국인들과 함께 나는 끔찍하게 틀렸다. 다이어트 음료에는 인공 향이 포함되어 있는데, 이는 그것들이 대체하고 있는 설탕보다 더 해롭다. 예를 들어 아스파테임은 발작, 다발성 경화증, 뇌종양, 당뇨병 및 정서장애를 비롯한 다양한 건강 문제와 관련이 있다. 포름알데히드와 포름산으로 분해되는 메탄올로 전환된다. 포름알데히드는 시체를 방부 처리하는 데 사용되고 암을 유발한다.[230] 다이어트 탄산음료는 낮은 HDL, 저밀도의 LDL 및 인슐린 저항과 같은 대사증후군 구성 요소의 위험을 증가시킨다.[231] 다이어트 탄산음료는 체중 감소에 영향을 미치지 않는다. 과학자들은 매일 한두 가지 이상의 다이어트 음료를 마신 여성이 심장마비 또는 이와 유사한 위험한 심장 혈관을 겪을 확률이 30% 이상 높고 사망 가능성은 50% 이상 높다는 것을 확인했다는 사실을 알려준다.[232]

> **건강하게 살아가는 법**
>
> 탄산음료는 인공 색소, 염분, 불소, 카페인 및 설탕 대체물을 포함하고 있어 여러 가지 건강 문제를 일으킬 수 있지만, 체중은 감소하지 않는다.

대부분의 탄산음료에는 카페인이 함유되어 있다. 커피와 차의 효과와 마찬가지로 많은 사람은 심계항진과 고혈압을 포함하는 카페인의 영향을 용납하지 않는다. 탄산음료에 사용되는 물은 단순한 수돗물이며 염소, 불소 및 중금속과 같은 화학물질이 포함되어 있을 가능성이 크다. 마지막으로 탄산음료는 치아에 치태를 만들고 심장병과 연관 있는 충치와 잇몸질환을 일으킨다. 15장에서 치과 문제와 심장질환에 대해 더 읽어 보기를 바란다.

■ 에너지 드링크

얼마나 많은 아이가 '에너지 음료'로 알려진 음료가 시장에서 사라지기 전에 죽어야 하는가? 매일 뉴스 미디어는 또 다른 비극을 전하고 있는 것 같다. 이러한 제품이 어린이의 손에 들어가는 것은 불법이어야 하며, 대중은 이러한 음료의 위험을 알아야 한다. 이 독극물의 생산자는 위험에 대한 확실한 증거가 없다고 주장할 것이지만, 그것들이 안전하다는 증거도 역시 없다. 증명의 부담은 제조 업체의 몫이다. 구글(Google)은 '레드불(Red Bull)' 및 '죽음(death)'이라 는 용어와 관련된 6,400만 개가 넘는 항목을 보여 준다. 나의 동서 가 그의 형제를(에너지 음료 과소비자) 39세의 나이에 심장마비로 잃어 버렸기 때문에 이 문제는 우리 집을 강타했다.

이 음료를 위험하게 만드는 것은 높은 카페인과 설탕 함량이다. 일부에는 4잔의 커피와 동일한 양의 카페인이 포함되어 있으며, 설 탕은 대부분 캔디 바에 들어 있는 양인 30g까지 함유될 수 있다. 설 탕과 카페인의 조합은 중요한 문제이다. 단기간에 여러 개의 이러 한 음료를 마시면 생명이 위협받는다. 설탕이 든 커피에 비슷한 문 제가 있는지를 묻는다면, 나는 그것이 확실하다고 본다.

심장박동수와 혈압은 일반적으로 신체 활동 중에 올라간다. 2014년 연구에 따르면 에너지 드링크는 심장박동수와 혈압을 높인 다.[233] 운동과 에너지 음료를 함께 섞으면 위험한 혼합물이 생성된 다. 2013년 북미 방사선학회에서 발표된 연구에 따르면, 에너지 음 료를 마시는 사람들의 심장 MRI 검사에서 심장 압박이 증가했다는 증거가 발견됐다. 에너지 드링크와 관련된 갑작스런 사망의 여러 경우에서 유력한 범인은 관상동맥 경련이다. 심장에 혈액을 공급 하는 동맥이 단순히 수축된다. 슬프게도 에너지 음료를 마시는 어 린이들에게서 놀랄만한 증가가 일어나고 있다.

이것은 큰 사업이다. 몬스터 에너지 드링크 회사(Monster Energy Drink Corporation)의 가치는 120억 달러이다. 오스트리아 회사는 연 간 50억 캔 이상의 판매로 에너지 음료에 관해서는 표준이 된 레드불(Red Bull)을 소유하고 있다. 레드불의 슬로건은 "그것은 당신에게 날개를 달아 줍니다."이다. 응급실에 빨리 도착하기 위해서는 날개가 필요할 것이다. 나는 우리들이 할 수 있는 일과 할 수 없는 일을 말하고 있는 정부를 믿는 신봉자는 아니다. 이는 특히 미국 정부가 미국 기업들에 의해 소유되어 있고, 건강 권장 사항이 일반적으로 잘못되었기 때문이다. 그러나 우리는 분명히 선을 그어서 에너지 음료는 미성년자가 마실 수 없다고 말해야 한다.

> **건강하게 살아가는 법**
>
> 에너지 음료와 운동은 심장박동수와 심장 압박을 증가시키는 위험한 조합이다.

콤부차(Kombucha)

매력적인 포장 덕분에 콤부차 트렌드가 기세를 올리고 있지만 이 차는 새로운 차가 아니다. 고대 중국으로 거슬러 올라가면 2,000년이 넘게 존재했다. 콤부차는 달콤한 홍차를 콤부차 '버섯'과 함께 발효시켜 만든다. 기술적으로 보면 콤부차는 실제로 버섯이 아니다. 대신 발효 후 형성되는 이스트와 박테리아를 이용한 팬케이크 같은 문화일 뿐이고 색깔과 모양에서 버섯을 닮았다. 카페인 문제를 감안할 때 우리는 콤부차를 과용해서는 안 되지만, 훌륭한 접대 차로써 오후에 마실 만하다. 설탕 함유량이 적은 차를 마시는 게 좋다.

◾ 모유

근력 증진이나 일반적인 건강상의 이점이라는 명분으로 모유를 마시는 데 열성인 사람들이 있다. 나는 인간의 우유가 매우 영양가 있고, 우리가 신생아 때부터 유아기에 이르기까지 그것을 섭취하도록 만들어졌음을 알고 있다. 아동심리학 분야는 모든 어린이가 모유 수유를 받고 부모가 곁에서 양육한다면 관련 전문가가 훨씬 적게 필요하게 된다. 사실 심장 전문의를 포함하여 현재보다는 훨씬 적은 수의 의사들만이 우리에게 필요하다. 이제 건강상의 혜택으로 돌아가서 살펴보자. 엄마의 경우 심장마비가 적어지고 혈압이 더 낮아지며, 당뇨가 적고 암 발병 위험이 낮게 된다. 아기의 경우 미래에 심장마비 감소, 암 발병 감소, 당뇨병 감소 등 그 목록은 계속 이어질 것이다.[234]

◾ 사례 연구

마이클 티(Michael T.)는 고혈압 병력이 있는 64세 남성이다. 그는 수년에 걸쳐 여러 의약품을 복용했지만 제품마다 부작용이 발생했다. 저탄수화물 식단을 따른 그는 비만 체형이 아니었다. 나는 그가 스타벅스의 대용량 커피를 들고 상담실을 방문했을 때 문제가 여기에 있음을 알았다. 그는 570ml의 음료 두 잔을 매일 마셨다. 물 섭취량에 관해 물었을 때 그는 자신이 언제 물을 마셨는지 기억하지 못했다. 내 진료실에서 측정한 그의 혈압은 수축기 혈압이 180 이상(최고 수치)이었다. 그를 위한 나의 계획은 매일 2.7L의 물을 마시고 아침에 340ml짜리 컵으로 유기농 디카페인 커피를 줄이는 것이다. 또한, 그의 처방전에 녹색 분말과 비트 뿌리 분말을 첨가했다. 2주 후, 마이크는 128/82의 혈압 기록을 가지고 내 사무실에 나타났다. 그는 자신이 훌륭하다고 느꼈고 에너지 레벨은 올라갔다. 그는 새로운 녹색·비트 주스 콤보를 좋아했다.

◾ 실천 계획

물은 건강에 중요하다. 이 행성의 모든 생물이 생존하기 위해 필요하다. 그 안에서 세포를 씻는다. 그러나 질은 양만큼 중요하다. 물은 깨끗하고 화학물질 및 오염물질이 없어야 한다. 가능한 한 유리잔으로 다양한 물을 마셔야 한다. 커피의 이점을 입증하는 데이터가 있지만 주의해야 한다. 커피는 팔레오 식품이 아니며 카페인 때문에 중독성이 있고 소화 활동을 방해할 수 있다. 많은 환자에게 카페인은 심장 리듬 문제와 고혈압을 유발할 수 있다. 대신에 유기농차(가능하면 허브)를 선택하라. 알코올은 건강에 대한 과대 광고가 많은 또 다른 음료이지만 속지 마라. 이 간 독소는 팔레오 식품이 아니며 혈당을 상승시키고 심장 손상을 일으킬 수 있다. 마지막으로 탄산음료는 사회에서 가장 큰 독성물질일 수 있으며 우리와 아이들의 건강에 분명히 해가 된다. 설탕, 탄산염, 인공 성분 및 알루미늄 캔은 모든 재난을 일으킬 수 있다. 습관을 바꿔야 한다.

마셔도 되는 음료

1. 깨끗한 물

2. 허브차

3. 녹차 또는 홍차

4. 콤부차

5. 클럽 소다 또는 탄산수

제한해서 마셔야 하는 음료

1. 커피

2. 술

피해야 하는 음료

1. 유제품

2. 소다

3. 다이어트 소다

4. 에너지 음료

PALEO CARDIOLOGIST

PART

#14

경이로운
카이로프랙틱
치료

경이로운 카이로프랙틱 치료

> 66 의학은 질병과 사람을 죽게 하는 원인을 밝히는 연구이며, 99
> 카이로프랙틱은 건강과 사람을 살리는 원인을 밝히는 연구이다.
>
> - B. J. 팔머(카이로프랙틱의 창시자인 D.D. 팔머의 아들)

가장 놀라운 사건은 우리 결혼식 날 밤에 일어났다. 사실 그날 밤 많은 일들이 일어났지만, 그중에서도 특히 놀라운 이야기를 나누고 싶다. 아내의 할아버지가 결혼식에 참석했었는데, 칵테일을 마시는 시간에 기절을 하였다. 아내의 할아버지 데이빗은 숨을 쉬고 있었지만, 맥박은 느리고 희미했다. 그가 땅 위에 누워 있을 때, 헤더는 웨딩드레스를 입은 채 허리를 구부렸고, 그에게 경추 지압 요법을 해 주었다. 몇 초 지나지 않아 그는 깨어 정신을 차렸고, 그 후 얼마 지나지 않아 걸어 다니며 나머지 결혼식을 즐길 수 있었다. 거기에는 많은 심장병 전문의들이 있었지만 아무것도 하지 못했고, 결국 웨딩드레스를 입은 아름다운 아내가 구해 내었다.

할아버지는 보통 미주신경성 실신이라고 불리는 흔한 실신을 하였다. 나는 수천 명의 같은 증상의 환자를 보았고 진단을 돕기 위해 수천 번의 경사 테이블 테스트를 실시하였다. 그러나 아내의 할

아버지 데이빗처럼 빠르게 회복된 사례를 본 적이 없었다. 나는 이 일이 있기 전에도 카이로프랙틱을 신봉하고 있었지만, 그날 밤 나는 아내의 행동을 보고 카이로프랙틱의 기적을 완전히 확신하게 되었다.

이 장에서 나는 아내에게 짧은 경의를 표하거나 아첨을 하려는 게 아니다. 나는 수백 번 카이로프랙틱의 경이로운 치료 효과를 경험했다. 아이들이 병원으로(때로는 우리 집으로) 귀에 있는 염증과 고열로 힘없는 상태로 오면, 아내의 치료를 받고서 몇 분 후면 기적적으로 일어나서 뛰어다니곤 했다.

신경계가 신체의 모든 세포를 통제하기 때문에 카이로프랙틱은 모든 질병 치료에 활용할 수 있다. 신경은 뇌에서 척추를 통해 모든 장기, 근육 및 지방 조직으로 뻗어 있다. 만약 뼈나 척추가 정렬되어 있지 않으면 아픈 증상이나 병이 생긴다. 만약 침대에서 떨어지거나, 교통사고를 당했거나, 심한 운동을 해서 척추가 어긋나 있다면 불완전탈구(subluxations)로 고통받게 된다. 사실 영양 부족, 화학 물질, 그리고 정신적 스트레스로도 카이로프랙틱 치료가 요구되는 신체적 손상이 발생한다.

> **건강하게 살아가는 법**
>
> 어떤 질병이든 카이로프랙틱 치료가 도움이 될 수 있다.

아내가 얘기해 준 카이로프랙터들만의 농담이 있다. D.C.라는 약자는 카이로프랙틱 의사(Doctor of Chiropractic)를 의미하지만, 또한 병인을 밝히는 의사(Doctor of Cause)를 뜻한다는 것이다. 갑상샘의 기능이 작동하지 않으면 원인을 찾아야 한다. 합성 갑상샘 호르몬 대체 치료는 해답이 될 수 없고 문제를 은폐하는 것에 지나지 않는다. 갑상샘은 기능을 조절하는 신경에 의해 자극받는다. 만일 갑상샘이 조절되는 척추에 불완전 탈구(subluxation)가 있다면, 이는 기능장애를 초래한다. 대부분 사람들은 카이로프랙틱은 근골격계를 다루는 직업이라고 알고 있다. 카이로프랙틱은 움직이는 뼈나 신경계와 관련한 뼈를 다루는 것은 아니라는 것을 분명히 밝힌다. 실제로 이것은 근골격 시스템을 사용하여 신경학상의 변화를 일으키는 신경학적 전문 분야이다. 모든 카이로프랙틱 조정은 인체에 심대한 영향을 미친다.

> **건강하게 살아가는 법**
>
> 카이로프랙틱 치료는 단순히 뼈만 정렬하는 것이 아니라 중요한 신경학적 변화를 일으킨다.

모든 의사는 병인을 밝히는 의사가 되어야 한다. 우리는 사람이 아픈 이유를 알아내야 한다. 새로운 환자의 진단 및 평가에는 병인에 따라 60분 정도 소요된다(때로는 좀 더 시간이 걸리기도 한다). 의사는 당신에 관한 정보를 수집할 시간이 필요하다. 이 작업은 15분 안에 수행될 수 없다. 환자들은 이 지구에서 살아온 20년, 50년, 또는 80년의 역사가 있다. 예를 들어 갑상샘 질환은 인체가 합성 갑상샘 호르몬이 부족하기 때문에 일어나는 것이 아니라, 분비선이 작동하지 않는 이유가 있기 때문이다. 다음 리스트를 보고 짧은 병원 방문 시 이 문제를 논의할 수 있도록 준비해 보자.

갑상샘 기능 이상은 다음과 같은 원인으로 발생할 수 있다.

1. 척추의 불완전 탈골(A vertebral subluxation)
2. 요오드 부족 (Lack of iodine)
3. 다량의 염소, 불소, 그리고 브롬(Excess chlorine, fluoride, or bromine)
4. 비타민과 무기질 부족 (Vitamin and mineral deficiency)
5. 장누수, 영양 부족 및 화학물질로 인한 자가면역 체계에 대한 공격(Autoimmune attack from leaky gut, poor nutrition, and chemicals)
6. 중금속 오염(Heavy metals)
7. 화학적 간섭(Chemical interference)
8. 부신 기능 부전(Adrenal dysfunction)
9. 스트레스(Stress)
10. 수면 부족(Lack of sleep)

고막에 외과적으로 삽입된 배액관이 없기 때문에 어린이는 귀에 감염되지 않는다. 아이들에게 필요한 것은 카이로프랙틱 치료와 팔레오(Paleo) 영양 섭취뿐이었다. 아내는 흡입 가스 마취를 필요로 하는 쓸모없고 위험한 치료로부터 얼마나 많은 아이를 구했는지 셀 수 없다. 슬프게도 4~5번의 이 불필요한 치료를 받은 아이들에 관한 보고서들이 있다.

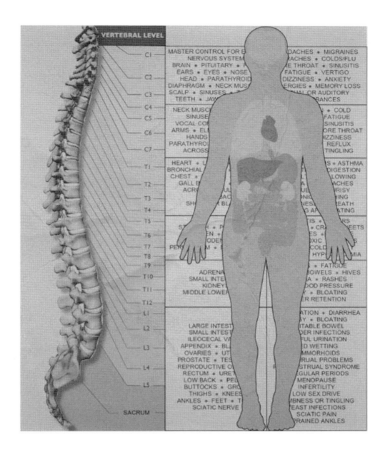

　수백만 명의 어린이들이 매년 편도선을 제거한다. 편도선은 면역 체계 중의 일부이다. 편도선의 문제는 병의 원인이 아니라 병의 결과로써 나타나는 것이다. 편도선은 독소를 제거하면 치유될 수 있다. 아데노이드(adenoids)도 마찬가지다. 항생제는 거의 필요하지 않다. 카이로프랙틱 진료를 즉시 받는 것이 좋다. 심지어 면허를 가진 카이로프랙틱 내과 의사가 있다. 이들은 소아과 의사보다 아이들을 치료하는 방법에 대한 지식이 훨씬 많다.

카이로프랙틱 치료가 심장질환을 예방하고 치료할 수 있을까? 대답은 '그렇다'이다. 심장과 혈관은 수백만 개의 작은 연결을 통해 뇌와 척수에 연결되어 있다. 심장은 미주신경과 자율신경계에 의해 제어된다. 이들 신경은 심박수, 수축성 및 혈압을 조절한다. 심장에 대한 신경학적 조절이 장애가 있는 경우, 심방세동이나 심실조기수축(PVC's)과 같은 심장 리듬에 문제가 있게 된다. 실제로 위의 차트에서 보듯이 자율신경계가 척추를 아래 위로 관통하면서 모든 장기와 신체 기능을 제어한다. '투쟁 또는 도피' 반응은 교감신경과 관련이 있으며, 부교감신경은 장과 방광 활동을 통제한다.

건강하게 살아가는 법

카이로프랙틱 치료는 심장질환을 예방하고 치료하는 데 도움이 된다.

자율신경계(ANS)의 두 분과 사이의 미묘한 균형은 심혈관계와 신체 건강에 매우 중요하다. 만약 교감신경이나 부교감신경 중 한 분과가 영양 부족, 화학물질, 스트레스 그리고 운동 부족으로 인해 지배적일 경우 질병의 증상들이 서서히 나타나게 된다. 자율신경계의 균형은 심박변이도 테스트로 알아볼 수 있다. 심장박동수는 비트마다 변화해야 하는데, 이는 비트들 사이의 시간이 항상 변화해야 한다는 것을 의미한다. 이것은 건강한 자율신경계와 건강한 심장을 가졌다는 증거이다. 낮은 심박변이도를 가진 사람은 높은 심박변이도를 가진 사람보다 5배 정도 사망 위험이 높다.[235]

미국의 저명한 고혈압 학술지 〈The Journal of Human Hypertension〉의 연구에 따르면, 환추(Atlas)라는 첫 번째 척추를 조절함으로써 혈압이 17포인트 낮아졌다. 관련된 환자들을 치료한 다음, 플라시보 효과가 제어된 실험(placebo controlled trial)에서 8주 동안 관찰했다. 카이로프랙틱 의사들에게 물어본다면 이 연구 결과를 확인해 줄 것이다. 나는 대부분 환자에게 고혈압뿐만 아니라 심장 리듬 문제, 심부전, 그리고 실신에 대한 카이로프랙틱 치료를 의뢰한다. 사실 나는 모든 환자에게 카이로프랙틱 의사의 치료를 받을 것을 추천한다.

Syncope는 실신을 뜻하는 의학 용어이다. 이 증상은 두뇌가 심장과 적절하게 소통하지 못할 때 일어난다. 말하자면 뇌에서 심장까지의 통로는 목을 통과하기 때문에 목·경추가 잘못 정렬되면 실신 현상이 일어난다. 이것이 데이빗 할아버지에게 일어났던 일이었다.

통증은 몸에 스트레스를 주는 엄청난 원천이며, 이것은 의심할 여지 없이 심혈관질환에서 나타날 수 있다. 병의 원인을 체크하며 환자를 고통에서 벗어나게 하는데 있어서 누가 카이로프랙틱 의사보다 더 잘할 수 있을까? 또한, 아세트아미노펜(acetaminophen)과 아이부프로펜 종류(ibuprofen-like)와 같이 처방 없이 구할 수 있는 진통제들은 독성이 있으며 간과 신장을 손상시킬 수 있을 뿐만 아니라 심혈관질환 발생 위험을 높인다. 카이로프랙틱 치료는 염증을 완화시켜 주는데, 이것은 아주 바람직한 것이다. 왜냐하면, 염증이 있는 사람은 심장마비에 걸릴 위험이 높기 때문이다. 카이로프랙틱

요법이 면역 체계에 영향을 준다는 여러 연구 결과들도 있다.[236] 10장에서 언급한 건강한 면역 체계가 심장질환을 예방하는 데 얼마나 중요한지 상기해 보자.

내가 카이로프랙틱 의사에게 문의하는 또 다른 이유는 가슴 통증이 종종 아픈 근육 또는 제 위치에서 벗어난 갈비뼈에 기인한다는데 있다. 대부분 환자는 신속하게 진단할 수 있고, 의사가 심장이 병인에 관여하지 않는다고 판단하면 카이로프랙틱 치료요법이 반드시 필요하다. 환자들은 고가의 정밀검사를 필요로 하지 않는다. 단지 카이로프랙틱 치료가 필요할 뿐이다. 카이로프랙틱 의사가 주요 병원의 스태프로 일한다면 수십억 달러가 절약될 수 있다는 사실을 상상할 수 있을까? 가슴 통증은 사람이 병원에 가는 가장 일반적인 이유 중 하나이며, 연간 수백만 건의 입원 환자를 만든다. 갈비연골염(Costochondritis), 늑골의 어긋남(rib misalignment), 또는 흉추 불완전 탈구(thoracic vertebra subluxation) 등은 모두 가슴 통증과 호흡 곤란의 원인들이고, 이들은 카이로프랙틱 요법으로 치료할 수 있다.[237]

수백만 명의 환자가 이미 알고 있는 것을 증명하는 몇 가지 연구들이 있다.

건강하게 살아가는 법

카이로프랙틱 치료를 통해서 염증을 줄이고 면역 체계를 강화한다.

■ 카이로프랙틱

1. 혈압을 낮춘다.[238]

2. 폐 기능을 향상시킨다. 이것은 천식과 폐기종 환자들을 통해 증명되었다.[239]

3. 자율신경계를 향상시킨다. 자율신경계는 심장, 폐, 위장관, 신장, 방광, 성기 및 신체의 거의 모든 부분을 제어한다. 우리는 이러한 신경이 최적으로 기능할 필요가 있다.[240]

4. 심박변이도를 향상시킨다. 심장박동수가 변화할수록 수명이 증가한다.[241]

5. 혈중 염증 지표를 감소시킨다. 염증 지표가 높을수록 심혈관계 위험이 높아진다.[242]

6. 가슴 통증을 감소시킨다. 카이로프랙틱 치료로 수백만 건의 병원 방문을 피할 수 있다.[243]

의사의 치료를 받을 때, 당신은 의사에게 시간을 주어야 한다. 지금 당신의 건강 상태는 수년간의 시간 속에서 형성된 것이므로 건강한 상태로 돌이키기에도 시간이 걸릴 것이기 때문이다. 카이로프랙틱 치료가 즉시 상태를 나아지게 할지라도, 최적의 건강 상태를 유지하기 위해서는 정기적인 조절이 필요하다. 교정 치과 의사는 환자에게 하루 동안만 치아 교정기를 착용하게 하는 것이 아니라 수개월 또는 수년 동안의 조정을 통해서 치아를 고르게 한다. 척추와 사람의 몸도 이와 다르지 않다.

카이로프랙틱 치료가 자신에게 맞는다고 생각한다면, 의사 또는 정형외과 의사에게 질문하지 말자. 그들은 카이로프랙틱 의사와 모든 자연 치유 의사(natural doctors)들을 '돌팔이 의사'라고 생각한다. 사실 그런 의사들이야말로 돌팔이 의사이다. 카이로프랙틱 의사는 약과 치료를 권하는 사람들과 경쟁 관계에 있기 때문이 아닐까 한다. 대신에 매일 카이로프랙틱 치료를 받고 있는 수많은 사람에게 물어보자. 일련의 카이로프랙틱 치료는 척추수술이나 경막외 마취제 주사(epidural injections)와 같은 단기 처방보다 훨씬 나은 방법인 것 같다. 동의하는가?

건강하게 살아가는 법

몸을 올바른 상태로 되돌리려면 몇 년이 걸릴 수도 있지만, 그만한 가치가 있다.

▪ 사례 연구

쉘리 앤(Shelley Ann)은 재발성 실신 증세를 보이는 환자였다. 몇 년 동안 졸도에 시달렸던 어느 날, 그녀는 모닥불에 쓰러지고 말았다. 운 좋게도 화상은 그리 심하지 않았고, 그녀의 얼굴도 무사했다. 나는 그녀의 심장박동수와 혈압을 모두 급격하게 떨어뜨려 실신하게 만드는 경사 테이블 테스트(tilt table test)를 했다. 보통의 심장 전문의는 그녀에게 약을 처방했을 것이고, 더 나아가 아마 심박 조율기를 제안했을 수도 있었을 것이다. 약 대신에 나는 그녀에게 몇 가지 처방을 해주었다. 1번, 카이로프랙터와 상담할 것. 2번, 화학물질, 독소, 그리고 전자제품을 가능한 한 피할 것. 3번, 팔레오 요법을 행할 것.

처음 방문한 지 몇 년이 지났지만 쉘리 앤은 한 번도 다시 실신하지 않았다. 그녀는 해마다 실신 관련 에피소드를 여러 개 만들었으나 이제는 아무 에피소드도 없어졌다. 이 자연주의적 심장학 처방이 나쁘지 않았던 것이다. 다시 한번 말하지만, 모든 환자는 카이로 프랙터를 필요로 한다. 정말로 건강을 중요하게 생각한다면, 카이로프랙틱 요법은 선택이 아니라 절대적으로 필요한 치료이다. 병의 증세를 기다리지 말고 문제가 발생하기 전에 예방하자. 이것은 모든 사람에게 얘기할 수 있는 진실이다.

🔖 실천 계획

1. 몸에 있는 모든 세포는 신경계와 연결되어 있다.
2. 정기적인 일상 활동이 척추에 상당한 손상을 입힐 수 있다.
3. 카이로프랙틱 치료는 두뇌, 신경, 그리고 온몸의 건강과 기능을 회복시킨다.
4. 모든 심혈관계 문제도 카이로프랙틱 치료로 개선될 수 있다.

PALEO CARDIOLOGIST

PART

#15

치아는
아름다운 미소
그 이상의
가치가 있다

치아는 아름다운 미소 그 이상의 가치가 있다

> " 우리의 입은 건강의 출입구이다. "
>
> - 울프슨 박사

환자들은 종종 치아와 잇몸의 문제가 심장질환을 일으킬 수 있는 지를 묻는다. 다수의 연구 결과에 따르면 구강 건강이 좋지 않은 사람이 심장질환 위험이 훨씬 높다.[244] 구강 건강의 문제가 직접적으로 심장질환을 일으키는가? 아니면 심장질환을 일으키는 원인들과 구강 건강 문제를 일으키는 원인들이 같은 걸까? 대답은, 영양 부족과 화학물질이 구강 문제를 일으키는데, 이는 또한 심장병을 유발한다는 것이다. 우리는 10장에서 감염이나 염증이 직접적으로 심장 손상을 일으킨다는 것을 배웠다. 그래서 만약 당신의 치아가 이러한 독소의 원천이라면, 심장질환은 일어날 것이다. 우리 모두는 설탕과 탄수화물 섭취가 충치 위험을 증가시킨다는 것을 알고 있다. 설탕은 입안의 박테리아를 증식시키고 치아의 힘을 파괴하여 충치와 뿌리 감염을 일으킨다. 입안의 감염은 염증 반응을 일으킨다. 염증 입자와 혈액에 있는 면역세포가 염증을 일으키고, 이는 심장에 손상을 가져온다.[245] 2010년 기사에 따르면, 구강 위생 상태가 좋지 않은 것은 몇 가지 염증 지표와 연관되어 있으며, 이 지표들은 심장질환 환자에게서 높게 나타난다.[246]

1920년대에 세계를 여행한 치과 의사인 웨스턴 A.프라이스(Weston A. Price)에 따르면, 우리의 이는 완벽해야 한다. 이는 유명한 영화배우의 교정과 미백으로 만든 인위적인 치아가 아니라, 강하고 건강한 이를 말한다. 프라이스 박사는 토착민 수십 명의 얼굴과 미소를 촬영했다. 이들은 현대의 팔레오 종족으로 아름다운 이를 가지고 있었다. 입과 코는 공기가 자유롭게 드나들도록 컸다. 충치가 없었고 모든 치아가 완벽했다.

1920년대에는 많은 설탕과 곡물이 공급됐다. 프라이스 박사는 치과의사로 일하면서 매일 끔직한 상태의 치아와 관련 질병을 보았다. 그 원인이 1920년대 사람들의 식습관이라는 것을 알았다. 그는 비타민 결핍도 충치에 중요한 역할을 한다는 것을 알았다. 그러나 그는 여행을 하면서 흥미로운 관찰을 하게 되었다. 1920년대에 팔레오 부족 사람이 현대 사회(1920년대 당시)에서 살기 위해 이사했을 때 도시의 사람들처럼 치아가 부패하기 시작하는 것을 보았다. 놀랍게도 팔레오 여성들이 설탕과 곡물에 쉽게 접근할 수 있는 현대화된 지역으로 이사했을 때, 그녀들은 촘촘한 치아를 가진 작은 입과 작은 코를 가진 아이들을 낳았다. 이것은 21세기 어린이들의 입과 같지 않은가? 치아 교정 치료사가 금속 교정기를 설치하기를 기다리는 촘촘한 치아를 가진 지금의 아이들처럼 보이지 않는가? 이것은 잘못된 영양 섭취가 DNA에 어떻게 영향을 미치는지를 보여주는 완벽한 예이다. 비슷한 유전학적 예들이 엄마와 아이 사이에 존재하지만, 영양과 화학물질이 DNA에 미치는 영향은 의심할 여지가 없다.

건강하게 살아가는 법

영향 섭취가 불량하면 치아 건강을 해치고, 다시 심장을 건강을 해치게 된다.

🔖 원인의 근원

박테리아가 혈류에 영구히 접근할 수 있는 방법을 만들려면, 치아 근관(root canal)을 통하는 방법보다 더 좋은 방법은 없다. 모든 치아는 뿌리로부터 영양분을 공급받는다. 이것은 신경섬유와 함께 치아로부터 혈액을 공급받고 또 치아에 혈액을 공급한다. 나쁜 영양과 화학물질은 치아의 표면 아래에서 고통스러운 감염을 일으킬 수 있다. 이같은 박테리아가 우리의 혈류에 접근할 수 있고, 건강 지표들을 위험한 수준으로 만들 수 있을까?

연간 수백만 번 행해지는 치과 치료가 치아 근관(root canal) 치료이다. 이 치료는 신경과 혈액 공급을 파괴하고, 더 이상 고통을 느끼지 않게 한다. 이것은 마치 누군가가 발가락을 망치로 쳤을 때 의사가 신경을 끊어 고통을 느끼지 못하게 하는 것과 같다. 할 히긴스 박사(Dr. Hal Huggins)는 근관 치료를 한 후에도 아주 미세한 치아 뿌리가 남아 있으며, 이것은 계속적인 감염의 원인이 된다는 것을 발견했다. 감염과 염증은 사실상 죽은 이에서 계속된다. 이것은 사실이다. 우리는 사실상 혈액 공급이 차단돼서 감염에 싸울 수 있는 아무 능력이 없는 죽은 몸의 일부와 살고 있는 것이다. 면역 체계가 필요한 곳에서 작동하지 않는 것이다.

〈미국 치과협회 저널, The Journal of the American Dental Association〉은 2009년에 "치아 25개 이상을 가진 실험 참가자 중에, 근관 치료(Endodontic therapy) 병력이 더 많은 환자들이 관상동맥성 심장질환을 앓을 가능성이 더 크다."라고 결론 내렸다.[247] 근관 치료는 치아 뿌리를 치료하는 것으로 치료 의사들은 이를 통해 많은 돈을 벌었다.

당신은 당신의 치아 건강에 주의를 기울여야 한다. 나는 C 반응성 단백질(hs-CRP)과 골수세포형 과산화효소(myeloperoxidase)와 같은 염증성 지표가 높은 환자들의 원인이 근관 치료를 한 치아인 것을 보았다. 내 경험으로 설탕, 곡물, 유제품을 먹지 않는다면 염증과 감염을 몸에서 제거할 수 있다.

나는 이것이 큰 수술이라는 것을 알지만, 두 번째 방법은 근관 치료를 한 치아를 제거하는 것이다. 일반적으로 이것은 미용의 문제일 뿐 치아가 없는 것이 음식을 씹는 것에는 영향을 미치지 않는다. 많은 환자가 이러한 치아 몇 개는 가지고 있는 것을 안다. 선택은 여러분들의 몫이지만, 나는 단지 정보를 주기 위해서 이 책을 쓰고 있다. 이 정보로 무엇을 하느냐는 여러분 자신에 달려 있다. 일단 이런 치아를 제거하고 치유하면 이가 빠진 곳을 그냥 남겨 두거나 거기에 가공치(bridge)나 임플란트(implant)를 이용해서 채울 수 있다. 내 생각에는, 임플란트를 하기 전에 오랫동안 열심히 생각해 볼 것이다. 이것은 또 다른 이물질과 죽은 물질을 몸에 심는 것이기 때문이다.

건강하게 살아가는 법

치아를 건강하게 유지하는 것은 중요하다. 입과 심장이 고마워할 것이다.

금속 필링(Metal Fillings)

또 다른 중요한 이슈는 금속 아말감(metal amalgam)이다. '중금속 오염'이라는 장에서 언급했듯이 아말감은 유독하다. 수은은 위험한 물질로 취급되어 더 이상 온도계나 깨진 전구에 없다. 그러나 입안에다 이러한 수은을 넣는 것은 괜찮을까? 아말감은 50%가 수은이고 은, 주석, 그리고 다른 독성 금속으로 구성된다. 많은 치과의사는 아말감이 위험하다고 생각하지 않지만, 그들은 부인하고 있을 뿐이다. 이것은 심장학과 치의학에서는 사실로 판명되었지만, 의사들에게는 아직도 아말감이 환자에게 위험을 초래한다는 사실은 인정하기 어려운 것 같다.

금속 아말감을 사용하지 않는다면, 통상 비스페놀 A(BPA)를 포함하고 있는 플라스틱 레진(resin)을 사용한다. 이 책 전체에 걸쳐 비스페놀 A에 대해서 토론한 것을 기억하는가? 이것은 질병을 일으키는 널리 알려진 원인이다. 좀 더 안전한 물질을 사용하는 방법들도 있다. 전인적 의학(holistic medicine)을 추구하는 치과의사를 찾아가자. 만약 충치를 치료하러 갔는데 의사가 필링을 추천한다면, 즉시 팔레오 요법을 하자. 하룻밤 사이에도 효과를 볼 수 있다. 만약 당신의 치아에 아말감이 있다면, 전인적 의학을 따르는 치과 의사를 찾아가 뽑아 버리자. 보통의 치과 의사는 아말감을 안전하게 제거한 경험이 없고 이러한 결정을 지지하지 않을 것이다. 믿음을 함께 하는 사람들을 자신의 건강팀으로 삼는 것이 필요하다. 이를 제거 하고 해독과 킬레이트(chelate) 작업을 즉시 실행해야 한다. 아말감 이 있는 동안은 금속을 묶어 놓기 위해 하루에 여러 번 크로렐라를 섭취한다.

> **건강하게 살아가는 법**
>
> 전인적 의학을 추구하는 치과 의사를 찾아가 금속 아말감을 제거하자. 그리고 해독하고 킬레이트(chelate) 하는 것을 잊지 말자!

▓ 입을 건강하게 유지하는 방법

1. 팔레오 식품을 먹고 화학물질을 피한다. 몸을 건강하게 유지 하기 위해 할 수 있는 모든 것을 한다.
2. 매일 이를 닦는다. 특히 음식물을 먹은 후에 닦는다. 전동 칫 솔은 전기장(EMF)의 근원이지만, 이를 청소하는 가장 좋은 방 법일 수 있다.
3. 크레스트(Crest)나 콜게이트(Colgate)와 같은 독성을 가진 치약을 쓰지 않는다. 자연적이고 불소가 없는 치약이나 베이킹소다 로 이를 닦는다. 사실 치솔에 물을 묻혀 닦는 것만 해도 좋다.
4. 염증을 없애기 위해 매일 치실을 사용한다.[248)
5. 감염을 느끼면 콜로이드 은(colloidal silver)으로 입을 헹군다.

안전한 치의학을 실행하는 생물학 치과 의사(biologic dentist)에게 의견을 물어보자. 이 의사들은 화학물질의 사용을 최소화하고 치료 전후의 해독 방법을 제안할 것이다. 어떤 의사는 통증 및 감염 관리를 위해 허브나 유사한 치료법을 사용할 것이다. 사실상 쓸모없고 심각한 방사선에 노출될 수 있는 치과용 엑스레이 찍기를 강요하지 않는 의사를 찾아 가자.

> **건강하게 살아가는 법**
>
> 화학물질을 버리고, 불소를 함유하지 않는 천연 치약과 구강 세정제를 사용한다.

■ 사례 연구

마르시(Marcy)는 85세처럼 느끼는 45세의 여성이었다. 항상 통증을 느끼면서 그녀는 여러 의사를 방문했지만, 의사들은 그녀의 통증을 섬유근육통(fibromyalgia)으로 진단하거나 그냥 정신이 나간 것으로 취급했다. 그녀의 병력을 깊이 관찰한 후, 아내는 마르시의 병은 근관 치아 아래의 만성적인 감염과 관련이 있다고 추측했다. 염증 지표와 저밀도 리포 단백질(LDL) 수치가 높은 것을 보고 치아를 뽑아야 한다는 결론을 냈다. 당시에는 극단적인 선택 같았지만, 감염된 죽은 이를 빼는 것이 그녀의 치료를 위한 해답이었다. 3개월 후 그녀의 피검사 결과는 정상이었다.

◼ 실천 계획

1. 음식물에서 설탕을 제거하여 치아 문제를 피한다.
2. 아이들에게 너무 많은 설탕을 먹게 하지 않는다.
3. 매일 이를 닦고 치실을 한다.
4. 전인적 치료를 하는 치과 의사(holistic dentist)를 찾아간다.
5. 금속 아말감을 제거를 한다.
6. 근관 치료(root canal)를 받은 이를 제거한다. 이를 살릴 수 없다면 뽑아 버린다.

PART

#16

심장 건강을 위한
필수 보충제
Top 20

심장 건강을 위한 필수 보충제 Top 20

> " 나무를 심기에 가장 좋았던 때는 20년 전이었고,
> 두 번째로 좋은 때는 바로 지금이다. "
>
> - 중국 속담

100명의 의사에게 비타민이 효과가 있는지 물어보라. 아마도 다양한 대답과 의견을 들을 것이다. 대다수는 헛소리라고 할 것이고, 몇 명은 어깨를 한 번 으쓱하며 어느 정도의 이로운 효과가 있는 것처럼 말할 것이며, 극소수는 열렬한 반응을 보일 것이다. 진실을 말하자면, 의사들은 비타민, 미네랄, 식물학 및 그 외 다른 자연적 치료법에 대해 아무런 교육도 받지 않는다. 우리 의사들은 알약과 수술을 제외한 모든 것들을 금기시하도록 훈련을 받는다. 나는 병원에서 16년 넘게 일했다. 그 오랜 시간 동안 비타민 과다 복용으로 내원한 환자는 몇 명일까? 한 명도 없다.

절대로 혼자서 판단하지 말라. 보충제는 매우 복잡하기 때문에 전인적 의학을 연구하는 의사로부터 조언을 받아야 한다. 어떤 종류의 비타민을 얼마나 섭취할지 판단하는 데 있어 유전적인 검사들은 큰 도움이 된다. 몇몇 뛰어난 회사들은 귀중한 정보를 이용하여 수준 높은 실험을 하기도 한다. 자연 치유 의사는 이러한 실험들

을 해석해 본 경험이 있다. 자신의 건강에 투자하라.

나는 '괴상한 심장병 전문의'가 아니다. 그저 면허를 취득한 심장병 전문의의 자격으로 건강을 위해 독을 처방하는 대신, 효과가 입증된 자연적인 보충제를 처방할 뿐이다. 진짜 '돌팔이'가 누구인지 판단하는 것은 자신의 몫이다.

다음은 심장 건강에 좋은 20종의 보충제를 소개한다. 여기에 언급한 제품들을 비롯한 모든 제품은 우리 웹사이트 TheDrsWolfson.com에서 구매할 수 있다. 우리는 최고 품질의 보충제를 찾아냈으니, 여러분은 신뢰할 만한 의사들의 조언을 따르기 바란다.

본문에는 리피터와 베르베린을 비교하거나, 생선 기름과 아스피린을 일대일로 비교하는 내용이 전혀 없으므로 양해를 바란다. 비타민과 자연적 보조제는 특허 출원의 대상이 될 수 없기 때문에 어느 누구도 돈을 투자하여 그것들을 연구하려 들지 않을 것이다. 이는 의심이 많은 자들로 하여금 자연치료 요법을 비판할 여지를 준다. 다행스럽게도 비타민이 효과가 있다는 것을 입증하는 논문이 수천 건이나 있다. 아래의 내용을 보자.

🔖 종합비타민제(Multivitamins)

나는 종종 종합비타민제를 복용해야 하는지에 대해 질문을 받는다. 내 대답은 확신에 찬 "그렇습니다"이다. 우수한 종합비타민제는 건강한 보조제 식이요법과 건강한 삶에 기초가 되는 영양소들을 함유하고 있다. 환자들이 몇몇 종류의 비타민을 과다 복용하고,

다른 비타민은 심각하게 결핍되어 있는 경우가 정말 자주 있다. 예를 들면 많은 사람이 면역 체계를 강화하기 위해 아연을 섭취한다. 아연을 섭취하면 몸에서 구리가 빠져나간다. 칼슘 보조제는 마치 사탕처럼 다량을 섭취하지만, 적절한 양의 비타민 K를 같이 복용하지 않으면 인체에 위험할 수도 있다. 종합비타민제는 필수영양소를 골고루 섭취할 수 있도록 해준다.

2013년 발간된 〈아메리카 영양학부 저널〉에서 발췌한 내용으로, 당시 종합비타민제에 연구에 대한 검토가 이루어졌다. 결론은 종합비타민제가 전체적인 사망률과 심혈관질환 및 암 발병률을 낮추는 것으로 보인다는 것이었다.[249] 최근에 있었던 다른 연구에서는 종합비타민제를 복용한 사람들의 뇌 기능이 개선되었다는 것을 밝혀냈다.[250] 미국의학협회저널(JAMA)은 종합비타민이 남성의 암 발병률을 현격하게 낮춘다는 연구를 발표했다.[251] 물론 종합비타민제가 무익하다는 연구도 있지만, 그러한 연구들은 피실험자에게 질적인 하자가 있는 비타민을 소량 투여하였으며, 큰 제약회사의 후원을 받는 학술지에 발표된 경우가 대부분이다.

적어도 종합비타민제가 사람들에게 모든 영양소를 섭취하도록 해준다는 것은 지극히 당연한 사실이다. 많은 사람은 식이요법만으로도 충분한 비타민과 미네랄을 섭취할 수 있다고 믿는다. 이 미신은 어떤 식품에 '완전 식품'이라는 딱지가 붙을 때 더욱 확고해진다. 하지만 정부에서 발표한 일일 권장섭취량은 영양 부족으로 인한 질병의 발생을 막기 위해 필요한 최소한의 섭취량에 불과하다. 즉 일일 권장섭취량보다 더 많은 영양소를 섭취해야 한다는 뜻이다. 우리는 단지 생존하는 삶이 아닌, 건강한 삶을 누리는 것을 바라기 때문이다. 예를 들면 비타민 C의 일일 섭취권장량은 90mg이다. 90mg보다 20~50배 많은 비타민 C가 필요하다고 주장하는 연구에 비하면 이는 굉장히 적은 양이라는 것을 알 수 있다. 리누스 폴링은 일일 권장섭취량보다 500배 높은 비타민 C를 투여하여 특정 조건하에서 인체에 이롭다는 것을 증명하기도 했다. 폴링은 노벨상을 수상했다. 그것도 두 번이나!

이 책의 각 장은 미국의 일반적인 식습관의 문제점에 대해 다루고 있다. 많은 사람이 영양실조로 인한 증상이 나타나는 것을 겨우 방지하는 수준의 영양소가 함유된, 종이가방에 담긴 독극물에 불과한 패스트푸드로 연명하고 있다. 이 '음식'들은 많은 종류의 비타민과 미네랄을 전혀 함유하지 않고 있다. 사실 대다수의 식품들의 영양 정보에는 가공 및 조리 과정을 거치기 전의 영양소가 표기되어 있다. 곡물과 유제품에는 값싼 비타민이 첨가되지만, 이들은 당연하게도 그 수준이 떨어질 수밖에 없다. 몇몇 음식 및 음료를 섭취하는 것은 칼슘, 마그네슘 및 아연을 비롯한 체내의 비타민과 미네랄의 손실을 야기하기도 한다. 약들은 비타민 B군, 미네랄 그리고 CoQ10을 비롯한 특정 영양소를 고갈시키는 주범이다. 널리 사용되는 당뇨병 치료약인 메트포르민은 비타민 B_{12}의 고갈을 초래한다. 모든 스타틴계 약물은 CoQ10의 고갈을 초래한다.

최고 품질의 유기농 식품을 섭취하는 사람들조차 영양분이 고갈된 토양으로 인해 위험에 처해 있다. 질소, 칼륨, 인을 대체하는 수준에 불과한 비료에 의존한 결과, 소비자들은 미량 영양소 결핍에 처하게 되었다. 작물은 여전히 잘 자라지만, 영양소는 없는 껍데기에 불과하다. 인간은 앞으로도 영원히 자연의 완벽한 토양을 복제해 낼 수 없을 것이다. 1만년 전의 식량은, 그들이 나고 자란 토양과 기후에서 자연적으로 자랐다. 브로콜리, 케일, 다른 녹색 채소들은 해당 작물에게 완벽한 토양이 있는 지역에서만 자라났다. 수천년 전의 공기, 토양, 물은 순수했기 때문에 식물에게 실로 놀라운 환경을 제공했다. 오늘날 하늘과 하천은 오염으로 인해 더러워졌다. 오염물질로 인해 토양에 사는 이로운 박테리아가 죽는다. 이로 인한 부정적인 효과는 꼬리에 꼬리를 문다. 먼저 장거리에 걸친 식품의 운송이 영양소를 파괴한다는 우려는 매우 타당성이 있다. 풋과일을 따먹는 것은 비타민이 충분하지 못한 과일을 먹는 행위이다. 폴리페놀과 카로티노이드 같은 산화방지제는 과일이 나무, 덤불, 덩굴 등에서 완전히 익기 전에는 전혀 생성되지 않는다. 식품의 저장 및 조리는 비타민 파괴로 이어질 수도 있다. 가장 좋은 식품 저장 방법은 유리병 안에 넣어두는 것이지만, 빛에 노출되면 비타민과 식물성 생리활성 물질이 파괴된다.

우리는 최고의 재료들로 유해한 충전제가 없는 높은 수준의 종합비타민제를 만들었다. 우리 제품에는 활성화된 비타민 B군이 포함되어 있다. 우리 종합비타민제에는 마그네슘과 칼륨, 토양에는 없지만 뇌 건강에 도움이 되는 리튬이 함유되어 있다. 우리 종합비타민제는 건강한 보충제 식이요법의 기초로서 완벽하다고 할 수 있다.

📑 채소 분말(Greens Powder)

　나는 하루의 시작을 채소 음료와 함께한다. 집이나 인근의 주스 바에서 만든 싱싱한 채소 주스는 건강에 가장 좋은 음료이다. 다만, 주스의 재료가 100% 유기농이어야 한다는 점을 명심하라. 내가 우려하는 것은, 사람들이 살충제를 뿌려가며 기른 식물들로 주스를 만들어 마신다는 것이다. 비유기농 작물에 묻어 있는 살충제를 주스로 만들어 농축하는 것은 인체에 굉장히 치명적이다. 이에 대한 대안은 건조한 유기농 채소를 빻아 만든 분말을 물에 타서 마시는 것이다. 물에 가루만 타면 아침 식사 대용으로 완벽하다. 나는 알약보다는 음료를 만들어 마시는 것을 좋아하는데, 그나마 식사다운 식사를 하는 느낌이 들기 때문이다. 이런 형태의 보충제에 들어가는 돈 역시 자신의 식품 구매 예산의 일부로 간주해야 한다.

　아내와 나는 유기농 채소 분말을 유리병에 담은 제품을 고안해 냈다. 채소 분말은 단백질 셰이크 또는 샐러드에 더해도 좋다. 이는 생채소나 생과일로 만든 주스보다 저렴하며 휴대성도 훨씬 좋다. 당연히 건강에 많은 도움이 된다. 비타민과 미네랄이 풍부한 채소를 여러 번 먹는 효과를 누리게 될 것이다. 채소 주스는 면역 체계를 강화하고, 뇌와 심장을 보호하는 항산화물질을 다량 함유하고 있다. 단지 채소 주스를 마신 것만으로도 내 환자들의 염증이 완화되었다. 하지만 내가 여기 쓴 말만 맹신하지는 말아 주었으면 한다. 2013년의 연구에서 채소 분말이 위약과 비교했을 때, 염증을 완화하고 산화작용을 억제하는 효과가 있다는 것을 밝혀냈다. 혈관 폐색의 주요 원인인 산화 저밀도 지방단백질의 농도가 감소했다.[252)] 다른 실험에서는, 위약을 복용한 환자에 비해 채소 분말을 주스로 복용한 피실험자의 콜레스테롤 수치와 혈액순환이 개선되었다는 것을 알아냈다.[253)] 채소 분말은 분명 효과가 있다.

▪ 클로렐라 및 스피룰리나(Chlorella & Spirulina)

클로렐라는 자연이 주는 해독제다. 이 담수 조류는 지구상에 20억 년 전부터 존재해 왔으며, 체내 및 혈액에 쌓인 유독성 중금속을 해독하는 데 효과가 있는 자연적 치료제이다. 클로렐라는 신체와 혈액을 정화할 뿐만 아니라 우수한 영양분 공급원이기도 하다. 이 작은 초록색 물체에는 1g 단위로 비교했을 때 소고기보다도 많은 단백질이 함유되어 있다. 클로렐라는 풍부한 양의 비타민 A뿐만 아니라 다량의 비타민 B군, 비타민 C와 E를 함유하고 있다. 또한, 비오틴, p-아미노벤조에이트 및 이노시톨로 가득 차 있다. 여기서 끝이 아니라 철분, 아연과 다른 미네랄 역시 풍부하게 함유되어 있다. 클로렐라에는 오메가-3 지방산도 함유되어 있다.(하지만 EPA와 DHA는 없다, 아래를 참조하라.) 다수의 동물 및 인간을 대상으로 한 임상시험에서 클로렐라에 다음과 같은 효능이 있다는 것을 밝혀냈다.

- 심혈관질환 발병률의 저하
- 콜레스테롤 수치, 트리글리세리드 및 혈당 수치의 개선[254)]
- 혈압 조정 능력의 개선
- 면역 체계의 강화
- 인지 기능 저하 속도의 감소[255)]
- 중금속 해독

- 살충제를 비롯한 다른 화학물질의 해독
- 방사능으로 인한 손상을 완화

클로렐라는 수은, 비소 및 납과 같은 우리의 체내에 있는 독소를 제거하는 데 가장 뛰어난 자연 물질 중 하나다. 중금속의 위험성을 간과하면 당신의 면역 체계는 중금속으로 인해 심대한 타격을 입을 것이다. 중금속을 제거하기 위해 적절한 조치를 취하지 않으면 체내에 남은 중금속이 신체를 파괴할 것이다. 엽록소는 중금속에 달라붙어 대변에 섞여 나오는 방식으로 중금속을 체내에서 제거한다. 이러한 과정을 킬레이트화라고 부른다. 클로렐라는 우리의 간과 창자를 정화하고, 혈액을 해독하는 데 있어 그야말로 완벽한 수단이 될 것이다. 클로렐라에는 태양광을 이용 가능한 식물성 에너지로 전환하는 기능을 하는 엽록소가 다량 함유되어 있다.[256]

스피룰리나는 아주 작은 조류로, 가루나 동결 건조된 형태로 복용한다. 스피룰리나는 질병을 예방하고 건강을 유지하는 데 도움이 되는 것으로 입증되었다. 스피룰리나에는 다량의 단백질을 비롯한 철분, 비타민 A, K 및 B 복합체, 베타-카로틴 및 황색 크산토필 등 풍부한 양의 항산화 성분이 포함된 카로티노이드가 함유되어 있다. 스피룰리나에는 세포의 건강과 보전에 도움을 주는 지방산 및 핵산도 함유되어 있다. 스피룰리나가 건강에 미치는 긍정적효과는 다음과 같다.

- 면역 체계의 강화: 대만에서 실행한 동물실험에서 스피룰리나가 면역 체계의 기능을 돕는다는 효과가 입증되었다. 스피룰리나에는 아연, 구리, 철분, 망간, 셀렌 및 크롬이 함유되어 있

다. 한 연구에서는 스피룰리나가 비루, 막힘 증상, 재채기 및 가려움증을 완화하여 알레르기 치료에 도움을 준다는 사실을 밝혀냈다.

- 암 위험의 완화: 중국에서 시행된 한 연구가, 셀렌이 함유된 스피룰리나가 MCF-7 유방암 세포의 성장을 억제한다는 것을 보여 줬다.
- 콜레스테롤 수치의 정상화: 스피룰리나를 복용한 노년층의 환자들은 위약을 투여한 환자들에 비해 개선된 콜레스테롤 수치를 보였다.
- 뇌졸중 위험 감소: 인도에서 실행한 한 동물실험에 의하면, 스피룰리나가 다량의 유리기에 노출된, 쥐들의 신경계와 뇌를 보호하는 작용을 했으며, 이는 스피룰리나가 뇌졸중을 예방하는데 효과가 있을지도 모른다는 점을 시사한다.

10종류의 카로티노이드가 함유된 스피룰리나는 베타카로틴이 가장 풍부한 식품이다. 이 카로티노이드 집단은 상호작용을 하여 항산화 보호작용을 강화한다. 스피룰리나는 당근에 비해 10배 더 농축된 베타카로틴을 함유하고 있다. 이는 안구 건강 및 시력 증진에 도움을 주며, 많은 사람에 의해 이상적인 항노화 식품으로 받아들여지고 있다. 스피룰리나는 1994년에 알레르기 반응 및 방사능으로 인한 질병을 완화하는데 효과가 있는 식품으로 러시아에서 특허권을 부여받았다. 엽록소와 같은 스피룰리나에 함유된 독특한 배합의 식물성 생리활성 물질은 체내의 독성 화학물질을 배출하는데 도움을 준다.[257] 아내와 나는, 우리의 심장 강화 슈퍼푸드에 50%

의 유기농 클로렐라 및 50%의 스피룰리나가 들어가도록 만들었다. 우리는 이를 해산물 섭취 직후, 운동 직후, 사우나 직후 또는 간편한 해독을 원할 때 섭취할 것을 권장한다.

▪ 오메가-3

오메가-3 지방산은 건강한 식습관과 보조제 식이요법의 일부분을 차지한다. 이는 우리가 질병과 싸우는 데 도움을 주는 또 하나의 보조제로, 수백 건의 실험에서 천식, 알레르기, 치매, 우울증을 비롯한 다양한 질병에 효과가 있다는 것이 기록되었다. 이 고도 불포화지방은 뇌, 심장 및 신체 건강에 있어 매우 중요하다. 1999년에 심장경색이 최근에 있었던 1만 1,000명의 환자를 대상으로 GISSI 예방시험이 시작되었다. 그들에게 1g의 오메가-3 지방산 혹은 위약을 3.5년간 투여했다. 놀랍게도 오메가-3를 투여한 실험군은 사망률이 20%나 낮았다. 다른 연구들에서도 세포에 오메가-3이 많을수록 심근경색이나 뇌졸중의 발병 위험이 줄어든다는 것을 밝혀냈다. 다양한 연구에서 오메가-3이 혈압 조절에 도움을 준다는 사실을 발견했다.[258]

오메가-3의 품질은 매우 중요한 요소다. 많은 사람이 아마씨유나 호두기름 등, 견과류나 식물의 씨앗에서 얻은 오메가-3를 사용한다. 안타깝게도 이들은 체내에서 신체 건강에 필요한 종류의 오메가-3인, DHA나 EPA로 전환되지 않는다. 반드시 EPA와 DHA를 함유한 제품을 복용해야 한다. 가장 긍정적인 몇몇 심장 관련 데이터는 DHA 함유량이 높은 제품을 투여했을 때 나타났다. 당신이 생선

기름, 크릴새우 기름, 조류 기름 등 무엇을 쓰든지 상관없다. 중요한 것은 체내의 오메가-3 관련 지표를 상승시키는 것이다. 오메가-3 지방산과 함께 종합비타민제를 복용하여 항산화작용 및 흡수작용을 촉진하라. 오메가-3 지방산은 냉장고에 보관하는 것이 산화 방지에 최적이다. 세포 수준에서는 오메가-3가 세포막에 완벽히 흡수되는지 평가되어야 한다. 이것은 간단한 혈액검사로 확인할 수 있다.

CoQ10

만약 심혈관질환에 도움을 주면서 에너지원의 역할도 할 수 있는 성분을 찾고 있다면, 조효소 Q10만 한 것이 없다. 중요한 영양소치고는 다소 생소한 이름이긴 하지만, 절대로 무시해서는 안 된다. 기본적인 수준에서 말하자면, 조효소 Q10은 수소, 탄소 및 산소로 이루어져 있다. 특별한 것 없이 그저 앞서 언급한 세 원자로 구성된다. 세포의 에너지 생산을 담당하는 부분을 미토콘드리아라고 부른다. 대부분의 세포에는 수백 개의 미토콘드리아가 있다. 미토콘드리아가 없으면 신체의 에너지 단위에 해당하는 아데노신삼인산(ATP)이 형성될 수 없다. 조효소 Q10에는 다량의 미토콘드리아가 함유되어 있다.

조효소 Q10은 유비퀴논과 유비퀴놀의 2가지 형태로 체내에서 발견된다. 둘 중 어느 것이 더 우수한지에 대해 굉장히 열띤 토론이 오가고 있다. 간단히 대답하자면, 둘 다 그 쓰임새가 있다. 유비퀴논은 40세 이하의 사람들에게 더 효과적이며, 유비퀴놀은 40세 이상의 사람들에게 더 효과적이라는 것이다. 유비퀴놀은 우수한 항산화제이자 유리기를 배출하는 성분이다. 유비퀴놀은 저밀도 지방단백질 입자 속에 들어가 입자를 손상으로부터 보호하며 체내를 이리저리 돌아다닌다. 유비퀴논은 더 저렴하며, 예산이 제한되어 있는 사람들에게는 더 나은 선택일 것이다.

2013년에 유럽 심장학회에서 발표한 연구에 따르면, 조효소 Q10을 투여한 환자들이 심부전증으로부터 살아남을 가능성이 더 높다는 것이 밝혀졌다. 그뿐만 아니라 조효소 Q10은 입원 기간을 단축했으며, 위약만을 투여한 환자들에 비해 완화된 증상을 보였다. 2년 뒤, 조효소 Q10을 투여한 환자들의 심혈관질환 발병률은 14%로, 위약만 투여한 실험군의 25%에 비해 현격히 낮게 나타났다. 이유 불문하고 2년간 각 실험군에서 사망한 환자들을 비교하면 조효소 Q10을 투여한 실험군에서는 9%가, 위약을 투여한 실험군에서는 17%가 사망했다. 이는 매우 놀라운 수치다. 13개 연구에서 모은 395명의 심부전증 환자들의 정보를 투레인 대학에서 분석한 가장 최근의 메타 분석에 의하면 조효소 Q10이 박출분율(심장 기능을 측정하는 단위)을 평균적으로 3.67% 향상시킨 것으로 나타났다.[259]

조효소 Q10은 지용성이며, 식사와 함께 섭취하는 것이 가장 좋다. 복용량은 50mg부터 환자의 상황에 따라 1,000mg을 초과하는 양을 여러 번에 걸쳐 투여할 수도 있다. 신체의 노화가 진행될수록 조효소 Q10의 생산량이 감소한다. 스타틴계 약물이나 베타 수용체 차단약과 같은 몇몇 약품 또한 조효소 Q10의 생산량을 감소시킨다. 사실 스타틴계 약물은 조효소 Q10 수치를 40%나 저하시키며, 보조제를 섭취하면 스타틴으로 인한 근육 손상을 막을 수도 있다.[260] 격렬한 운동을 하는 사람들 역시 조효소 Q10 보조제를 섭취하면 효과를 볼 수 있다.

▪️ 비타민 K

비교적 널리 알려진 비타민 D와는 달리 비타민 K는 지용성 영양소들 중 유독 인지도가 낮다. 비타민 D는 칼슘의 흡수율을 증진하며, 혈액 내에 흡수되도록 하지만, 칼슘을 뼈와 치아에 저장하는 역할을 하는 것은 비타민 K다. 비타민 K가 없이는 칼슘이 혈관과 관상동맥반을 비롯한 체내 여기저기에 쌓이기 시작한다. 와파린(쿠마딘)은 비타민 K의 활동을 억제하는 약품으로 골다공증 위험 및 관상동맥 석회화를 가속하는 데 영향을 미친다.[261]

비타민 K는 비타민 A, D 및 E와 마찬가지로 지용성 비타민이다. 그렇기 때문에 저밀도 지방단백질 분자와 다른 지방단백질 속에 들어가서 체내를 돌아다닌다(저밀도 지방단백질의 중요성에 주목하라). 비타민 K는 다양한 효소 작용에 관여하며, 특히 혈액 응고 과정에서 중요한 역할을 담당하는 것으로 유명하다. 비타민 K가 없으면 출혈이 지속되겠지만, 비타민 K를 기준치를 초과하여 복용한다고 해서 혈액이 응고되는 일은 벌어지지 않는다.

비타민 K는 K_1과 K_2로 나뉜다. K_1은 식물에 의해 합성되며 녹색채소에 특히 많이 함유되어 있다. K_2는 체내에 저장되는 주된 형태로 대장에 있는 박테리아(생균이 몸에 이로운 이유 중 하나이다)가 K_1을 변환하거나, 다른 동물성 공급원을 섭취하는 것을 통해 체내에 공급된다. K_1은 혈액 응고에 중요하며, K_2는 암과 심혈관질환으로부터의 보호 및 뼈의 건강에 중요하다.

비타민 K_2의 효능은 다음과 같다.

- 관상동맥질병의 발병률 감소[262]
- 혈압 저하[263]
- 염증 완화[264]
- 혈당 조절 기능 향상[265]
- 암 발병률 저하[266]
- 사망률 저하[267]
- 칼슘이 동맥이 아닌 뼈에 축적되도록 한다.

비타민 K_1과 K_2를 섭취하는 최선의 방법은 음식물로 섭취하는 것이다. 팔레오 식품을 먹으면 충분한 양의 비타민 K를 섭취할 수 있다. 비타민 D 보조제를 먹는 사람은 반드시 비타민 K_2를 보충해야한다. 비타민 D를 많이 섭취할수록 비타민 K가 많이 필요하기 때문이다. 내가 만든 규칙은, Mk-7의 형태로 된 50mcg의 비타민 K 대 5,000mcg의 비타민 D3을 섭취하는 것이다. 관상동맥질환이 있거나, 관련 질병에 대한 가족력이 강한 사람은 매일 적어도 100mcg를 섭취해야 한다. 만약 와파린을 복용하는 중이라면 의사에게 비타민 K에 대해 상담하길 권한다.

■ 비타민 E

비타민 E는 건강에 매우 중요한 보충제로 많이 홍보되어 왔다. 비타민 E는 뼈, 심장 및 근육의 건강을 유지하는데 필요한 영양소다. 이 중요한 영양소는 2개군, 토코페롤과 토코트리에놀과 8개의 종류로 구성되어 있다. 8종류의 비타민 E 중에서도 음식에서 가장 자주 볼 수 있는 것은 감마 토코페롤이다. 견과류, 씨앗, 올리브, 녹색 채소 및 아보카도에는 다량의 비타민 E가 함유되어 있다. 많은 종류의 기름 역시 비타민 E를 풍부하게 함유하고 있다. 개인적으로는 아몬드와 호두에 포함된 비타민 E를 가장 선호한다.

강력한 항산화제인 비타민 E는 우리 몸이 유리기로 인해 손상되는 것을 막아주며, 심혈관질환을 비롯한 다양한 만성질병으로부터 당신을 지켜 준다. 많은 인구조사에서 피실험자가 비타민 E를 많이 섭취할수록 심장병 발병률이 낮다는 결과가 나온다. 한 대규모 연구는 비타민 E가 풍부한 식단을 먹는 폐경기 여성은 치명적인 뇌졸중 위험을 줄일 수 있다고 발표했다.[268] 비타민 E의 효능은 다음과 같다.

- 관 내피의 기능을 개선한다.[269]
- 세포막이 유리기로 인해 손상되는 것을 방지한다.[270]
- 혈액 응고를 막는 성분을 포함하고 있다.[271]
- 심장병을 유발하는 산화로 인한 손상을 방지한다.[272]
- 심장질환과 관련된 염증성 단백질인 CRP를 줄인다.[273]
- 심방의 섬유성 연축이 일어나는 것을 방지할 수 있다.[274]
- 비타민 E 보조제는 알츠하이머병의 진행을 막을 수도 있다.[275]
- 마지막으로 비타민 E의 결핍은 골절 위험을 증가시킨다.[276]

많은 긍정적인 연구 결과가 있음에도 불구하고 몇몇 연구는 비타민 E 보충제가 건강에 그다지 긍정적이지 않다고 발표했다. 어떤 연구는 비타민 E가 전립선암의 발병률을 증가시킨다고 발표하고, 다른 연구는 그 반대의 결과를 발표하기도 했다. 이런 상반된 연구 결과는 고품질의 다양한 공급원으로 비타민 E를 투여한 것이 아니라, 저급한 한 가지 방식의 공급원에 의존하기 때문일 가능성이 높다.

비타민 E의 모든 이로운 효과를 받기 위해서는 8종류의 비타민 E를 모두 섭취해야 한다(토코페롤과 토코트리에놀군의 알파, 베타, 감마, 델타 종류 모두). 비타민 E 보충제를 구매할 때 라벨에 적힌 문구를 자세히 비교하라. 모든 종류, 혹은 거의 모든 종류의 비타민 E가 포함되어 있는 제품을 구매하라. 알파 토코페롤 한 종류의 비타민 E만 포함하고 있는 보충제는 인체에 필요한 다른 토코페롤 및 토코트리에놀을 고갈에 이르게 할 수도 있다. 대두유로 가득 찬 캡슐이 아닌, 다른 형태의 비타민 E 보충제 브랜드를 찾아라. 개인적으로는 쌀겨에서 짜낸 기름을 선호한다.

먹는 비타민 E의 복용량은 20~1,000 IU(국제 단위, International Units) 사이가 적절하다. 질병 예방 및 치료를 위해, 성인 임상시험 참여자는 대체로 400~800 IU를 섭취했다.

▪️ 비타민 C

비타민 C로 얻는 건강상 이익은 여기에 다 적을 수 없을 정도로 많다. 심장 및 면역 체계의 개선에 있어 비타민 C는 그야말로 최고다. 많은 연구에서 비타민 C를 섭취하면 혈압이 낮아진다는 사실을 발견했다. 더하자면, 어떤 연구에서는 위약을 투여한 실험군에 비해 비타민 C를 투여한 실험군의 혈압 수치가 20포인트 낮았다는 사실을 발견했다.[277] 이 영양소는 다른 약품들의 혈압 저하 효과에 도움을 준다. 이뇨 효과도 발견되었으므로 다리 팽윤 현상을 막는 효과도 있다고 할 수 있다.

44건의 실험에 대한 최근의 평가는, 비타민 C를 매일 500mg 이상 섭취하면 내피의 기능을 개선한다는 사실을 밝혀냈다. 동맥의 겉을 둘러싸고 있는 세포가 정상적으로 기능한다는 것은 분명 좋은 일일 것이다. 비타민 C는 콜레스테롤 수치를 낮추며, 저밀도 지방단백질이 산화로 인해 손상되는 것을 줄이고, 혈액 응고를 완화하며, 심혈관질환의 위험 또한 낮춘다.[278] 그뿐만 아니라 비타민 C는 교감신경 및 미주신경의 기능을 개선하며, 이로 인해 심장박동의 질환을 완화하고 현기증이 있는 환자들의 증상을 개선한다. 비타민 C는 심방에 섬유성 연축이 일어날 위험을 낮춘다.[279] 혈관은 비타민 C에 의존하는 단백질 섬유인 콜라겐으로 만들어진다. 나는 하루에 2,000mg의 비타민 C를 섭취하며 면역력 강화가 필요할 경우 1만mg까지도 섭취한다.[280] 매월 비타민 C 정맥주사를 맞는 것 또한 건강에 좋다.

■ 비타민 D

비타민 D의 결핍은 관상동맥질환, 뇌졸중, 고혈압, 알츠하이머병, 골다공증 및 암 등 만병의 근원이다. 일광욕을 하는 것이 최고의 비타민 D 공급책이지만, 추운 기후 지역의 겨울에는 불가능한 경우가 많다. 어떤 연구는 비타민 D와 칼슘을 함께 투여했더니, 심장 수축 시 혈압이 대략 10%가량 감소했다는 사실을 밝혀냈다.[281] 개인적으로는 칼슘 보조제를 섭취하는 것을 권장하지 않는데, 그 이유는 조금 뒤에 설명하겠다.

대부분의 연구는 저렴한 형태의 비타민을 유일한 영양 공급원으로 활용한다. 종합비타민제를 보충제 식이요법의 기초로 삼지 않은 상태에서 단일 비타민 보충제를 섭취해서는 안 된다. 당연하게도 비타민 D가 어떤 증상의 유일한 원인이 될 수 없으며, 건강을 위해서는 다양한 영양소를 섭취해야 하기 때문이다. 자연의학계는 언제나 50의 혈액 수준을 맞추기 위해 노력해 왔다. 혈청 칼슘을 관찰하는 것은 비타민 D를 과잉 섭취하고 있는지 확인하는 데 유용하다. 만약 비타민 D 보조제를 복용한다면 비타민 K_2 또한 반드시 섭취해야 한다.

🔖 소화효소(Digestive Enzymes)

음식으로부터 영양소를 흡수하지 못하면 영양분이 체내에 축적되지 않는다. 음식을 분해할 수 없으면 영양소를 흡수하지 못한다. 소화효소를 검색해 보자. 우리가 나이를 먹을수록, 위산 분비량은 감소하며, 소화 효소 또한 마찬가지다. 내장은 대다수 염증의 원인이다. 만약 음식이 제대로 소화되지 않으면, 큰 음식 조각이 그대로 내장으로 들어가서 내벽에 손상을 준다. 이는 음식과 박테리아가 장을 빠져나와 체내의 다른 곳에 들어가는, 장누수증후군을 유발한다. 이로 인해 면역 체계가 작동하고, 염증이 걷잡을 수 없이 확대된다. 이 모든 것이 심혈관질환의 위험을 증가시킨다는 것은 두 말할 필요가 없다.

대부분 사람들은 소화효소인 아밀라아제, 프로테아제 및 리파아 제와 함께 베타인 염산 및 또는 소의 담즙을 복용해야 한다. 역류, 혹은 위식도역류증은 인공의 질병으로 적절한 영양분과 보충제의 섭취를 통해 쉽게 고칠 수 있다. 나는 수백 번이나 위산 분비를 억제하는 위험한 약품들을 복용하는 것을 막고, 내 환자들을 자연요법으로 치료하기 시작했다. 내 환자들은 놀라운 결과를 보았고, 자신의 몸을 치료하기 시작했다. 여러분도 소화기관 건강의 증진 방법을 자연 치유 의사와 상담하기 바란다.

▪ 베르베린(Berberine)

베르베린은 아마도 최고의 보충제 중 하나일지도 모른다. 이 식물성 추출물은 지난 수년간 엄청난 건강 증진 효과로 인해 많은 주목을 받았다. 많은 연구 결과 베르베린을 섭취하면 지질 컨트롤, 당뇨병 방지, 심부전증, 체중 감량 및 기억력 향상에 도움이 된다는 것을 보여 주고 있다. 수백만 명이 지질 이상, 고혈압, 지방간 및 고혈당을 비롯한 신진대사 장애를 갖고 있다. 베르베린은 이런 장애를 완화하는 데 도움을 준다는 사실이 입증되었다.[282]

AMPK 효소와 베르베린

효소는 A 상태의 물질을 B 상태로 바꿔주는 단백질이다. 여기서 AMPK라는 매우 중요한 효소가 등장하는데, 세포의 에너지에 있어

마스터키와 같은 역할을 한다. AMPK가 활성화되면 콜레스테롤 수치, 포도당 및 에너지 수치에 긍정적인 변화가 일어난다. 베르베린 (및 레스베라트롤)은 AMPK 효소를 활성화한다.[283] 베르베린은 염증을 완화하고 혈관 내피의 작용을 개선한다. 이는 기본적으로 혈관을 팽창하고 혈류량을 증가시킨다.

당뇨병 치료제인 메트포르민은 AMPK를 활성화하는데, 베르베린은 부작용이 없으면서 혈당 조절에 있어 메트포르민만큼 효과적이다.[284] 최근의 메타 분석은 14개의 무작위 실험에서 1,068명의 피실험자의 자료를 결합했다. 베르베린을 투여하고 생활습관을 고치도록 했더니 혈당 및 지질 수치가 현격히 개선되었다. 이러한 효과는 메트포르민, 글리피지드 및 로시글리타존을 비롯한 일반적인 당뇨병 치료제를 투여했을 때와 흡사했다.[285] 그렇다면 차라리 시험관에서 인공적으로 만들어진 약물보다는 열대우림에서 자연적으로 만들어진 보충제를 섭취하는 것이 낫지 않겠는가?

지질 농도

2004년에 나온 한 기사는 베르베린이 어떻게 작용하여 트리글리세리드와 저밀도 지방단백질 콜레스테롤을 각각 35%, 25% 감소시키는지 설명했다.[286] 저밀도 지방단백질이 산화로 인해 손상되면 혈관의 벽에 쉽게 흡수되는 독성 분자로 변한다. 베르베린을 복용하면 이를 방지할 수 있다.[287] 2011년에 60명의 지방간 질환을 앓는 환자들을 대상으로 베르베린을 투여한 뒤 간 초음파검사를 실시하자 70%의 개선율을 보였다. 이 실험에서 트리글리세리드 또한 현격히 감소했다.[288] 2010년에 2형 당뇨병을 앓고 있는 환자 60명을 대상으로 베르베린을 투여하는 실험이 이루어졌다. 베르베린을 투여한 실험군은 현격히 낮은 유리지방산 수치를 보였다. 유리지방산은 췌장에 유해한 물질로, 인슐린 저항과 밀접한 관련이 있다. 유리지방산은 일반적인 혈액검사를 통해 쉽게 측정할 수 있다.[289] 베르베린을 식물 스테롤과 혼합하면 상승 효과를 얻을 수 있다.[290] 비록 나는 스타틴계 약물의 지지자는 아니지만, 베르베린과 스타틴을 함께 복용하면 둘 중 하나만 복용하는 것에 비해 지질 농도를 더 많이 개선하는 효과가 있었다.[291]

또한, 베르베린은 동맥 내피의 기능을 개선하며, 전염증성 시토카인을 억제한다.[292] 2003년 7월에 미국 심장학회에서 발표한 한 연구에서는 울혈성 심부전증(CHF)에 대한 베르베린의 투여를 실험했다. 연구자들은 156명의 울혈성 심부전증 환자를 2개 실험군으로 나누었다. 모든 환자에게 일반적인 약물치료를 시행했지만 1개 실험군에는 추가적으로 1.2g에서 2g의 베르베린을 매일 투여했다. 8주간의 치료 이후 베르베린을 투여한 실험군은, 통제 집단에 비해 박출분율, 운동 능력, 호흡 곤란 피로 지수가 개선되었으며, 심실 조기 수축 증상도 완화되었다. 장기적으로 치료를 계속한 결과 베르베린을 투여한 실험군의 사망률이 낮다는 것이 밝혀졌다. 베르베린을 투여한 실험군에서는 7명이 사망하였으나 위약을 투여한 실험군에서는 13명이 사망했다. 전부정맥 또한 관찰되지 않았으며, 알려진 부작용은 없었다.[293] 베르베린이 효과가 있는 것으로 입증된 것이다. 복용량은 하루에 500mg씩 2~3번 음식과 함께 혹은 따로 복용한다. 나는 베르베린과 다른 이로운 영양소를 합쳐 대단히 좋은 보조제를 만들어 냈다.

🔹 산사나무(Hawthorn)

산사나무는 세계 곳곳에서 발견할 수 있는 가시가 돋은 나무다. 사람들은 이 나무가 심장에 좋다는 것을 오래전에 발견했다. 산사나무의 효과는 다음과 같다.

- 저밀도 지방단백질 밀도 증가
- 트리글리세리드 수치 감소
- 콜레스테롤을 담즙산으로 분해하는 작용 강화
- 담즙 흐름의 촉진
- 콜레스테롤의 생합성 억제
- 안지오텐신 전환 효소(ACE)의 활동 억제
- 가벼운 이뇨제 작용
- 관상동맥 혈관 확장: 엔도텔린-1의 생성 억제
- 부종 증상 완화
- 박출분율 개선
- 각종 증상을 완화하고 운동 능력을 향상시킴
- 박출분율이 25~35%인 환자의 사망률을 20% 낮춤[294]

🔋 L-아르지닌/L-시트룰린(L-Arginine/L-Citrulline)

L-시트룰린은 본래 수박의 겉껍데기에서 분리되어 나온 아미노산이다. 이 단백질의 기본 구성물을 수년간 연구한 결과 몇몇 재미있는 사실이 밝혀졌다. 최근의 연구에 의하면, 가벼운 발기부전이 있는 남성에게 1달간 위약을 복용하게 하고, 그 후 1달간 매일 1.5g의 L-시트룰린을 복용하게 했다. 평균 연령 57세인 24명의 환자로 이루어진 실험군에게는 연구가 끝날 때까지 부작용이 나타나지 않았다. L-시트룰린을 복용한 남성의 50%의 발기 강도 지수가 개선되었으며, 위약을 투여했을 때는 8%의 남성에게만 같은 효과가 나타났다. 치료 대상 실험군의 평균 월간 성관계 횟수는 2배가 되었다.[295] L-시트룰린이 작고 파란 알약보다는 효과가 덜할지라도 안전하고 저렴하며 효과적이다.

L-시트룰린은 심혈관 계통에도 좋은 영향을 미친다. 한 실험에서는 35명의 심부전증 환자를 통제 집단 및 매일 3g의 구강 복용 L-시트룰린 보충제를 투여한 실험 집단, 이렇게 2개 실험군으로 나누었다. 실험 집단에서는 좌측 심실 박출분율(심장 기능의 측정단위)이 20% 증가했다. 또한, 심부전 증상이 35%나 개선되었다.[296] 다른 연구는 시트룰린 및 아르지닌 두 아미노산을 함께 투여하면 혈관 내피의 기능과 울혈성 심부전증 환자의 혈압을 개선한다는 사실을 밝혀냈다.[297]

L-아르지닌은 다른 형태의 아미노산으로 고혈압, 발기부전 및 협심증을 치료하기 위해 많은 사람이 찾는 자연적 치료약이다. L-아르지닌은 혈관 확장 신경약으로 혈관을 넓히는 작용을 하지만, 구

강 복용할 때 L-아르지닌이 본격적으로 작용하기 전에 체내에서 분해되어 버린다는 문제가 있다. 반면 L-시트룰린은 분해되지 않고 살아남아 L-아르지닌으로 전환된다. L-시트룰린은 운동 후 근육 회복에 많은 도움을 주며, 경기력 향상에도 도움을 준다.[298]

▪️ 마그네슘(Magnesium)

마그네슘은 토양에서 흔히 발견되는 원소로 철분, 산소 및 실리콘에 이어 토양에서 4번째로 자주 발견되는 원소다. 바닷물에도 다량의 마그네슘이 함유되어 있다. 마그네슘은 건강에 굉장히 중요하다. 이는 태양광을 에너지로 변환하는 역할을 하는 단백질인 엽록소의 중앙에 있다. 마그네슘은 300종류가 넘는 체내의 효소 반응에 관여한다. 마그네슘의 몇몇 기능은 다음과 같다.

- DNA와 지방, 단백질 및 탄수화물의 생성 및 활용
- 세포 분열 및 성장
- 면역력 강화 및 염증 통제
- 나트륨과 수분의 균형 조절
- 근육 수축 및 이완
- 세포 간 소통작용

대다수 사람은 다양한 이유로 인해 마그네슘을 충분히 섭취하지 못하고 있다.

1. 패스트푸드를 먹는 일반적인 미국식 식습관과 설탕이 가득한 과자 및 소다를 섭취해 봐야 마그네슘을 비롯한 영양분을 충

분히 섭취할 수 없다. 하얀 밀가루, 하얀 쌀, 하얀 설탕에는 마그네슘이 전혀 없다. 더하자면, 마그네슘은 탄수화물과 당분을 소화하며 고갈되고, 다른 기초적인 신체 기능에 필요한 마그네슘이 더 이상 없게 된다.

2. 가장 품질 좋은 유기농 작물을 키우는 토양에조차 충분한 마그네슘이 없다. 장기간 농사를 지음에 따라 대부분의 핵심 미네랄이 고갈되었다. 사실 미국 영양학회에서 발표한 한 연구에 따르면, 1950년대 이래로 채소에 함유된 영양분의 양이 40%나 감소했다고 한다![299) 우수한 종합비타민제를 복용해야 할 이유가 또 하나 늘어난 셈이다.

3. 커피, 차 및 소다와 같은 카페인이 첨가된 음료는 체내의 미네랄을 소변의 형태로 배출하는 작용을 한다. 알코올 역시 마그네슘 고갈의 주범이다. 우리의 조상은 샘물, 우물물, 강과 하천에 흐르는 물을 마셨기 때문에 충분한 양의 미네랄을 섭취할 수 있었다. 마지막으로 소다에 첨가되는 인산은 마그네슘을 내장에 달라붙게 만들어 마그네슘의 흡수를 막는다.

4. 약품들은 영양분의 손실을 일으키는데, 특히 마그네슘, 칼슘 및 칼륨을 배출하는 이뇨작용을 하는 경우가 많다. 나는 환자들을 진찰할 때, 앞서 언급한 미네랄들의 세포 간 수치를 점검하지만, 대부분의 환자들의 마그네슘 수치는 매우 낮다.

5. 우리 사회는 칼슘 보충제를 복용하면 골다공증과 골절을 예방할 수 있다고 굳게 믿고 있다. (이는 사실이 아니다.) 따라서 많은 사람들이 칼슘을 다량 섭취하게 되고, 이로 인해 마그네슘 결

핍증이 생긴다. 팔레오 사람들은 마그네슘과 칼슘을 2대1의 비율로 섭취하였다.

6. 만성 스트레스는 마그네슘 결핍을 유발한다. 노르에피네프린과 도파민과 같은 신경전달물질을 호르몬 코티졸과 함께 지속적으로 내보내는 것 또한 마그네슘 결핍의 원인이다. 마그네슘의 결핍은 불안, 불면증 및 우울증을 유발한다.

마그네슘 보충제의 효능

- 혈압을 낮춘다.[300]
- 고밀도 지단백질 수치를 높인다.[301]
- 트리글리세리드 수치를 낮춘다.[302]
- C-반응성 단백질(CRP) 수치(염증을 측정하는 단위)를 낮춘다.[303]
- 체내 혈당 조절 기능을 개선한다.[304]

마그네슘의 종류는 구연산염, 말산염 및 글리시네이트 등으로 매우 다양하다. 의학계의 권위자들에 의하면 각 종류의 마그네슘은 인체에 각각 다르게 작용한다. 산화마그네슘을 제외한 모든 마그네슘은 건강에 이롭다. 이 마그네슘은 저렴하며 체내에 잘 흡수되지 않는다. 마그네슘 겔, 크림 및 기름은 마그네슘을 섭취할 수 있는 또 다른 수단이다.

마그네슘 보충제가 필요한지 의사와 상담해 보라. 콩팥에 질환이 있는 환자들은 특히 주의해서 확인해야 한다. 마그네슘을 구강 복용할 경우 가장 흔히 겪는 부작용은 설사인데, 이런 부작용이 나타나면 잠시 복용을 멈춰야 한다.

🔋 생균(Probiotics)

생균은 말 그대로 '생명에 우호적인' 것을 의미하며, 항생제는 '생명을 죽이는' 것을 의미한다. 의사들이 쓰는 생균이라는 용어는 우리 내장에 서식하고 있는 수조 마리의 박테리아를 아우르는 표현이다. 위장관에는 이로운 박테리아와 해로운 박테리아가 섬세한 균형을 이룬 채 각자 맡은 일을 하고 있다. 이 위태로운 공존이 깨지고 해로운 박테리아에게 유리한 상황이 조성되는 경우 각종 증상과 질병이 나기 시작한다. 입부터 직장까지 분포하는 장기들이야 말로 우리의 건강에 가장 중요한 장기들이다. 어느 한 곳이라도 손상이 생기면 즉시 질병으로 이어진다.

우리 조상들이 당근을 먹고 싶을 땐 땅에서 당근을 꺼내서 먹기만 하면 되었다. 오늘날 식료품점에서 사는 채소들은 우리가 사기 전에 한 번 씻겨지고, 집에서 잔여물을 제거하기 위해 세척 과정을 한 번 더 거친다. 나는 식재료를 씻는 것에 반대하지는 않는다. 왜냐하면, 토양, 공기, 물 및 식료품을 다룬 사람들의 손이 오염되어 있기 때문이다. 상황이 이렇기 때문에 우리는 생균을 매일 복용해야 한다. 여기에 덧붙이면, 인간이 수렵과 채집을 하던 시절 인간의 손은 늘 흙으로 더럽혀져 있었다. 하지만 지금은 그렇지 않다. 오늘날 우리는 다섯 걸음을 가는 동안 손 세정제와 마주치지 않을 수 없는 세상에 살고 있다. 손 세정제를 쓰면 손에 있는 이로운 균을 박멸할 뿐만 아니라, 호르몬 분비를 방해하고 암을 유발하는 화학물질과 직접 접촉하게 된다. 어쩌면 오늘날의 사회가 너무 깨끗하기 때문에 아이들이 질병으로 고통받고, 우리 모두에게 반복적인 감염이 일어나는 게 아닐까?

곡물(특히 글루텐이 함유된 곡물), 유제품 및 설탕의 형편없는 영양소가 내장을 파괴하고 해로운 박테리아와 곰팡이가 번성하게 만들기도 한다. 항생제와 스테로이드 및 알레르기를 유발하는 음식들이 우리의 건강을 해치는 주범이다. 또한, 유전자 조작 음식은 불소와 염소처럼, 분명히 창자의 균 무리에 영향을 줄 것이다. 마지막으로, 만약 위산과 소화효소가 충분히 분비되지 않아 소화 기능에 무리가 올 경우 질병에 걸릴 것이다.

생균이 건강에 미치는 긍정적 영향은 수천 년간 알려져 있었다. 우리의 조상들은 눈에 보이지도 않는 박테리아 자체에 대해서는 전혀 몰랐겠지만, 사우어크라우트, 김치, 케피어와 요거트와 같은 발효 음식의 치료작용에 대해서는 알고 있었다. 이 음식들은 한 입만 먹어도 수조 마리의 이로운 박테리아를 우리 몸에 공급한다. 나는 매주 사우어크라우트 또는 김치를 먹는 것을 권장한다. 내가 여기서 말하는 사우어크라우트는 Rejuvenative Foods사와 같은 회사에서 만든 날것으로 된 싱싱한 사우어크라우트를 뜻하며, 일반적인 델리카트슨에서 파는 저급한 종류의 것을 뜻하는 것이 아니다. 콤부차를 우려낸 차 또한 좋은 생균 공급원이다.

왜 나 같은 심장병 전문의가 생균에 관심을 갖는 걸까? 심혈관질환은 독소로 인해 염증이 생겨서 일어나는 병이며, 염증은 대체로 내장에서 생긴다. 내장을 치유하면 심장을 치유할 수 있을 것이다. 유럽 영양학회지에 발표된 한 연구에서는, 무작위의 환자를 골라 생균을 복용하게 한 결과 그들의 고밀도 지단백질 수치가 50에서

62로 증가했다. 생균은 혈압을 낮추는 데도 도움을 준다. 2015년에 진행된 한 연구는 생균을 복용한 심부전증 환자의 박출분율이 39%에서 46%로 증가했다는 사실을 밝혀냈다.[305] 이와 같은 개선은 어느 약품과 비교해도 손색이 없다.

그뿐만 아니라 생균은 다음과 같은 작용도 한다.

- 음식의 소화 및 역류 증상의 완화에 도움을 준다.
- 비타민 B군의 합성을 촉진하며, 칼슘 흡수에 도움을 준다.
- 과민대장증후군 및 궤양성 대장염의 증상을 개선한다.
- (여성의)자궁 및 비뇨기 건강에 도움을 준다.
- 면역작용을 강화한다.
- 항생제로 인해 유발되는, 혹은 여행자들의 설사를 막아줄 수도 있다.
- 구취를 개선한다.

건강한 위장관에는 수백 종류나 되는 생균 종이 서식하기 때문에 여러 종류의 생균을 섭취하는 게 건강에 바람직하다. 생균은 아무리 많이 먹어도 부작용이 없다. 굳이 하나를 들자면, 화장실을 자주가는 것 정도일 것이다. 시중에서 생균을 구매할 때 밥을 먹을 때 복용해야 하는지, 공복에 복용해야 하는지 반드시 확인하라.

■ 타우린(Taurine)

황소처럼 강한 힘을 내고 싶은가? 다양한 기능이 있는 영양소인 타우린을 복용하라. 타우린은 동물 조직에서 발견되며, 내장에서 음식물을 분해하는 데 있어 필수적인 소화액인 담즙의 주요 성분이다. 사실 타우린은 라틴어로 황소를 뜻하는 타우루스(taurus)에서 따온 것이다. 이 이름의 유래는, 1827년에 타우린이 소의 담즙에서 처음 분리되었기 때문이다. 대부분의 타우린은 췌장 내부에서 시스테인이라는 아미노산에 의해 생산된다. 이는 건강한 췌장을 유지해야 하는 이유들 중 하나로, 따라서 췌장에 손상을 주는 설탕과 알코올의 섭취를 자제해야 한다. 이 두 종류가 췌장에 손상을 주기 때문이다.

1988년 미국 영양학회지에 발표된 한 연구에서, 채식주의자들의 타우린 수치가 비참할 정도로 낮게 나타났다는 것이 밝혀졌다. 이 비정상적인 식습관을 고쳐야 하는 이유가 하나 늘어난 셈이다. 고기와 해산물과 같은 동물성 식품은 훌륭한 타우린 공급원이라는 사실이 널리 알려져 있다. 모유에도 타우린이 다량 함유되어, 그 중요성을 강조하고 있다. 만약 아기들에게 필요한 영양소라면 우리도 그 영양소를 섭취해야만 할 가능성이 높다. 타우린의 전구물질인 시스테인 아미노산의 섭취를 늘리면 건강에 도움이 된다. 이는 간, 달걀 혹은 다른 살코기에서 얻을 수 있다. 마늘, 양파, 브로콜리 및 싹양배추에도 시스테인이 풍부하게 함유되어 있다.

타우린이 건강에 미치는 긍정적 효과는 다음과 같다.

- 고혈압이 있는 사람들의 혈압을 낮춘다. [306]
- 담즙 분비량을 늘려 콜레스테롤 수치를 개선한다. [307]
- 간의 저밀도 지방단백질 수용체를 증진한다. [308]
- 심장 기능을 개선한다. [309]

- 심부전증 증상을 개선한다.[310]
- 운동량을 늘려 준다.[311]
- 내피 기능을 개선(쥐에게 해당)한다.[312]
- 항산화제로 작용한다.[313]

타우린은 심실 조기 수축으로 알려진 과한 심장박동을 50% 줄여 준다. 많은 사람은 이 증상을 가슴에서 심장박동, 혹은 두드리는 느낌의 형태로 경험한다. 타우린을 L-아르지닌과 함께 복용하자 심실 조기 수축이 완전히 사라졌다.[314] 타우린은 당뇨와 고혈당으로 인한 신체 손상을 막아줄 수도 있다. 마지막으로 타우린은 혈액 뇌관문을 쉽게 통과하여 기분을 좋게 해주고 불안감을 낮춰 준다. 불안감과 우울증을 치료하기 위해 이용되는 많은 자연적인 보조제가 이 영양소를 포함하고 있다.

타우린 보충제는 쉽게 구할 수 있고, 놀라울 정도로 저렴하기도 하다. 나는 환자들에게 하루에 타우린을 1,000mg씩 2번 섭취할 것을 권한다. 몇몇 사람들은 필요에 따라 복용량을 매일 6,000mg까지 늘리기도 한다. 타우린을 과다 복용해서 부작용이 생긴 사례에 대해서는 들어보지 못했지만, 대부분의 연구는 치료 목적상 6,000mg이 적절하다는 결론을 내리고 있다. 이는 알약 혹은 가루의 형태로 복용한다. 가루 형태의 타우린은 스무디, 주스, 물 혹은 채소 주스에 넣어서 먹으면 된다.

나는 타우린을 이용하여 고혈압과 콜레스테롤 수치가 높은 환자들의 약물 복용을 중단하였는데 매우 성공적이었다. 염증도 잘 개선된다. 내 환자들 중 심부전증이 있는 사람들은 대체로 안전하게 약물 복용을 중단한다. 타우린은 언제나 건강한 보조제 식이요법의 일부로서 건강 증진에 이바지할 것이다.

🔹 마늘(Garlic)

이 식물이 '지독한 냄새를 풍기는 장미'로 알려진 데는 그만한 이유가 있다. 만약 악취를 견딜 수만 있다면, 마늘은 건강에 아주 이로운 보충제가 된다. 내 관찰에 의하면, 건강한 식습관을 유지하는 사람일수록 마늘의 악취가 덜 난다는 것이다. 역사 속의 많은 문화권에서 마늘의 효능을 인지하고 식재료로 사용해 왔다. 오늘날 마늘은 많은 요리에 맛과 향을 더하지만, 의약품의 기능을 하는 보충제의 형태로도 복용할 수 있다.[315]

마늘이 심혈관 및 다른 질환에 주는 긍정적 영향은 다음과 같다.

• 플라크 형성 감소
• 혈압 저하
• 저밀도 지방단백질 분자 감소
• 저밀도 지방단백질 산화 억제
• 트리글리세리드 수치 감소
• 혈소판 응집 방지
• 섬유소 용해능 증진
• 혈당 저하
• 항암작용
• 항균작용
• 킬레이트 작용

🔖 비트 가루(Beetroot Powder)

고명을 얹을 때 자주 쓰이는 이 빨간 가루는 엄청난 건강 증진 효능을 갖고 있다. 비트는 땅속에서 자라는 검붉은 채소다. 지면 위에서 자라는 잎은 많은 영양소를 함유하고 있다. 하지만 조심하라. 이 잎을 과다 복용하면 독감과 비슷한 지나친 해독 효과를 일으킬 수도 있다. 내 말을 명심하라. 왜냐하면, 나는 이 분야의 전문가이기 때문이다.

미국 농무성에 따르면, 비트는 식이섬유, 엽산, 마그네슘, 칼륨, 철분 및 아연을 다량 함유하고 있다. 비트의 잎은 다량의 비타민 K를 함유하고 있다. 비트를 먹는 방법은 다양하지만, 날것으로 먹는 게 건강에 가장 좋다. 다져서 샐러드에 넣어도 되고, 감자 칩처럼 얇게 썰어서 과카몰리에 찍어 먹어도 좋고, 즙을 짜서 마셔도 좋다. 발효된 비트도 굉장히 맛있다. 조리를 하면 몇몇 영양소의 함량에 변화가 생길 수도 있다. 영양소를 가장 잘 보존하는 조리법은 바로 찌는 것이다. 만약 비트를 삶는다면, 우러나온 물을 마시도록 한다.

비트가 건강에 주는 이점은 다음과 같다.

1. 혈관 확장 신경 약의 역할을 하는 질산염이 함유되어 있기 때문에 혈압을 낮춘다.[316]
2. 비트에는 베타인이 다량 함유되어 있기 때문에 호모시스테인을 멜라토닌으로 전환하여 감소시킨다.[317] 높은 호모시스테인 수치는 만병의 근원임을 기억하라.
3. 내피 기능을 증진하여 보다 건강한 혈관을 만들어 준다.[318]

4. 운동 능력을 향상시킨다.[319]

5. 혈당 조절 능력을 개선한다.[320]

6. 말초 동맥 순환 개선[321]

7. 유리기가 신체에 손상을 주는 것을 막아 주는 항산화 성분이 아주 많이 들어 있다.[322]

8. 혈소판 작용을 억제하며 자연적인 혈액 희석제로 작용한다.[323]

몇몇 연구에서 비트 가루가 건강 개선에 큰 효과가 있다는 것이 밝혀졌다. 비트 가루는 유기농이거나 적어도 유전자 조작 작물이 아니어야 한다. 비트 가루는 아침에 스무디나 채소 주스에 곁들여 마시는 게 가장 좋다. 1/2 티스푼씩 하루에 2번 복용하기 시작해서 양을 점점 늘려간다.

비트가 소변과 대변을 붉게 만들 것이므로 마음의 준비를 해야 한다. 많은 사람들이 신체 내부에 출혈이 있는 줄 알고 기겁하지만, 사실 비트가 그 원인이다. 다시 말하지만, 비트의 해독력은 굉장히 뛰어나기 때문에 처음에는 소량만 복용해야 한다. 만약 무설탕 해독을 하고 있는 중이라면 비트를 먹지 않는 게 좋다. 왜냐하면, 비트의 당분 함유량이 다소 높기 때문이다.

🔲 나토키나아제(Nattokinase)

일본인이 장수하는 이유가 뭔지 궁금한가? 나토키나아제가 그 해답일지도 모른다.

나토키나아제는 낫토라는 일본 음식에서 추출한 효소다. 수천 년 동안 일본인은 발효된 대두로 만든 낫토를 즐겨왔다. 나토키나아제는 대두에 서식하는 박테리아로 인해 생성된다.

그럼 이 효소가 건강에 매우 좋은 이유는 무엇일까? 나토키나아제는 자연의 혈전 용해제이자 혈액 희석제로서 기능한다. 나는 멍이 쉽게 들고, 베인 상처가 났을 때 출혈이 오래 지속되는 환자들에게 나토키나아제를 복용하도록 한다. 나토키나아제를 복용하는 수백 명의 사람들 중 심각한 출혈이 일어난 사람은 단 한 사람도 없었다. 아스피린이나 다른 처방되는 혈액 희석제와는 다른 현상이다. 비록 나토키나아제에 대해 아스피린이나 와파린(쿠마딘)처럼 대규모 실험이 이루어진 적은 없지만, 내가 알고 있는 정보를 공유하도록 하겠다.

나토키나아제의 효능은 다음과 같다.

1. 혈전 용해를 감소시킨다.[324]
2. 혈소판 응집을 방지한다.[325]
3. 치매 환자의 아밀로이드반을 줄인다.[326]

나는 다음과 같은 환자들에게 나토키나아제를 권한다.

1. 관상동맥 질병 병력이 있는 환자들에게 아스피린 대용으로 권한다.
2. 심방 섬유성 연축이 있는 경우
3. 심부정맥 혈전증(DVD) 또는 폐색전(PE) 병력이 있는 경우
4. 지방단백질(a) 수치가 높은 경우
5. 관상동맥 질병의 위험 요소가 다수 관찰되는 경우

나토키나아제의 복용량은 공복에 100mg씩 하루에 2번 섭취하는 것이다. 공복에 섭취하는 이유는 음식이 나토키나아제의 흡수를 막을 수 있기 때문이다. 사람에 따라 매일 3번 복용해야 할 수도 있다. 나토키나아제의 대용품으로는 룸브로키나제가 있다. 몇몇 사람들은 대두 성분을 피하기 위해 이를 대신 섭취한다.

늘 그렇지만 자연적인 혈액 희석제가 당신에게 적합한지 의사와 상담해 보라.

◾ 홍국(Red Yeast Rice, RYR)

콜레스테롤은 체내의 중요한 분자로 그 중요성은 이 책에서 많은 지면을 할애하여 다루었다. 하지만 저밀도 지방단백질이 지나치게 많은 경우가 있을 수 있는데, 특히 심장마비, 스텐트, 우회혈관 이식 절차 등 관상동맥질병 병력이 있는 환자의 경우 이에 유의해야 한다. 만약 팔레오 식단을 따르며 적절한 보충제를 복용하고 있음에도 LDL 입자가 2,000 이상이고 관상동맥질병 병력이 있는 경우에는 홍국이 좋은 보충제가 될 것이다.

홍국은 쌀을 모나스쿠스 퍼퍼루스라는 이스트로 발효한 제품으로 밝고 붉은 기가 있는 보라색을 띤다. 스타틴계 약물의 성분은 본래 홍국에서 추출된 것이다. 홍국은 스타틴계 약물과 비슷한 부작용을 초래할 수 있기 때문에 이를 복용 시 주의를 기울여야 한다.

이미 입증된 홍국의 이로운 효과는 다음과 같다.[327]

1. 저밀도 지방단백질의 감소 (최대 30%)

2. C-반응성 단백질(CRP, 염증의 척도)의 감소

3. 렙틴의 감소

4. 아디포넥틴의 증가

5. 스타틴에 거부 반응을 보이는 사람들이 복용해도 안전하다.

6. 지질 단백질의 감소

7. 과거에 심장마비를 겪었던 사람들에게 심장마비가 재발할 가
   능성을 낮춘다.

시트리닌이 없는 제품을 찾으라. 시트리닌은 이스트에 있는 독
소로 콩팥을 손상시킨다. 복용량은 잠자기 전에 1,200mg에서
4,800mg이다. 만약 스타틴계 성분과 비슷한 특성을 갖고 있는 홍
국을 복용한다면, 매일 조효소 Q10을 100mg씩 최소 2번씩 복용할
것을 권장한다.

칼슘의 효능

수년 동안 수백만 명의 여성이 골다공증을 예방할 목적으로 칼슘
보충제를 섭취해왔다. 텀스(미국의 일반의약품)를 제조하는 사람들조차
칼슘이 다량 함유되어 있으니 골다공증 예방에 도움이 된다고 홍
보하고 있다. 하지만 효과는 미미하다, 만약 효과가 있다고 할지라
도. 대부분 연구의 문제점은 칼슘이 다른 골격 형성에 영향을 주는
영양소인 비타민 D, K와 그 외 영양소들을 배제한 채 투여되었다
는 것이다. 칼슘과 비타민 D를 함께 투여한 실험에서는 골절률을
낮추는 결과가 도출되지 않았다.

칼슘 보충제가 심혈관질병의 발병률을 증가시킬 가능성이 있

을까? 이것이 바로 암과 영양학에 대한 유럽의 전망조사(EPIC-Heidelberg)의 주제였다. 이 연구는 칼슘 보충제를 섭취한 환자들이 그렇지 않은 환자들에 비해 심장마비가 발생할 위험이 2배 높다는 결과를 밝혀냈다.[328]

골다공증은 영양 상태 불균형, 화학물질 및 운동 부족으로 발생한다. 따라서 가장 먼저 해야 할 일은 팔레오 식품을 먹고 운동을 하며, 가능한 한 화학물질을 멀리하는 것이다. 칼슘을 섭취하는 가장 바람직한 방법은 채소와 멸치, 정어리와 청어와 같은 음식을 먹는 것이다. 방목한 동물들의 뼈로 만든 골탕은 칼슘과 비타민과 미네랄, 그리고 매우 중요한 포화지방으로 가득하다. 풀을 먹여 기른 소의 뼈를 구해서 큰 냄비에 물을 넣고 끓여라. 24~48시간 동안 끓이면 뼈가 부드러워질 것이고 우러나온 국물을 모두 마시면 된다. 국은 다른 수프를 만들 때 육수로 써도 되고 그대로 마셔도 된다.

뼈를 건강하게 만드는데 특히 신경을 쓰고 싶다면 소화효소와 베타인 염산 또한 중요한 보충제다.

■ 실천 계획

1. 비타민, 미네랄 및 보충제는 효과가 있다는 것이 과학적으로 입증되었다.
2. 반드시 최고급의 보충제를 섭취한다.
3. 의사와 상담하여 어떤 보충제가 자신에게 적합한지 확인한다.
4. 자신에게 필요한 보충제가 무엇인지 알아보기 위해 다음 장을 읽고 테스트해 본다.

PART

#17

건강에 유용한 혈액검사 Top 20

건강에 유용한 혈액검사 Top 20

> " 내가 먹는 것의 4분의 1은 나의 생명을 유지하고, "
> 나머지 4분의 3은 의사의 생명을 유지한다.
>
> - 이집트 속담

  심장 위험을 결정하기 위한 여러 가지 검사가 있다. 많은 검사들은 존재하는 모든 증상과 건강 문제의 원인을 파악하는 데 매우 유용하다. 여기에 상위 20가지 테스트를 소개한다.

1. **고급 지질 분석(Advanced lipid analysis)**: 1970년대의 총콜레스트롤, LDL, HDL, 그리고 트리글리세라이드(triglycerides) 테스트 대신 행하는 이 분석은 비유하면 차의 엔진을 보여 주는 것과 같다. 이 테스트에서는 HDL과 LDL 입자의 수와 크기가 결정된다. 이것들은 예전의 테스트보다 위험을 더 잘 예측해 준다. 이 검사는 또한 Lp(a)라고 불리는 나쁜 LDL을 보여 준다. 익숙한 심장병에 주요 원인이므로 이 수치가 높은지를 알고 있는 것은 매우 중요하다.

2. **당뇨병 패널(Diabetes panel)**: 이것은 공복 혈당 테스트, 인슐린 테스트, 그리고 3개월간의 평균 혈당 테스트인 Hgb A1C와 같

은 테스트를 포함한다. 프룩토사민(Fructosamine), 아디포넥틴(adiponectin), 그리고 렙틴(leptin) 또한 대사 정보를 제공한다.

3. **호모시스테인(Homocysteine)**: 심장마비, 뇌졸중, 혈전, 암, 치매, 그리고 사망의 위험이 증가하는 단백질이다. 따라서 이것의 혈중 농도를 확인하는 것은 중요하다.

4. **염증 지표(Inflammation markers)**: hs-CRP, PLA2, IL1b, TNF, IL-6. 더 많은 염증이 일어날수록 질병의 위험도 높아진다. CRP는 혈압을 높이고 혈관 수축을 일으킨다. 이것은 질병의 증거이며 고혈압과 폐색을 악화시킨다.

5. **산화 표지(Oxidation markers)**: 지질 과산화물(lipid peroxides), 골수세포형 과산화효소(myeloperoxidase) 및 F2 아이소프로스탄(isoprostanes). 만약 이것들이 높다면 신체는 극심한 피해를 입는다. 만약 자신의 심장과 다른 질병의 위험을 알고 싶다면 이 지표들을 알아보아야 한다.

6. **식품 민감성 패널(Food sensitivity panel)**: 간단히 말해서, 특정 음식에 부정적으로 반응하고 이 음식들이 질병으로 이어질 수 있을까? 그렇다면 이런 음식들을 피해야 한다. 이 결과가 비정상적일 때 분명히 문제가 있다. 하지만 설혹 음식에 대한 검사가 정상적이라 할지라도 위험성이 없다는 것을 의미하지는 않는다. 예를 들어 테스트가 글루텐(gluten) 문제를 드러내지 않을 수 있지만, 더 광범위한 테스트가 이 문제를 보여 줄 수도 있다. 가장 좋은 시험 중 하나는 질문이다. 어떤 음식을 먹고난 후 기분이 어떤가요? 최대 48시간 후에 증상을 모니터링한다.

7. **중금속(Heavy metals)**: 혈액, 소변, 혹은 머리카락에 의해 중금속 중독 상태를 알아볼 수 있다.

8. **유전학(Genetics)**: 메틸렌 테트라하이드로폴레이트 환원효소(MTHFR), 혈액응고인자 돌연변이(Factor V Leiden), 아포 E 이상증(Apo E), 프로트롬빈 유전자 돌연변이(Prothrombin gene mutation) 및 키네신 6(KIF 6). 이 목록은 매일 증가하고 있으며 많은 혼란이 있을 수 있다. 그럼에도 불구하고 DNA를 아는 것은 많은 이익을 준다. 몇몇 웹사이트들, 특히 23andMe.com은 DNA 정보를 얻는 것을 도움을 준다. 직접 시도해 보자.

9. **갑상샘(Thyroid)**: 이 숫자들은 매우 중요하고, 빽빽한 범위 안에 들어야 정상이다. 자가면역 지표인 항사이로글로불린(anti-thyroglobulin)과 항갑상선 과산화효소(antithyroid peroxidase) 등은 매우 중요하다. 이 항체들 중 하나 또는 둘 다의 수치 증가는 우리에게 무언가(영양 부족 및 화학물질)가 갑상샘 및 기타 신체 부위를 공격하고 있음을 알려준다.

10. **제노바 진단(Genova Diagnostics)**: 이 진단은 혈액, 소변, 대변으로부터 놀라운 정보가 담긴 패널을 제공한다. 장 기능, 금속, 세포 내 영양소, 단백질 및 탄수화물 대사, 지질 과산화물 등은 건강 상태를 결정하는데 중요한 테스트 중 일부에 지나지 않는다.

11. **비타민 D(Vitamin D)**: 이 호르몬은 많은 신체 기능을 담당하며, 비타민 D의 양이 낮은 사람에게 모든 질병이 흔하게 나타난다. 이 수치는 매우 중요한데 정상치의 범위가 매우 좁다.

12. **장 누수(Leaky Gut)** : 사이렉스 연구소(Cyrex Labs)는 아리조나 피닉스에 위치하며, 장 투과성과 관련한 독특한 테스트를 하는 회사이다. 만약 검사 결과 장이 샌다면 원인을 알아내서 빨리 고치는 것이 좋다.

13. **감염(Infections)** : 혈액이나 대변 분석에 의하여 해충들은 반드시 발견되어야 한다. 박테리아의 과도한 성장, 효모, 그리고 기생충은 당신의 몸에 막대한 피해를 입힐 수 있고 근절될 필요가 있다. 대변 테스트는 소화 능력을 평가하고 소화효소 치료에 필요성을 평가하는데 사용될 수 있다.

14. **스펙트라셀(Spectracell)** : 이 회사는 Co Q10 수준 및 항산화제 상태와 함께 세포 내 영양소와 비타민을 검사하는 시험을 제공한다. 많은 보충제를 복용하고 있다면 그 보충제가 효과가 있는지 알고 싶지 않은가?

15. **오메가-3 지수(Omega 3 Index)** : 여러분의 세포에 오메가-3 지방이 충분히 포함되어 있는가? 오메가-3 지수가 낮을수록 심혈관 위험도가 높아진다. 세포막의 오메가-3 지방산은 세포가 몸을 순환하는(호르몬과 같은) 다른 분자나 같은 세포끼리의 '대화'를 돕는다. 이 레벨이 낮다면 야생 연어와 멸치를 먹고, 오메가-3 DHA/EPA 보충제를 복용하는 것을 권고한다.

16. **신경전달물질(Neurotransmitters)** : 일반적으로 타액 검사에 의해 수행된다: 도파민(dopamine), 노르 에피네프린(norepinephrine), GABA, 그리고 세라토닌(serotonin) 수치는 불안과 공황에서부터 고혈압 및 심장 리듬 문제를 가진 환자에게 매우 유용하다.

17. **부신 기능(Adrenal function)** : 코티솔(Cortisol) 레벨을 하루 4번 검사하기 위해 또 다른 타액 검사를 한다. 낮은 코티솔은 피로, 어지러움, 그리고 수면 문제와 같은 많은 증상으로 이어질 수 있다. 이런 증상에 대한 리스트는 많다.

18. **성호르몬(Sex hormones)** : 남성과 여성호르몬의 적절한 균형을 찾는 것은 매우 중요하다. 생체 적합성 대체요법은 까다로울 수 있으며 문제의 원인을 파악하는 것이 필요하다. 종종 식이요법이 끝나고 독소가 제거되면 호르몬 대체요법은 필요하지 않다.

19. **갈렉틴-3와 뇌성나트륨이뇨펩티드(Galectin-3 and BNP)** : 이들은 심장의 스트레스를 결정하는데 매우 유용하다. 이들의 레벨이 높을 때 원인을 파악하는 것이 필요하다. 일반적으로 이것은 혈압이 상승의 표시이거나 심장 기능이 정상적이지 않다는 것을 나타낸다. 심장판막증은 또한 심장 스트레스를 증가시킬 수 있다.

20. **요산(Uric acid)** : 요산은 상승하면 위험을 나타내는 지표이며, 증가 원인은 설탕과 탄수화물이다. 높은 요산은 통풍이라는 고통스러운 관절염 증상으로 이어진다. 또한, 높은 요산은 심장질환의 위험 인자이다.

◼ 실천 계획

1. 1970년대의 혈액검사에 안주하지 않는다.
2. 혈액, 타액, 소변 그리고 기타 비외과적인 검사는 훌륭한 정보를 제공한다.
3. 불필요한 방사선에 노출되는 검사는 피해야 한다.
4. 자신의 과거 병력과 혈액검사 결과를 바탕으로 건강 계획을 세워야 한다.
5. 필요에 따라 이런 테스트들을 반복하여 결과를 지속적으로 추적해야 한다.

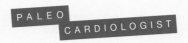

맺음말

　아마도 이 책을 읽고, 많은 의학 정보로 인해 머리가 복잡할 것이라고 생각합니다. 당황하지 말고, 천천히 그리고 꾸준히 노력하는 자가 이긴다는 사실을 기억합시다. 많은 내 환자가 이러한 권장 사항을 매우 신속하게 수용할 수 있지만, 다른 환자들은 시간이 더 필요할 수 있습니다. 패스트푸드와 타이드 세탁 세제가 일반적이었던 내 삶과 유사할 당신의 삶을 고려하면 이를 이해할 수 있습니다. 하루 동안 다른 언어를 배울 수 없습니다. 수년간의 노력이 필요합니다. 여러분의 영양과 생활 방식을 바꾸는 것은 지속적이고도 점진적인 진전입니다. 그러나 이의 보상은 장수와 활력 있는 삶이 될 것입니다. 우리는 생존하기 위해서 사는 것이 아니라 건승하기를 원합니다.

　각자의 병력에 상관없이 변화하기엔 너무 늦은 때란 없습니다. 여러분이 우회수술, 스텐트(stents), 심장마비 또는 절제술 등의 병력이 있을지라도, 여러분의 건강은 극적으로 향상될 수 있습니다. 하루에 한 번씩, 당신은 스스로 치유할 수 있습니다. 수년간 나는 쓸모없는 약과 치료들로부터 환자들을 구해 왔습니다. 당신도 그런 환자들 중 한 명이 될 수 있습니다.

건강으로 가는 여정은 많은 우회로와 전환점들이 있습니다. 우리는 모두 스트레스를 받거나 불행한 일이 일어났을 때 나쁜 선택에 굴복합니다. 때로는 생일이나 휴일이 우리를 건강한 생활습관에서 벗어나게 합니다. 그러나 중요한 것은 절대 포기하지 않는 것입니다. 그냥 다음 날 일어나서 좋은 음식을 섭취하십시오. 건강한 생활 방식을 재개하는 날짜를 선택하십시오. 직장에서 일주일 쉬고 과일, 채소즙만 먹는 단식을 시작하십시오. 집에서 나오는 건강하지 못한 음식들을 모조리 치우세요. 만약 여러분이 질병을 예방하고 치유할 시간을 주지 않는다면, 여러분의 건강은 나빠질 것입니다.

자연 건강 관리팀을 만드세요. 자신의 건강 전반을 생각할 수 있는 일반 의사, 척추 지압 요법사 및 치과 의사를 찾기 바랍니다. 많은 의사가 보험을 받지 않을 것임을 명심하세요. 최고의 의사들은 그렇게 합니다. 보험은 의사가 제공할 수 있는 진료를 제한합니다. 의사를 방문하는 시간은 짧고 최적의 검사는 보험이 보상해 주지 않을 수 있습니다. 보험회사, 제약회사 및 정부는 우리에 대해 신경 쓰지 않습니다. 그들은 이익에만 관심이 있고, 그들 모두가 멋지고 아늑한 침대에 있습니다. 우리가 그들에게 차가운 얼음 통을 던질 때가 왔습니다.

이에 반대하는 사람들을 결코 꺼리지 말아야 합니다. 그들에게 이 책을 주고, 여러분이 배운 것을 알려주십시오. 이것이 그들에게 줄 수 있는 최고의 선물이기 때문입니다. 내 아내가 내게 주었던 선물을 이제 여러분에게 드립니다. 그러나 여러분의 삶에 있는 사람들이 여러분이 나아가는 길을 방해한다면, 때로는 어려운 결정들을 내려야 합니다. 그럼에도 불구하고 최적의 건강 및 건강 상태에서 벗어나지 않도록 하십시오.

울프슨 박사가 여러분을 안내해 드리겠습니다. 우리가 하는 일을 계속 지켜보기 바랍니다. 우리의 게시물을 읽고, 비디오를 보고, 강의를 들어 보세요. 전인론적 생활과 건강한 영양에 대한 우리의 조언에 유의하십시오. 우리에게 그 연구를 맡겨 주세요. 가장 중요한 것은 상식을 실천하는 것입니다.

우리를 위해서가 아니라 할지라도 미래의 세대를 위해서 합시다. TheDrsWolfson.com 및 TheDrsWolfson의 모든 소셜 미디어에서 우리를 찾으십시오.

우리가 세상을 바꿀 수 있도록 도와주세요.
감사합니다.

저자 소개

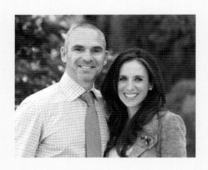

잭 울프슨 박사는 오하이오주 클리블랜드에서 출생하였다. 그의 아버지는 클리블랜드 크리닉의 최초의 정골요법 의사였다. 그의 가족은 이후 시카고로 이사하였고, 거기서 울프슨 박사는 자랐고 의사로서의 모든 훈련을 받았다. 그는 아버지의 발자취를 따라가고자 하는 꿈을 따라 일리노이대학에서 생물학을 전공하였다. 이후 미드웨스턴대학 의과대학에 입학하였다. 그는 3년간 내과 레지던트로 근무했고, 3년간의 심장학 펠로십(fellowship) 과정을 수료했다. 의대 마지막 해에는 '수석 펠로우(Chief Fellow)'로 임명되기도 하였다.

의대 과정을 마치고, 2002년 울프슨 박사는 애리조나로 이주했고, 대규모 심장학 그룹에 합류하여 2006년 선임 파트너로 선출되었다. 수년간 혈관 조영술, 맥박 조정기 및 기타 절차를 마친 울프슨 박사는 웰빙 패러다임에 눈을 뜬 여성을 만나게 된다. 닥터 잭과 닥터 헤더는 Drs. Wolfson이라는 이름으로 개업하였다.

2012년, 환자에게 그들의 건강 상태와 위험, 그리고 치료의 이점에 대한 심층적인 정보를 제공하는 개인 병원을 열었다. 이 병원의 초점은 심혈관질환을 예방하고 치료하기 위한 영양, 증거에 기초한 보충제, 화학물질 회피, 운동 및 이완 등을 치료에 사용하는 것이었다.

전 세계에서 환자들이 울프슨 박사 부부에게 자문을 구하고 있다. 울프슨 박사 가족은 두 명의 아들과 애리조나에서 살고 있다. 그들은 Sal이라는 이름의 구조연구소를 두고 있다. 그들은 가족과 함께 하이킹과 자전거 타기를 즐기며, 아들들이 뛰는 축구장도 자주 찾는다. 울프슨 박사 가족은 유기농 식품, 풀을 먹인 농장에서 자란 고기, 그리고 야생 해산물을 먹는다. 두 아들 모두 집에서 태어났으며 3년 이상 모유 수유를 하고 있다. 울프슨 박사 부부는 아이들과 감정적, 육체적 접촉으로 친밀도를 높이는 양육 방식과 부모와 아이들이 같이 수면을 하는 다소 실험적인 방식으로 아이들을 기르고 있다.

역자 후기

이 책의 저자 잭 울프슨은 아버지로부터 대물림을 받아 미국 내 최고의 심장내과 전문의로서 수십 년간 활동하면서 심장내과 분야를 초월해서 건강 전 분야에 걸쳐 '건강하게 살아가는 법'에 대해서 썼다. 이 책을 통해 우리는 질병을 예방하고 병원을 멀리할 수 있는 다양한 방법을 배울 수 있다.

오늘날 현대인들은 오염된 세상에서 화학물질에 쌓여 운동 부족, 수면 부족에 스트레스를 받으면서 생존을 위해 무한경쟁을 하고 있다. 의사들은 중병 환자들 응급처치만 하기에도 시간이 부족하다. 이러한 상황에서 스스로 자신의 몸을 관리하지 못한다면, 누가 관리해 주겠는가?

건강을 유지할 수 있는 유일한 방법은 평소에 우리 몸을 독성으로 더럽히지 않으면서 영양 결핍이 되지 않도록 질 좋은 음식(원시인들의 팔레오 음식)과 영양보충제(현대인들의 결핍되기 쉬운 영양소 함유)를 내 몸에 맞게 체질에 따라 섭취하는 것이라고 생각한다.

　이 책은 진실을 받아들이고 자신의 건강에 스스로 책임을 지고자 하는 사람들이 항상 곁에 두고 꼭 읽어야 할 필독서로서 강력히 추천한다. '세상을 변화시키려고 이 책을 썼다'는 잭 울프슨 박사의 염원이 우리 한국에서도 이루어지기를 진심으로 바란다. 국내의 어려운 여건하에서 시의적절하게 사명감을 가지고 번역 출판하는 광문각 대표 박정태 회장에게 감히 존경과 감사의 말씀을 드리고 싶다.

2019년 3월

신도림 사무실에서
(사)세계8체질자연치유협회 회장 남당 조연호(의학박사)

각주

PART 1

1 Chu LW J Alzheimer's Dis. 2010; 21(4):1335-45. Bioavailable testosterone predicts a lower risk of Alzheimer's disease in older men.
2 Rosano GM Int J Impot Res. 2007 Mar-Apr; 19(2):176-82. Low testosterone levels are associated with coronary artery disease in male patients with angina.
3 J. Clin Endocrinol Metab. 2010 Nov: 95 (11): 4985-92
4 Cancer Lett. 1979 Sep: 7 (5): 273-82.
5 For more information visit, Spectracell.com
6 J Clin Neurosci. 2014 Jul 28.
7 West R. Am J Geriatr Psychiatry. 2008 Sep;16(9):781-5
8 Vilibic M. Croat Med J. 2014 Oct 30;55(5):520-9.

PART 2

9 J Gerontol A Biol Sci Med Sci. 2008 Feb;63(2):122-6.
10 Toth PP. Reverse cholesterol transport: High-density lipoprotein's magnificent mile. Curr Atheroscler Rep. 2003;5:386-93.
11 American Journal of Medicine, 1977;62;707-714
12 Toth PP. Reverse cholesterol transport: High-density lipoprotein's magnificent mile. Curr Atheroscler Rep. 2003;5:386-93.
13 American Journal of Medicine, 1977;62;707-714
14 Circulation. 2007; 115: 450-458
15 Circulation. 2008 Jan 15;117(2):176-84.
16 Arteriosclerosis, Thrombosis, and Vascular Biology 1997; 17:1657-61.

PART 3

17 Diabetologia. 2007 Sep; 50(9):1795-807.
18 PREDIMED Primary Prevention of Cardiovascular Disease with a Mediterranean Diet. N Engl J Med 2013; 368:1279-1290.
19 Beneficial Effects of a Paleo Diet versus a Diabetes Diet: A randomized cross-over trial. Cardiovasc Diabetol. 2009; 8: 35.
20 Diabetes. 1984 Jun;33(6):596-603.
21 BMJ. Sep 28, 1996; 313(7060): 775–779.
22 The FASEB Journal. 2007;21:769.20.
23 Am J Clin Nutr April 1988 vol. 47 no. 4 660-663.
24 J Steroid Biochem. 1989 Jun;32(6):829-33

25 Am J Clin Nutr January 1999vol. 69 no. 1 147-152

26 Asia Pac J Clin Nutr. 2006;15(1):21-9.

27 Nutr J. 2010 Mar 10;9:10

28 http://ec.europa.eu/food/fs/sc/scv/out19_en.html

29 Epidemiology: January 2011 - Volume 22 - Issue 1 - pp S107-S108

30 Mozaffarian D JAMA. 2006; 296:1885-99.1.

31 Pischon T. Circulation.2003;108:155-60; van Bussel BC. J Nutr. 2011;141:1719-25.

32 Nutr J. 2014 Jan 9;13(1).

33 Int J Endocrinol. 2013; 2013: 501015

34 Ann Nutr Metab. 2008;52(1):37-47.

35 J Am Coll Nutr. 2011 Dec;30(6):502-10.

36 Nutrients. 2010 Jul;2(7):652-82.

37 NEJM. 369:2001-2011.

38 British Journal of Nutrition / Volume 111 / Issue 12 / June 2014, pp 2146-2152.

39 JAMA. 2008 August 27; 300(8): 907=914.

40 J Nutr. 2008 Feb;138(2):272-6.

41 British Journal of Nutrition / Volume 112 / Issue 10 / November 2014, pp 1636-1643.

42 Crit Rev Food Sci Nutr. May 2013; 53(7): 738–750.

43 Crit Rev Food Sci Nutr. 2013 May; 53(7): 738-750.

44 Chemotherapy. 2013;59(3):214-24.

45 Am J Clin Nutr. 2003 May;77(5):1146-55.

46 Southeast Asian J Trop Med Public Health. 2012 Jul;43(4):969-85.

47 Asia Pac J Clin Nutr. 2011;20(2):190-5.

48 J Nutr Biochem. 2014 Feb;25(2):144-50.

49 Phytother Res. 2013 Aug 7.

50 Nutr Biochem. 2008 June; 19(6): 347-361.

PART 4

51 Bang and Dyerberg: Advances in Nutrition Research 1980:1-22.

52 Siri-Tarino: Amer J of Clin Nutr. Jan 13, 2010.

53 JAMA Intern Med. Published online February 03, 2014.

54 Diabetes Care June 2008 vol. 31 no. 6 1144-1149.

55 Rev Esp Cardiol. 2009;62(05):528.

56 JAMA.2002;288(21):2709-2716.

57 Cardiac manifestations of acute carbamate and organophosphate poisoning. A.M. Saadeh. Heart. May 1997; 77(5): 461-464.

58 Circulating Levels of Persistent Organic Pollutants (POPs) and Carotid Atherosclerosis in the Elderly. P Monica Lind. Environ Health Perspect. Jan 2012; 120(1): 38-43.

59 Seneff S. Entropy 2013, 15, 1416-1463.

60 http://www.beyondpesticides.org/health/pid-database.pdf.

61 Br J Nutr. Sep 14, 2014; 112(5): 794–811.

62 Fowler, S.P. Obesity 2008:16, 1894-1900.

63 Fagerrazzi. Amer Journ Clin Nutr 2013:97, 517-523.

64 Fung. AJCN 2009: 89,1037.

65 Int Journ of Cardiology; Volume 137, Issue 3. 307-308.

66 Anal Bioanal Chem 2012 Jul, 403(9): 2503-18.

67 Pak J Biol Sci. 2012 Oct 1;15(19):904-18.

68 Amer J Physiol Heart Circ Physiol. 2003;284:1184; Autonomic Neuroscience 2003;105:105; Am J Physiol Regul Integ Comp Physiol 2001;281:R935; Eur J Pharmacol 1994;252:155; J Nutr Sci Vitaminol (Tokyo) 2003;49:145.

PART 5

69 https://www.apa.org/news/press/releases/stress/2011/final-2011.pdf

70 Curr Opin Psychiatry. 2015 Jan;28(1):1-6.

71 Gut Microbes. 2013 Jan-Feb;4(1):17-27.

72 Haley et al. Stroke. 2010;41:331-36.

73 Psychosomatic Medicine:April 2014 - Volume 76 - Issue 3 - p 181-189.

74 Milani R., Lavie CJ. Postgrad Med. 2011 Sep;123(5):165-76.

75 JAMA Intern Med. 2014;174(4):598-605.

76 De Bacquer. Am J Epidemiol 2005;161:434–441.

77 Castillo-Richmond Stroke 2000; 31:568-573.

78 Psychosomatic Medicine: November/December 2013 - Volume 75 - Issue 9.

79 Clin Res Cardiol. 2013 Nov;102(11):807-11.

80 Everson SA. Arterioscler Thromb Vasc Biol 1997 Aug;17(8):1490-5).

81 Vidovich Cardiovascular Psychiatry and Neurology Volume 2009.

82 J Psychosom Res. 2007 Nov;63(5):509-13.

83 BMJ. 1987;295:297-299.

84 Circulation. 1994;89:1992-1997.

85 Circulation.1994;90:2225-2229.

86 Circulation. 1996;94:2090-2095.

87 J Am Coll Cardiol. 2011 Sep 13;58(12):1222-8.

88 European Journal of Preventive Cardiology. Jan 30, 2013.

89 Gen Hosp Psychiatry. 2014 Mar-Apr;36(2):142-9.

90 Heart Lung Circ. 2013 Apr;22(4):291-6.

91 Circulation. 2004 Mar 16;109(10):1267-71.

92 Stroke.1993;24:983-986.

93 Mayo Clin Proc. 1996;71:729-734.

94 Psychosom Med. 2001 Mar-Apr;63(2):267-72.

95 Soc Sci Med. May 2011; 72(9): 1482-1488.

PART 6

96 Annual Review of Public Health. Vol. 33: 157-68.
97 www.cdc.gov/medicationsafety/adult_adversedrugevents.html
98 BMJ Open. April 8, 2014.
99 JAMA 1998; 279:1615-1622.
100 N Engl J Med 1995; 333:1301-1308.
101 N Engl J Med 2008; 359:2195-2207
102 Lancet 1994; 344:1383-1389
103 JAMA. 2014;311(5):507-520.
104 BMJ 2011;342:d2234.
105 Lancet. 1997; 350:757-764
106 J Renin Angiotensin Aldosterone Syst. 2002 Jun;3(2):61-2.
107 Lancet Oncol. 2010 Jul;11(7):627-36).
108 N Engl J Med 2000; 342:145-153
109 JAMA Intern Med. 2014;174(4):588-595
110 Cancer Epidemiol Biomarkers Prev. Published Online First May 15, 2014.
111 Am J Gastroenterol 2005;100:1685-93
112 Br J Clin Pharmacol. Mar 2003; 55(3): 282-287.
113 Arthritis Rheum. 2000 Jan;43(1):103-8.
114 Isr Med Assoc J. 2006 Oct;8(10):679-82.
115 JAMA Intern Med. 2013;173(4):258-264
116 Am Surg. 2014 Oct;80(10):920-5.
117 Acta Otorhinolaryngol Ital. 2014 Apr;34(2):79-93.
118 N Engl J Med. 2014 Dec 4;371(23):2155-66.
119 CAST Trial N Engl J Med.1989;321:406-412
120 NEJM 2008; 358: 2545-59
121 https://circ.ahajournals.org/content/100/25/e133.full
122 NEJM 2010; 362:1575-8.
123 JAMA. 1998 Apr 15;279(15):1200-5.

PART 7

124 JAMA. 2014;311(13):1327-1335.
125 JAMA Internal Medicine: Feb 10, 2014
126 circ.ahajournals.org/content/130/Suppl_2/A16701.short.
127 Scientific American Volume 309, Issue 1.
128 Circ Cardiovasc Interv. 2014;7:19-27

129 N Engl J Med 2007; 356:1503-1516

130 Journal of the American College of Cardiology Volume 16, Issue 5, 1 November 1990, Pages 1071-078

131 N Engl J Med 2011; 364:1607-1616

132 Bardy G.H. Sudden Cardiac Death in Heart Failure Trial (SCD-HeFT) Investigators Amiodarone or an implantable cardioverter-defibrillator for congestive heart failure. N Engl J Med. 352 2005:225-237.

133 Peters A, et al. Air pollution and incidence of cardiac arrhythmia. Epidemiology. 2000;11:11-7; Baccarelli A, , et al. Exposure to particulate air pollution and risk of deep vein thrombosis. Arch Intern Med. 2008;168:920-7.

PART 8

134 Lim SS. A comparative risk assessment of burden of disease and injury attributable to 67 risk factor clusters in 21 regions, 1990-2010: a systematic analysis for the Global Burden of Disease Study 2010. Lancet 2012;380:2224-60

135 Cesaroni, G. BMJ 2014;348:f7412 doi: 10.1136/bmj.f7412

136 Raaschou-Nielsen, O. Environmental Health. September 2012, 11:60

137 Brook RD, et al. Air pollution and cardiovascular disease. Circulation. 2002;109:2655-71; Holguín F, et al. Air pollution and heart rate variability among the elderly in Mexico City. Epidemiology. 2003;14:521-7.

138 Lhoret. JCEM. Feb 25, 2014.

139 NEJM. 2007 Sep 13; 357(11):1075-82.

140 Eur Heart J. 2011 Nov;32(21):2660-71.

141 Arch Environ Health 1981;36(2):59-66.

142 Am J Epidemiol 1988 Dec;128(6):1276-1288.

143 PLoS Comput Biol 10(3): e1003518.

144 I recommend Austin out of Buffalo.

145 http://www.cdc.gov/tobacco/data_statistics/fact_sheets/secondhand_smoke/health_effects/

146 J Am Coll Cardiol Img 2013;651-657.

147 Cardiol J. 2008;15(4):338-43.

148 http://www.plosone.org/article/info%3Adoi%2F10.1371%2Fjournal.pone.0086391

149 Ehrlich S, et al. JAMA. Feb 26, 2014. 859-860.

150 Melzer D, et al. (2012) Urinary Bisphenol A Concentration and Angiography-Defined Coronary Artery Stenosis. PLoS ONE 7(8):e43378. doi:10.1371/journal.pone.0043378

151 Effects of electromagnetic field exposure on the heart: a systematic review. Onur Elmas Toxicol Ind Health 10 September 2013.

152 Arch Intern Med. 2012;172(18):1397-1403.

153 Diabetologia. 2014 Mar;57(3):473-9.

154 Diabetologia. 2014 Mar;57(3):473-9.

155 Toxicol Res. 2012 Dec;28(4):269-77.

156 SJWEH Suppl 2006;(2):54-60.

157 South Med J. 1980 Aug;73(8):1081-3.

158 Toxicol Appl Pharmacol. 2013 Apr 15;268(2):157-77.

PART 9

159 Bhatnagar A. Environmental cardiology: studying mechanistic links between pollution and heart disease. Circulation Research. 2006;99(7):692–705.

160 Alissa E. J Toxicol. 2011.

161 Staessen JA. Hypertension caused by low-level lead exposure: myth or fact? Journal of Cardiovascular Risk. 1994;1(1):87–97

162 Am J Ind Med. 1988;13(6):659-66; Costello S. Incident ischemic heart disease and recent occupational exposure to particulate matter in an aluminum cohort. J Expo Sci Environ Epidemiol. 2014 Jan-Feb;24(1):82-8.

163 Am J Ind Med. 1988;13(6):659-66; Schwartz J. Lead, blood pressure, and cardiovascular disease in men. Archives of Environmental Health. 1995;50; (1):31–37; Nawrot TS An epidemiological re-appraisal of the association between blood pressure and blood lead: a metaanalysis. Journal of Human Hypertensi on.2002;16(2):123–131.

164 Costello, S. Incident ischemic heart disease and recent occupational exposure to particulate matter in an aluminum cohort. J Expo Sci Environ Epidemiol. 2014 Jan-Feb;24(1):82-8.

165 Am J Epidemiol. Feb 2009; 169(4): 489-496.

166 Am J Epidemiol. Feb 2009; 169(4): 489–496; Simeonova PP, Luster MI. Arsenic and atherosclerosis. Toxicology and Applied Pharmacology.2004;198:444–449.

167 Wang CH, et al. Circulation. 2002;105:1804–1809; Chiou HY. Stroke. 1997;28(9):1717–1723.

168 Tseng CH, et al. Long-term arsenic exposure and ischemic heart disease in arseniasis-hyperendemic villages in Taiwan. Toxicology Letters. 2003;137(1-2):15–21.

169 Gallagher CM. Blood and urine cadmium, blood pressure, and hypertension: a systematic review and meta-analysis. Environmental Health Perspectives. 2010;118(12):1676–1684; Haswell-Elkins M. Striking association between urinary cadmium level and albuminuria among Torres Strait Islander people with diabetes. Environmental Research 2008;106(3):379–383; Schwartz GG. Urinary cadmium, impaired fasting glucose, and diabetes in the NHANES III. Diabetes Care. 2003;26(2):468–470.

170 Houtman JP. Prolonged low-level cadmium intake and atherosclerosis. Science of the Total Environment. 1993;138(1–3):31–36.

171 J Toxicol Sci. 2011 Jan;36(1):121-6; Nutr Res Pract. 2009 Summer;3(2):89-94

172 JAMA. Mar 27, 2013; 309(12): 1241–1250.

PART 10

173 NEJM. 2008; 359: 2195-2207.

174 The Lancet, Volume 375, Issue 9725, Pages 1536 - 1544, 1 May 2010.

175 European Heart Journal (2006) 27, 2346-2352.

176 Am. Heart J. 163 (4): 666-76.

177 Holvoet, P, et al. Diabetes, April 2004; 1068-73.

178 Cardiovasc Diagn Ther. 2012 December; 2(4): 298-307.

179 Heart 2011;97:1636-42.

180 BMC Cardiovasc Disord. 2014 Apr 16;14:52.

181 Circ Arrhythm Electrophysiol. 2012 Apr;5(2):327-33.

182 Indian J Biochem Biophys. 2009 Dec;46(6):498-502.

183 Rose, GA ; 1531-33. BMJ 1965

184 J Biol Regul Homeost Agents. 2012 Jan-Mar;26(1 Suppl):S63-8.

PART 11

185 BMC Genomics. 2013 May 30;14:362.

186 SLEEP 2011;34(11):1487-1492.

187 Am J Cardiol. 2013 Mar 1;111(5):631-5.

188 Am J Hypertens. 2013 Jul;26(7):903-11. Hypertension. 2006 May;47(5):833-9.

189 Yigiang Zhan. Sleep Medicine Volume 15, Issue 7, Pages 833–839, July 2014

190 Physiol Behav. 2010 Dec 2;101(5):693-8

191 Journal of Sleep Research. 2011;20:298.

192 Neurobiology of Aging, 2014.

193 World J Gastroenterol. 2013 Dec 28;19(48):9231-9.

194 PLoS One. 2014 Apr 3;9(4):e91965.

195 China Medical University in Taiwan.

196 J Adolesc Health. 2012 Dec;51(6):615-22.

197 J Clin Oncol. 2013 Sep 10;31(26):3233-41; J Bodyw Mov Ther. 2013 Jan;17(1):5-10.

PART 12

198 Physical activity, all-cause mortality, and longevity of college alumni. Paffenbarger
   RS Jr et al. N Engl J Med 1986;314:605-13.

199 Leisure-time running reduces all-cause and cardiovascular mortality risk. Duck-chul
   Lee, PhD et al. JACC. 2014; 64(5):472.

200 Cardiac rehabilitation after myocardial infarction: Combined experience of randomized clinical trials. Oldridge NB et al. JAMA 1988;260:945-50.

201 Relationship between Physical Activity and Plasma Fibrinogen Concentrations in Adults without Chronic Diseases. Gomez-Marcos et al. PLoS One. 2014 Feb 3;9(2):e8795.

202 Acute and chronic effects of exercise on inflammatory markers and B-type natriuretic peptide in patients with coronary artery disease. Fernandes L. et al. Clin Res Cardiol. 2011 Jan;100(1):77-84.

203 Sinus node and arrhythmias in the long term follow up of professional cyclists. Baldesberger S. et al. Eur Heart J (2008) 29 (1): 71-78.

204 Effects of yoga on cardiovascular disease risk factors: a systematic review and meta-analysis. Cramer H. Int J Cardiol. 2014 Feb 25.

205 Impact of yoga on arrhythmia burden. Lakkireddy. JACC. 2011; 57:E129.

206 Chuang et al. Spine. 37 (18): 1593-160. See also http://en.wikipedia.org/wiki/Yoga - cite_note-pmid22433499-218.

207 Yoga for Chronic Low Back Pain in a Predominantly Minority Population: A Pilot Randomized Controlled Trial. Dugan et al. Alternative Therapies. November 2009.

208 BMC Public Health. 2004 Nov 30;4:56.

PART 13

209 J Med Food. 2012 Jun;15(6):535-41.

210 Am J Epidemiol. 1988 Sep;128(3):570-8.

211 Am J Epidemiol. 1990 Sep;132(3):479-88.

212 Mayo Clinic Proceedings October 2013.

213 Am J Clin Nutr. 2011 Oct;94(4):1113-26.

214 Circ Res. 2010 Mar 5;106(4):779-87.

215 Biochemistry (Mosc). 2004 Jan;69(1):70-4.

216 J Toxicol. 2013;2013:370460.

217 Stroke. 2014 Jan;45(1):309-14.

218 Cochrane Database Syst Rev. 2013 Jun 18;6.

219 Am J Clin Nutr. 2013 Dec;98.

220 Fitoterapia. 2011 Apr;82(3):309-16.

221 Stroke 2013; 44: 1369-74.

222 Mayo Clin Proc. 2014 Mar;89(3):382-93

223 Mayo Clin Proc. 2014 Mar;89(3):382-93.

224 JAMA. 2004 Aug 25;292(8):927-34.

225 J Sch Nurs. 2008 Feb;24(1):3-12.

226 Future Cardiol. 2010 Nov;6(6):773-6.

227 Cancer Epidemiol Biomarkers Prev. 2005 Sep;14(9):2098-105.

228 http://www.prevention.com/food/healthy-eating-tips/soda-andendometrial-cancer.

229 Am J Clin Nutr. 2006 Oct;84(4):936-42.

230 http://www.cancer.gov/cancertopics/factsheet/Risk/formaldehyde.

231 Diabetes Care April 2009 vol. 32no. 4 688-694.

232 http://www.cardiosource.org/en/News-Media/Media-Center/News-Releases/2014/03/Vyas-Diet-Drinks.aspx

233 Eur J Nutr. 2014 Jan 29.

234 Ebina S. Int J Womens Health. 2012; 4: 333–339.

PART 14

235 Kleiger R. Amer Jour of Cardio. Feb 1, 1987. Vol 59:4. Pg 256–262

236 Brennan PC, et al. JMPT, 1991;14:399-408.

237 J Chiropr Med. 2011 Mar;10(1):60-3.

238 J Hum Hypertens. 2007 May; 21(5): 347-52

239 J Altern Complement Med. 2011 Sep;17(9):797-801.

240 - J Chiropr Med. 2008 Sep;7(3):86-93.

241 J Manipulative Physiol Ther. 2009 May;32(4):277-86; J Manipulative Physiol Ther. 2006 May;29(4):267-74.

242 J Chiropr Med. 2010 Sep;9(3):107-14.

243 J Manipulative Physiol Ther. 2012 Jan;35(1):7-17.

PART 15

244 Caplan DJ. ; J Dent Res. Nov 2006; 85(11): 996–1000.Elter JR.J Periodontol. 2004 Jun;75(6):782-90.

245 Colomb Med (Cali). 2013 Jun 30;44(2):80-6.

246 Frisbee. J Dent Hyg. 2010 Fall;84(4):177-84.

247 Caplan DJ. J Am Dent Assoc. 2009 Aug;140(8):1004-12.

248 Gundry, SR et al "Teeth Flossing Habits Directly Correlate with Serum hs C-Reactive Protein Levels: Plaque in the Mouth-Plaque in the Arteries" Poster 232.

PART 16

249 Journal of the American College of Nutrition. Volume 32, Issue 5, 2013.

250 Human Psychopharmacology. Vol 25, Issue 6, 448-461, August 2010.

251 JAMA. November 14, 2012, Vol 308, No. 18.

252 Br J Nutr. 2013 Nov 14;110(9):1685-95.

253 J Am Coll Nutr. 2011 Feb;30(1):49-56.

254 http://wolfsonintegrativecardiology.com/8-ways-chlorella-benefits-body/ref14,

255 http://wolfsonintegrativecardiology.com/8-ways-chlorella-benefits-body/ref13,

256 http://wolfsonintegrativecardiology.com/8-ways-chlorella-benefits-body.

257 http://wolfsonintegrativecardiology.com/amazing-health-benefitsspirulina/

258 J Cardiovasc Pharmacol. 2014 Jul;64(1):87-99.

259 Am J Clin Nutr 2013, 2, 268-75.

260 Eur J Pharmacol. 2013 Jul 5;711(1-3):1-9.

261 PLoS One. 2012; 7(8): e43229.

262 J Nutr. 2004;134:3100-310; Atherosclerosis. 2009;203:489-493; Nutr Metab Cardiovasc
    Dis. 2009;19:504-510.

263 Thromb Haemost. 2004;91:373-80.

264 Am J Epidemiol. Feb 1, 2008; 167(3) 313-320.

265 Diabetes Care September 2011vol. 34 no. 9 e147.

266 Am J Clin Nutr April 2008 vol. 87no. 4 985-992.

267 J Nutr. 2014 Mar 19.

268 U Md Med Cntr. May 7, 20132.

269 Hypertension. 2014 Mar;63(3):459-673.

270 Free Radical Biology and Medicine 51(5): 1000-13.

271 Proc Natl Acad Sci U S A. 92(18): 8171-8175.

272 Gerontology. 2012;58(1):62-9.

273 Free Radical Biology and Medicine. Oct. 23, 2000.

274 J Am Coll Cardiol. 2013 Oct 15;62(16):1457-65.

275 JAMA. 2014 Jan 1;311(1):33-44.

276 Am J Clin Nutr. 2014 Jan;99(1):107-14.

277 Sato K. Arzneimittelforschung.2006;56:535–540.

278 Simon JA. J Am Coll Nutr. 1992 Apr;11(2):107-25.

279 Tex Heart Inst J. 2007;34(3):268-74.

280 Asher A. et al. Atherosclerosis. July 2014.

281 Pfeifer M. J Clin Endocrinol Metab. 2001;86:1633–1637.

282 Birdsall T, Kelly G. Berberine: therapeutic potential of an alkaloid in several
    medicinal plants. Alt Med Rev. 1997;2(2):94-103.

283 Srivastava RA. J Lipid Res. 2012;53(12):2490-2514.

284 Jeong HW. Am J Physiol Endocrinol Metab. 2009;296 (4):E955-964;

285 Dong H. Berberine in the treatment of type 2 diabetes mellitus. Evid Based
    Complement Alternat Med. 2012;2012:591654.

286 Kong W. Berberine is a novel cholesterol-lowering drug working through a unique
    mechanism distinct from statins. Nat Med. 2004;10(12):1344-1351.

287 Guan S, Wang B, Li W, Guan J, Fang X. Effects of berberine on expression of LOX-1
    and SR-BI in human macrophage-derived foam cells induced by ox-LDL. Am J Chin
    Med. 2010;38 (6):1161-1169.

288 Xie X. Zhongguo Zhong Yao Za Zhi.2011;36(21):3032-3035.

289 Zhang H. Berberine lowers blood glucose in type 2 diabetes mellitus patients

through increasing insulin receptor expression. Metabolism. 2010;59(2):285-292.

290 Wang Y. Berberine and plant stanols synergistically inhibit cholesterol absorption. Atherosclerosis. 2010;209 (1):111-117.

291 Kong WJ, Wei J, Zuo ZY, et al. Combination of simvastatin with berberine improves the lipid-lowering efficacy. Metabolism. 2008;57(8):1029-1037.

292 Ko WH, Yao XQ, Lau CW, et al. Vasorelaxant and antiproliferative effects of berberine. Eur J Pharmacol.2000;399(2-3):187-196.

293 Zeng XH, Zeng XJ, Li YY. Efficacy and safety of berberine for congestive heart failure secondary to ischemic or idiopathic dilated cardiomyopathy. Am J Cardiol. 2003;92 (2):173-176.

294 Check out Alternative Medicine Review Volume 15, Number 2 for more information.

295 Oral L-citrulline supplementation improves erection hardness in men with mild erectile dysfunction. Cormio L, et al. Urology. 2011 Jan;77(1):119-22.

296 Improvement of ventricular function in systolic heart failure patients with oral L-citrulline supplementation. Balderas-Munoz K. Cardiol J. 2012;19(6):612-7.

297 The effect of L-arginine and citrulline on endothelial function in patients in heart failure with preserved ejection fraction. Orea A. Cardiol J. 2010; 17(5) :464-70.

298 Citrulline/malate promotes aerobic energy production in human exercising muscle. Bendahan D. Br J Sports Med 2002;36:282-289.

299 soils.wisc.edu/facstaff/barak/poster_gallery/minneapolis2000a.

300 Archives of Med Res. 2014 Jul;45(5):388-93.

301 Archives of Med Res. 2014 Jul;45(5):388-93.

302 Archives of Med Res. 2014 Jul;45(5):388-93.

303 Arch of Med Res.2014 May 325-30.

304 Diabetes Med. 2006 Oct;23(10):1050-6.

305 International Journal of Cardiology 179 (2015) 348–350.

306 Amino Acids. 2002; WJC 2013.

307 Amino Acids 26 (3): 267-71.

308 Life Sci.2002;70:2355-2366.

309 Jpn Circ J.1992 Jan;56(1):95-9.

310 Clin Cardiol. 1985 May;8(5):276-82.

311 J Cardiol. 2011 May;57(3):333-7.

312 Diab Vasc Dis Res. 2010 Oct;7(4):300-10.

313 Amino Acids 26 (2): 203-7.

314 Eby G. Med Hypotheses. 2006;67(5):1200-4.

315 Garlic: A review of potential therapeutic effects. Bayan L. et al. Avicenna J Phytomed. 2014. Jan-Feb; 1-14.

316 J Nutr. 2013 Jun;143(6):818-26.

317 My clinical experience. No data found.

318 Atherosclerosis. 2013 Nov;231(1):78-83.

319 Med Sci Sports Exerc. 2014 Jan;46(1):143-50.

320 Free Radic Biol Med. 2013 Jul;60:89-97.

321 J Appl Physiol 2011 Jun;110(6):1582-91.

322 Plant Foods Hum Nutr. 2010 Jun;65(2):105-11.

323 Hypertension. 2008;51(3):784–790.

324 Sumi. Acta Haematol 1990;84(3):139-43.

325 Jang JY. Lab Anim Res. 2013 Dec;29(4):221-5.

326 Fadl NN. Hum Exp Toxicol. 2013 Jul;32(7):721-35.

327 Cicero AF. Nutr Res. 2013 Aug;33(8):622-8; Lee CY. Forsch Komplementmed. 2013;20(3):197-203; Halbert SC. Am J Cardiol. 2010 Jan 15;105(2):198-204; Liu L. Clin Chem. 2003 Aug;49(8):1347-52; and Lu Z. Am J Cardiol. 2008 Jun 15;101(12):1689-93.

328 LI K. Heart. 2012 Jun;98(12):920-5.

혈압약을 처방하지 않는 미국 심장 전문의

팔레오 심장 전문의

초판 1쇄 발행	2019년	4월	1일
초판 2쇄 발행	2019년	11월	15일

지은이 | 잭 울프슨   감수 | 조한경   번역 | 조연호
펴낸이 | 박정태
편집이사 | 이명수   감수교정 | 정하경
편집부 | 김동서, 위가연, 전현선
마케팅 | 조화묵, 박명준, 한성주   온라인마케팅 | 박용대
경영지원 | 최윤숙

펴낸곳	BOOK★STAR
출판등록	2006. 9. 8. 제 313-2006-000198 호
주소	파주시 파주출판문화도시 광인사길 161 광문각 B/D 4F
전화	031)955-8787
팩스	031)955-3730
E-mail	kwangmk7@hanmail.net
홈페이지	www.kwangmoonkag.co.kr

ISBN	979-11-88768-12-7	13510
가격	20,000원	

이 책은 무단전재 또는 복제행위는 저작권법 제97조 5항에 의거
5년 이하의 징역 또는 5,000만 원 이하의 벌금에 처하게 됩니다.

저자와 협의하여 인지를 생략합니다. 잘못 만들어진 책은 바꾸어 드립니다.